Knaur

Carl-Uwe Steeb

Markus Hornig

moving

Knaur

Carl-Uwe Steeb
Markus Hornig

moving
ab jetzt gesund

www.knaur.de

Inhalt

Vorwort

»Die Menschen erflehen von den Göttern Gesundheit, wissen aber nicht, dass sie in ihrer eigenen Hand liegt!«

Demokrit

Was wäre Ihnen eine Pille wert, die Ihnen folgende Attribute beschert: höchste körperliche Leistungsfähigkeit, geistige Frische und emotionale Ausgeglichenheit, ein jugendliches Erscheinungsbild, ein hochwirksames Immunsystem – und nicht zuletzt die Aussicht, den natürlichen Alterungsprozess weit nach hinten zu schieben? Die gute Nachricht: Diese Pille gibt es tatsächlich! Man kann sie zwar nicht mit Geld, aber in Form kleiner, täglicher Beiträge erwerben, die da heißen: Bewegung, Ernährung und Entspannung! Diese 3 Gesundfaktoren sind Ihre Investitionsmittel – umfassende Gesundheit, höchste Lebensqualität und die Aussicht, möglichst lange jung zu bleiben, Ihre Rendite. Mit Garantie!
Das Erfreuliche daran: Sie allein – nicht Ärzte, Arzneien oder Krankenkassen – sind verantwortlich für Ihre Gesundheit. Die Gesundformel lautet:

Gesundheit entsteht in Eigenregie

Gesundheit ist zwar kostenlos, dennoch müssen wir zuerst durchschauen, wie wir mit unserem Lebensstil in der Leistungsgesellschaft des 21. Jahrhunderts oft gegen anstatt für unsere Gesundheit arbeiten. Diese Lebensweise führt oft auf direktem Weg in die Einbahnstraße Krankheit, genauer gesagt zu Zivilisationskrankheiten wie Herzmuskelschwäche, Bluthochdruck, Arterienverkalkung, Übergewicht, Diabetes, Gelenkbeschwerden und Knochenerweichung. All diese Krankheitsbilder gab es vor wenigen Generationen noch so gut wie nicht. Wenn Sie gesund und vital alt werden wollen, dann sollten Sie heute darüber nachdenken. Schließlich kommt es nicht darauf an, wie alt man wird, sondern wie man alt wird!
Wir müssen uns den neuzeitlichen, gesundheitsbedrohenden Phänomenen stellen und erkennen, dass nur in einem bewussten Lebensstil der Schlüssel zur Gesundheit liegt. Wer sich ausreichend sportlich betätigt, sich ausgewogen ernährt und sich nicht so leicht stressen lässt, der schafft es in aller Regel auch, das ganze Spektrum der Zivilisationskrankheiten zu vermeiden und seine persönliche Lebenserwartung auf ein Maximum zu steigern. Als Bonus der Natur für den rücksichtsvollen Umgang mit dem Körper bleibt ein gesunder Organismus länger jung – ein gesunder Lebensstil ist das natürliche Anti-

Aging-Mittel schlechthin. »Forever fit und forever young« – wenn das kein Geschäft ist! »Nichts Neues bis jetzt!«, könnten Sie nun vielleicht denken. Doch was würden Sie sagen, wenn Sie wüssten, wie Sie Ihren inneren Schweinehund zuverlässig in den Griff bekommen? Was würden Sie sagen, wenn Sie eine unschlagbare Strategie kennen lernen würden, mit der Sie Ihren Lebensstil innerhalb von lediglich 6 Wochen dauerhaft auf Gesundheit umstellen könnten?

MOVING bewegt Sie, dass Sie sich bewegen!

Dieser Ansatzpunkt führt uns auf direktem Weg zu dem Konzept, das hinter MOVING steht: MOVING zeigt Ihnen, wie Sie das Bewusstsein für die Eigenverantwortung für Ihre Gesundheit (wieder)entdecken, und setzt da an, wo viele Menschen scheitern: in der Umstellung des tagtäglichen Lebensstils! Mittels gezielter Lifestyle-Check-Fragen können Sie ganz konkret ermitteln, wie es um Ihre Gewohnheiten im jeweiligen Bereich steht, und Ihre verinnerlichten Überzeugungen bezüglich Gesundheit auf den Prüfstand stellen. MOVING liefert Ihnen gleichsam ein hochwirksames Motivationsprogramm – eine Art Gesundheitsgarantie –, damit aus der Theorie tatsächlich auch Praxis wird!

Innerhalb von 6 Wochen werden Sie zum Selbstmanager für Ihre Gesundheit, und Sie werden verinnerlicht haben: Gesundheit ist machbar! In diesem Sinne wünschen wir Ihnen viel Spaß bei der Entdeckung der zeitlosen Spielregeln der Gesundheit und der Erkenntnis, dass nur ein Mensch auf diesem Planeten für Ihre Gesundheit verantwortlich ist: Sie selbst!

Werden Sie zum »Mover«, denn Gesundheit ist Bewegung!

Carl-Uwe Steeb *Markus Hornig*

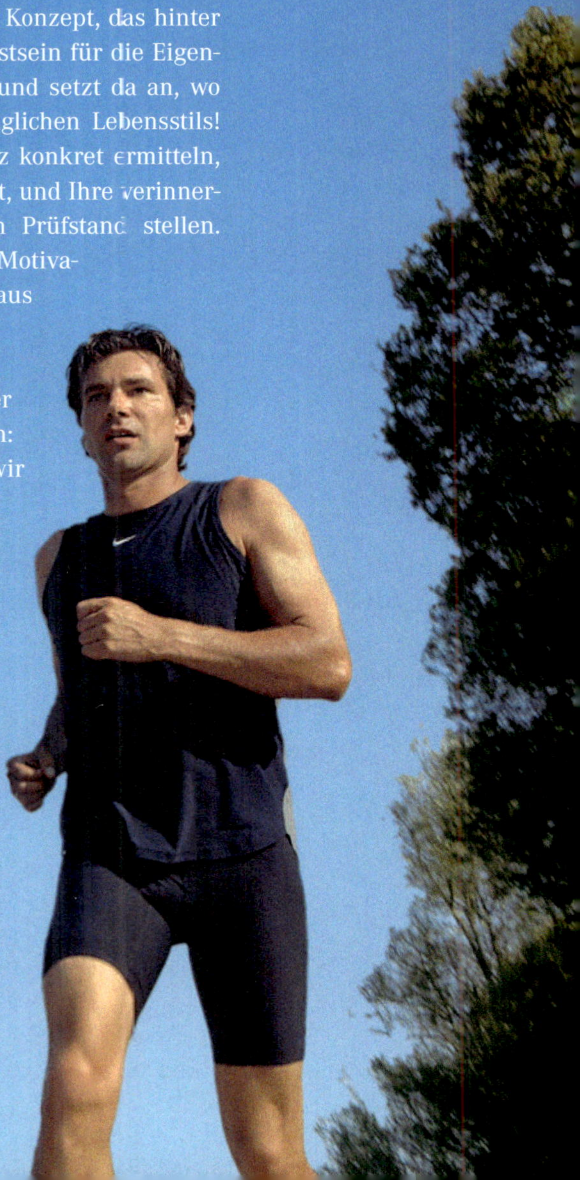

Erkennen

Das MOVING-Konzept

»Wer nicht jeden Tag etwas Zeit für seine Gesundheit aufbringt, muss eines Tages sehr viel Zeit für Krankheit opfern!«

Sebastian Kneipp

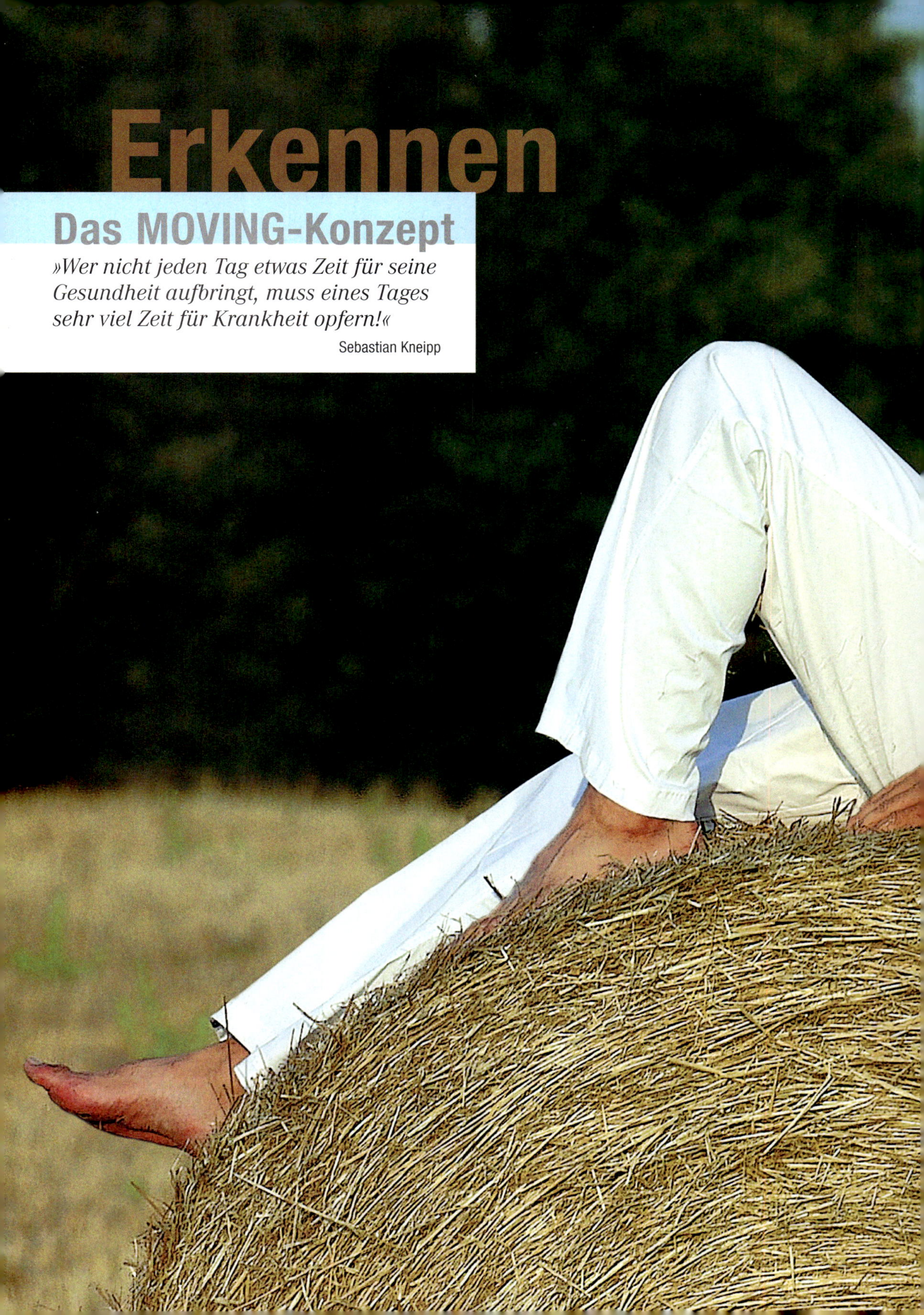

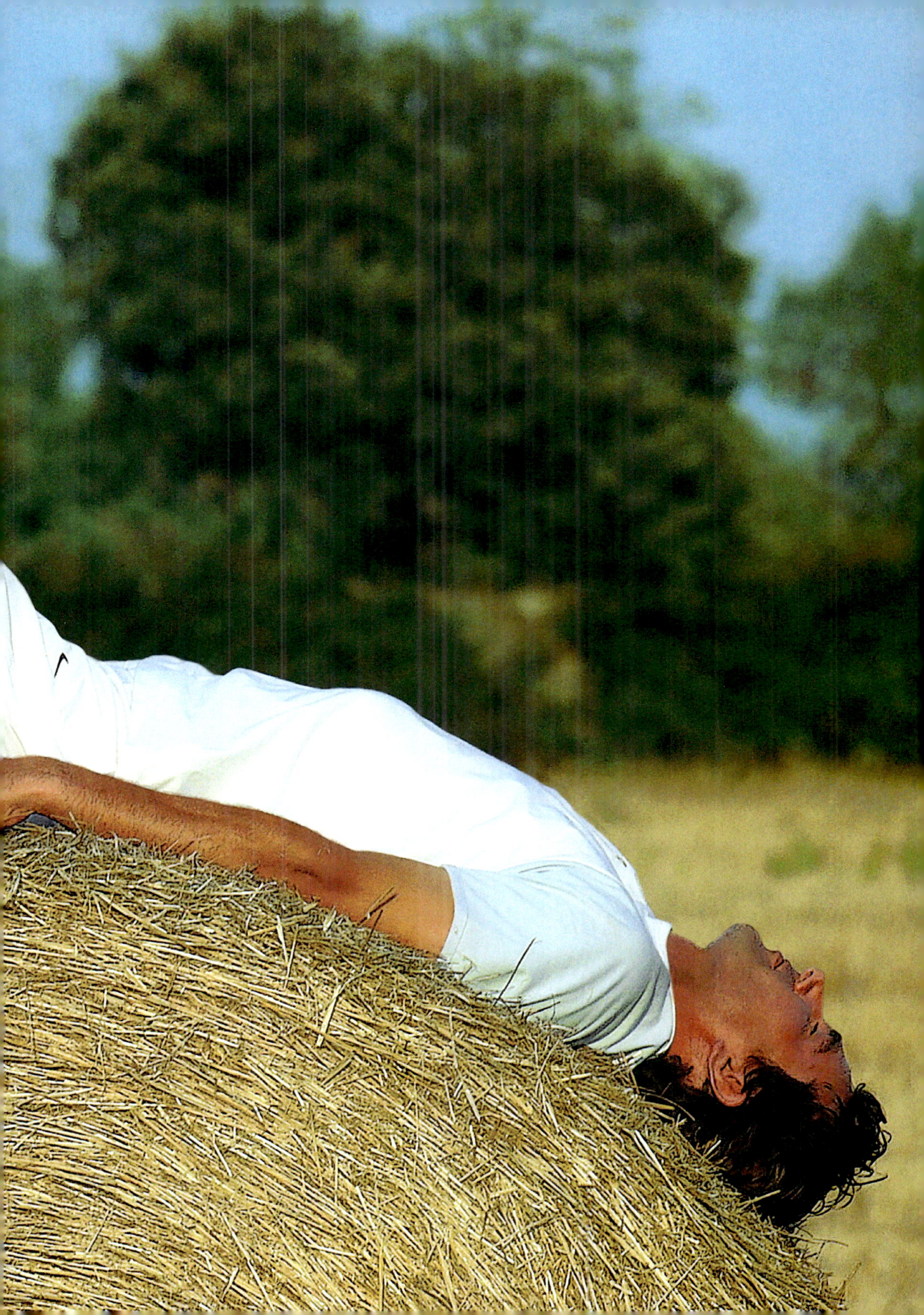

MOVING – die Gesundheitsphilosophie

MOVING geht davon aus, dass umfassende Gesundheit nur in Eigenverantwortung erreichbar ist. Speziell die 3 Gesundfaktoren Bewegung, Ernährung und Entspannung, die sich im persönlichen täglichen Lebensstil widerspiegeln, spielen dabei eine zentrale Rolle. Insofern liegt in der Anpassung der täglichen Gewohnheiten und Verhaltensmuster der Schlüssel zur Gesundheit.

Das Motivationsprogramm für Ihre Gesundheit

Studien beweisen: Es dauert gerade mal 6 Wochen, bis eine ungeliebte Gewohnheit beseitigt und eine neue zuverlässig installiert ist.

MOVING stattet Sie mit einer außerordentlich effektiven mentalen Strategie aus, damit Sie das vermittelte Gesundheitsbewusstsein auch tatsächlich in den Alltag integrieren. Dieses neu entwickelte »6-Wochen-Motivationsprogramm« geht davon aus, dass es lediglich einen Zeitraum von ca. 6 Wochen dauert, bis man Gewohnheiten – wie z.B. regelmäßiges Joggen, gesündere Ernährung oder gezielte Entspannung – zuverlässig in den Alltag eingebaut hat. Anders formuliert: Sie müssen lediglich 1-mal einen Zeitraum von 6 Wochen durchhalten, bis Sie sich gesunde Verhaltensweisen zur Gewohnheit gemacht haben.

Damit Sie diese 6 Wochen durchhalten, liefert MOVING ein hochwirksames Motivationsprogramm – sozusagen eine Art Umsetzungsgarantie. Sie basiert auf der Tatsache, dass der Mensch nur dann persönliche Höchstleistungen und Durchhaltevermögen entwickelt, wenn er einen gewissen inneren Druck verspürt. Dieser wird durch die so genannte »MOVING-Wette« erzeugt, in der Sie ein persönliches Versprechen einsetzen, das bei Nichterreichen der selbst gesteckten Gesundheitsziele eingelöst werden muss. Denn bekanntlich motiviert nichts mehr als die Aussicht auf eine Belohnung oder die Angst vor einer Sanktion. Das kann die Verpflichtung sein, bei Nichterreichen seines Gesundvorsatzes an eine wohltätige Organisation zu spenden, seiner Schwiegermutter einen Urlaub zu spendieren oder einen Monat lang den Haushalt zu machen. Es handelt sich also um eine Art »Wetten, dass ...?« für die eigene Gesundheit.

Außerdem zeigt Ihnen MOVING eine unschlagbare Strategie, wie Sie Ihren inneren Schweinehund dauerhaft an die Leine legen können. Kurz: MOVING motiviert Sie garantiert!

Wetten Sie!

Die zentralen Säulen des Konzepts sind im Folgenden zusammengefasst. Sie werden schnell erkennen: Hinter MOVING verbirgt sich weit mehr als das soundsovielte Gesundheitsbuch. MOVING liefert eine hocheffiziente Strategie, wie Sie selbst Ihr eigener Gesundheitscoach werden und die Eigenregie für ein langes, vor Gesundheit strotzendes Leben übernehmen können.

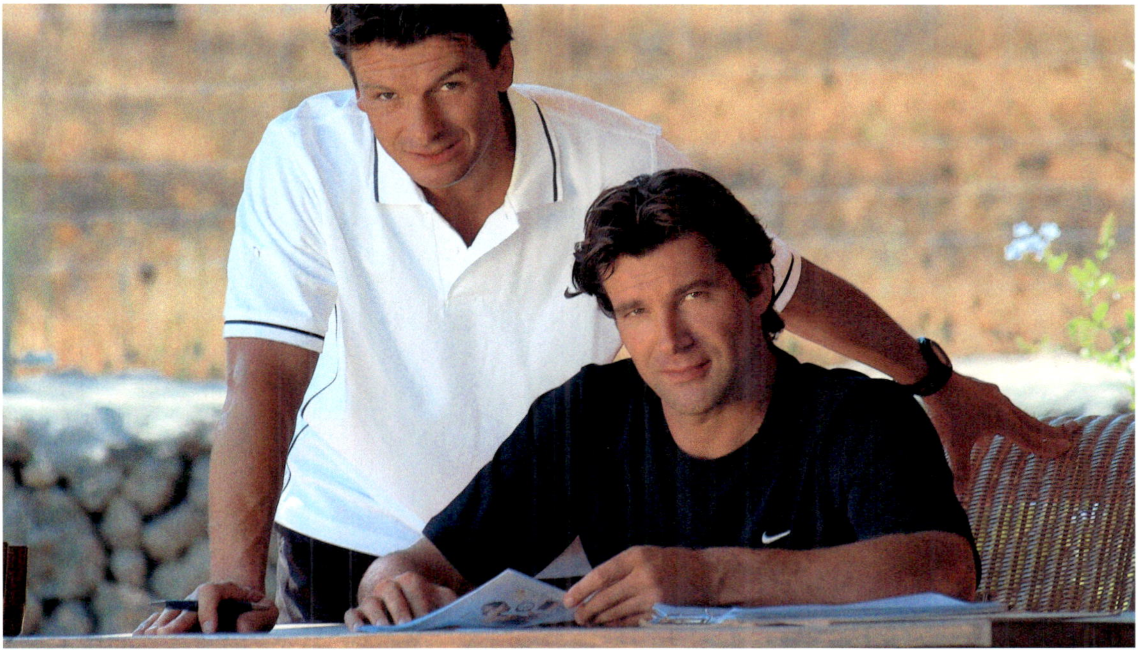

Was Sie über Gesundheit wissen sollten

Gesundheit ist nicht möglich ohne Bewusstsein. Bewusstsein heißt, sich klar vor Augen zu führen, welche unterschiedlichen Faktoren Gesundheit bedingen und nachhaltig beeinflussen. In 7 voneinander unabhängigen Essays (ab Seite 21) wird das ganze Spektrum der die Gesundheit beeinflussenden Faktoren unter die Lupe genommen. Sie werden schnell verstehen, wie Zivilisationskrankheiten entstehen, welchen Risikofaktoren Sie tagtäglich ausgesetzt sind, wie schädlich Stress sich auf Ihren Körper auswirkt wie Sie Ihr Immunsystem unterstützen oder wieso Ihr Körper die Gesundfaktoren Bewegung, Entspannung und ausgewogene Ernährung braucht, und: wie Körper, Geist und Seele als untrennbare Einheit zusammenarbeiten. Ihnen

Die MOVING-Formel lautet: »Gesundheit entsteht in Eigenregie!«

wird einleuchten, wie sehr Sie mit Ihrem Lebensstil für Ihr Wohlergehen und Ihre Lebenserwartung verantwortlich sind. Doch Bewusstsein allein genügt nicht, um etwas zu ändern: Nur mit fundiertem Wissen lassen sich Änderungen herbeiführen. Wissen bedeutet, einen grundlegenden Überblick über die Funktionsweise der einzelnen Körpersysteme zu haben und die Bausteine zu kennen, mit denen man seinen Organismus leistungsstark und widerstandsfähig gegen Krankheiten macht. In einem Crashkurs unternehmen Sie deshalb eine Entdeckungsreise durch Ihren eigenen Körper und frischen so die theoretischen Grundkenntnisse auf, die unverzichtbar sind, um die Praxiskapitel (ab Seite 105) zu verstehen.

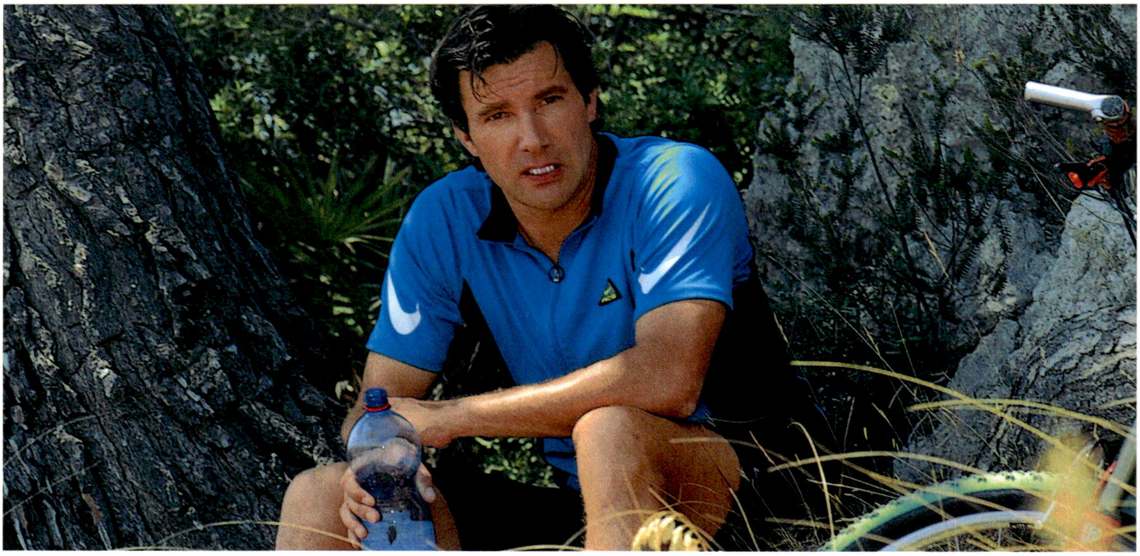

3 Schritte zu einem gesunden Lebensstil

Im zweiten Schwerpunkt von MOVING (ab Seite 100) werden die 3 maßgeblichen Faktoren beschrieben, mit denen Sie tagtäglich aufs Neue Ihre Gesundheit erzeugen: regelmäßige körperliche Bewegung, ausgewogene Ernährung und gezielte Entspannung, in Kombination mit einem effektiven Stressmanagement.
Durch zahlreich eingebaute persönliche Fragen in Form eines Lifestylechecks wird MOVING zu einem echten Selbsterfahrungsbuch. Sie werden schnell feststellen, wo Ihre persönlichen gesundheitlichen Schwachpunkte liegen und wie Sie diese beseitigen können. Durch die Praxisbausteine, die in die Kategorien körperliches Training, Stressmanagement, Entspannung

und Ernährung aufgegliedert sind, lässt sich im Handumdrehen ein genau auf Ihre ganz persönlichen Bedürfnisse zugeschnittenes Gesundheitsprogramm erstellen, das Sie problemlos zu Hause bzw. von zu Hause aus durchführen können.

1. Schritt: Gesundheit entsteht im Kopf

Dieses Kapitel (ab Seite 154) zeigt, wie sehr Ihr Verhalten und Ihre Gewohnheiten von Ihrem Unterbewusstsein gesteuert werden: 90 Prozent Ihrer täglichen Handlungen laufen sozusagen automatisch ab. Ihr Leben wird diktiert von Ihren Gewohnheiten und Ihren tief verankerten Überzeugungen. Bedenken Sie: Auch etwas nicht zu tun, z. B. nicht die Treppe, sondern stets den Aufzug zu nehmen, kann sich auf Ihre Gesundheit entscheidend auswirken. MOVING zeigt Ihnen eine Strategie, wie Sie Ihre Gewohnheiten auf Gesundheit ausrichten und Ihre Überzeugungen »updaten« können. Genau das ist gemeint mit dem Motto: »Gesundheit beginnt im Kopf!«

2. Schritt: Gesundheit braucht Motivation

Nichts ist schlimmer, als ständig als Unterlegener aus dem Kampf gegen seinen inneren Schweinehund hervorzugehen. »Ich weiß ja, dass ich eigentlich müsste, aber ich schaffe es einfach nicht ...!«, ist eine gängige und weit verbreitete Aussage in diesem Zusammenhang. Um Ihren inneren Schweinehund auch wirklich langfristig in den Griff zu bekommen, benötigen Sie eine klare Strategie. Wie dieser Erfolg versprechend gelingt, werden Sie ab Seite 171 erfahren.

Mit der richtigen Strategie können sie Ihren inneren Schweinehund für immer an die Leine legen.

3. Schritt: Wetten sie um Ihre Gesundheit

Nur unter einem gewissen inneren Druck sind Höchstleistungen möglich – weitaus mehr, als wenn man lediglich mit einer Einstellung zu Werke geht wie z. B.: »Mal sehen, ob's funktioniert oder wie lange ich durchhalte ...!« Vor allem dann, wenn es darum geht, sich selbst zu überwinden. Dieses Prinzip macht sich MOVING in einem speziell ausgearbeiteten Konzept zu Nutze, indem es von demjenigen Sanktionen fordert, der seine gesetzten (Gesundheits-)Ziele nicht erreicht. Einzelheiten finden Sie im Kapitel »Die MOVING-Wette« ab Seite 184.

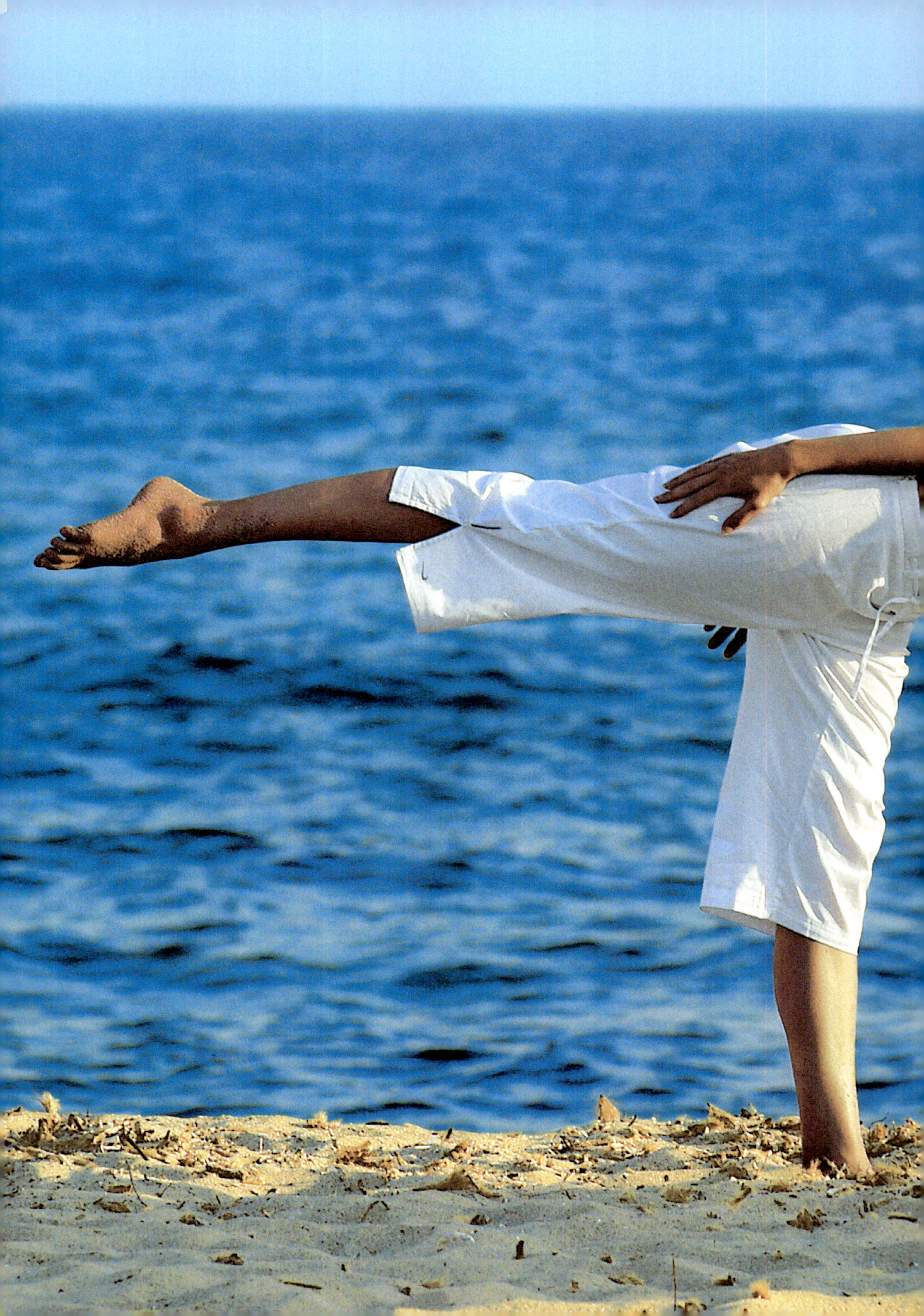

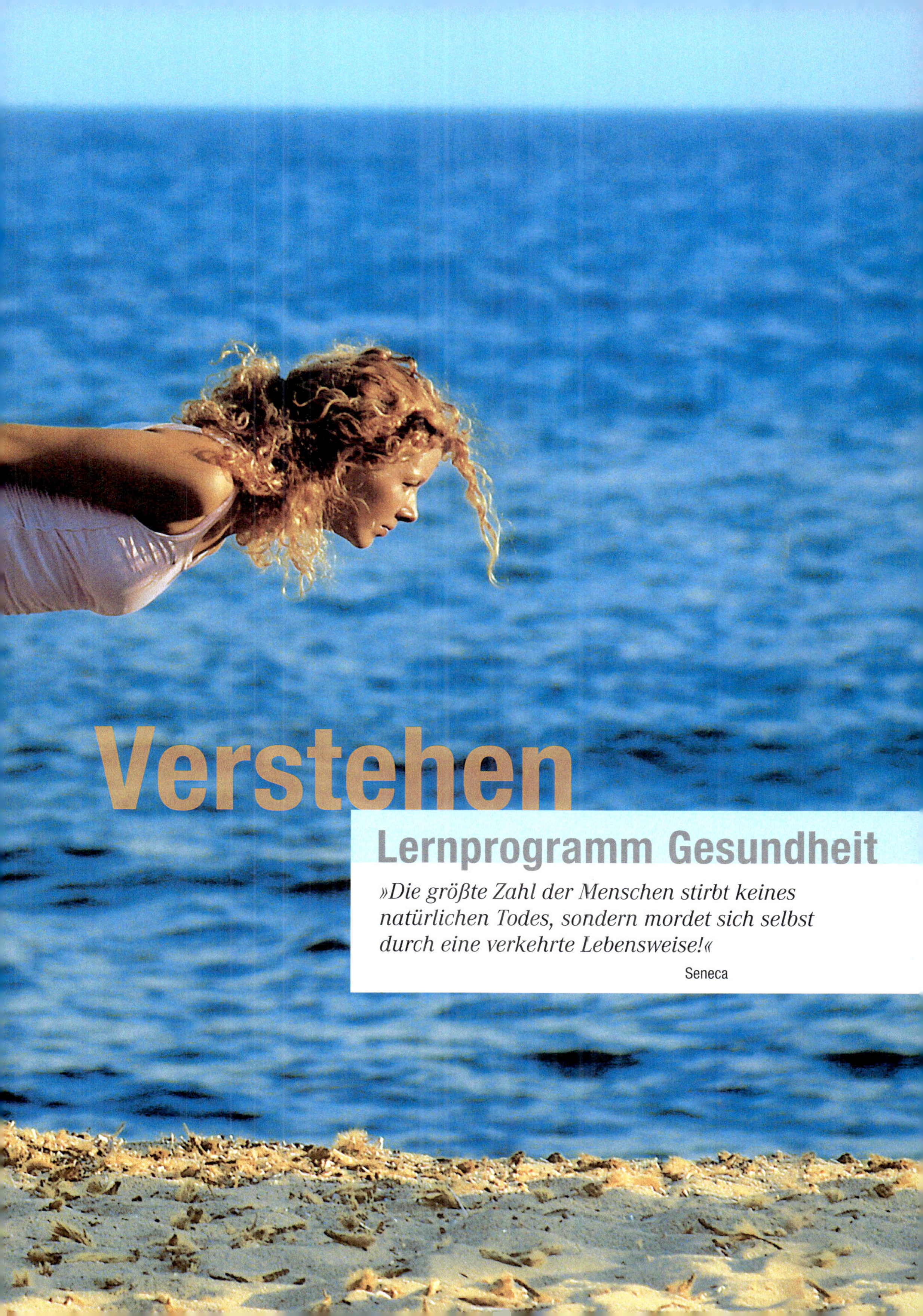

Verstehen

Lernprogramm Gesundheit

»Die größte Zahl der Menschen stirbt keines natürlichen Todes, sondern mordet sich selbst durch eine verkehrte Lebensweise!«

Seneca

Was ist eigentlich Gesundheit?

Ist Gesundheit einfach das Gegenteil von Krankheit? Bezieht sich Gesundheit allein auf das körperliche Wohlbefinden, oder versteckt sich dahinter viel mehr, als wir glauben? Mit Sicherheit beinhaltet Gesundheit weit mehr, als lediglich nur nicht krank zu sein. Was nützt der reibungslose Ablauf der körperlichen Funktionen, wenn man keine Lebensfreude verspürt, sich kraft- und antriebslos fühlt oder Sorgen und Ängste das Denken dominieren? Ist man dann gesund? Allein die Vorstellung unserer Leibspeise kann Speichelfluss auslösen. Ein mulmiges Gefühl macht sich in der Magengegend breit, wenn wir urplötzlich beim Chef zum Rapport antreten müssen. Das Herz klopft, wenn wir frisch verliebt sind, wir weinen vor Glück, zittern vor Wut, schwitzen vor Angst. Diese kleinen Beispiele machen deutlich: Körper, Geist und Seele sind eine untrennbare Einheit. Bezogen auf unsere Gesundheit wäre es geradezu fatal, dieses fundamentale Zusammenwirken zu ignorieren.

Optimisten sind gesünder

Wer gern und viel lacht, beugt Herzproblemen vor. Das beweist eine Studie des US-amerikanischen Kardiologen Michael Miller. Er stellte fest, dass Herzpatienten vor ihrer Erkrankung nur halb so viel gelacht hatten wie Menschen ohne Herzbeschwerden.

Mittlerweile ist wissenschaftlich belegt, dass pessimistische Menschen weitaus weniger Immunzellen im Blut haben als Optimisten – ein später medizinischer Beweis für die von Aristoteles bereits vor über 2000 Jahren aufgestellte These: »Auch das Denken schadet bisweilen der Gesundheit!« Negative Eigenschaften wie Habgier, Geiz oder Eifersucht wirken nachweislich lebensverkürzend. Geistig-seelische und körperliche Gesundheit sind untrennbar miteinander verschmolzen.

Ebenso wie wir erkennen, dass Gesundheit von unterschiedlichen Faktoren abhängig ist, genauso stellen wir fest, dass sie nicht mit Willenskraft herbeizuführen ist. So sehr wir auch gesund sein »wollen« – wenn wir krank sind, sind wir krank. Die zentrale Frage lautet demnach: Wie kann man Gesundheit verursachen, wenn man weiß, dass man sie nicht erzwingen oder käuflich erwerben kann?

Wir müssen uns darüber im Klaren sein, dass Gesundheit zu einem sehr großen Teil (Erbkrankheiten ausgenommen) von unserem Lebensstil abhängig ist. Gesundheit ist nicht irgendein Gut, das man besitzt. Gesundheit ist ein Prozess, für den man tagtäglich einen kleinen Beitrag zu leisten hat. Ob wir uns genügend bewegen, ob wir genügend Sauerstoff aufnehmen, was und wie wir essen, ob wir ausreichend schlafen, optimistisch sind oder uns ständig Sorgen machen, intakte Beziehungen pflegen und Liebe erfahren oder von einem Partnerschaftskonflikt zum anderen stolpern – das alles beeinflusst unsere Gesundheit.

Gesundheit – das Spiegelbild Ihres Lebensstils

Etwa zwei Drittel aller in unserer Gesellschaft auftretenden Krankheiten werden durch einen ungesunden Lebensstil verursacht! Mit anderen Worten: Nur ca. 30 Prozent unserer Lebenserwartung liegt in unseren Genen – 70 Prozent in unserer Lebensweise. So schockierend das auf den ersten Blick wirken mag, so erfreulich ist das bei näherer Betrachtung: Denn das heißt, dass ca. zwei Drittel aller Krankheiten durch eine gesündere Lebensweise und positive Einstellung größtenteils vermieden werden können.
Die sich tagtäglich wiederholenden, vermeintlich kleinen und oberflächlich als unwichtig abgetanen Dinge tragen in erheblichem Maß dazu bei, ob wir langfristig gesund oder krank sind. Gesundheit ist die Folge unserer täglichen Gewohnheiten! Schon Konfuzius erkannte vor mehr als 2000 Jahren: »Von Geburt an sind alle Menschen gleich – erst durch ihre Gewohnheiten werden sie verschieden!« Das Ausmaß an körperlicher Bewegung, die Auswahl der Nahrung und der Umgang mit Stress zählen zu den für unsere Gesundheit maßgeblichsten täglichen Gewohnheiten. Auch unsere Denkgewohnheiten, die sich auf unsere persönlichen Überzeugungen stützen, spielen eine wichtige Rolle.

Wer sich langfristig gesund ernährt, viel bewegt und gezielt entspannt, hat gute Chancen, lange gesund und vital zu bleiben.

Gesundheit entsteht allmählich

Heute scheint es keinen Unterschied zu machen, ob wir jeden Tag Obst oder Süßigkeiten essen, ob wir lesen oder uns von einer Seifenoper berieseln lassen, ob wir jeden Monat 100 Euro sparen oder immer alles ausgeben. Aber schon in wenigen Jahren wird ein deutlicher Unterschied sichtbar: Süßigkeiten machen dick, Seifenopern oberflächlich, und nicht sparen macht arm. Gesundheit ist immer ein langfristiges Geschehen. Diesem Gesetz der Langfristigkeit mit Gleichgültigkeit, Ignoranz oder Unwissenheit zu begegnen kann verhängnisvolle Folgen nach sich ziehen. Routine und Resignation sind gefährliche Widersacher der Gesundheit. Dass es diese tagtäglichen, vermeintlich kleinen Dinge sind, die dauerhaft eine gesunde oder krank machende Wirkung erzeugen, gilt es zu erkennen.
Eine Krankheit kommt selten über Nacht, sondern hat fast immer eine Entstehungsgeschichte. Das Gleiche gilt für Gesundheit. Unser Organismus passt sich unserer Lebensweise immer an – positiv wie negativ.

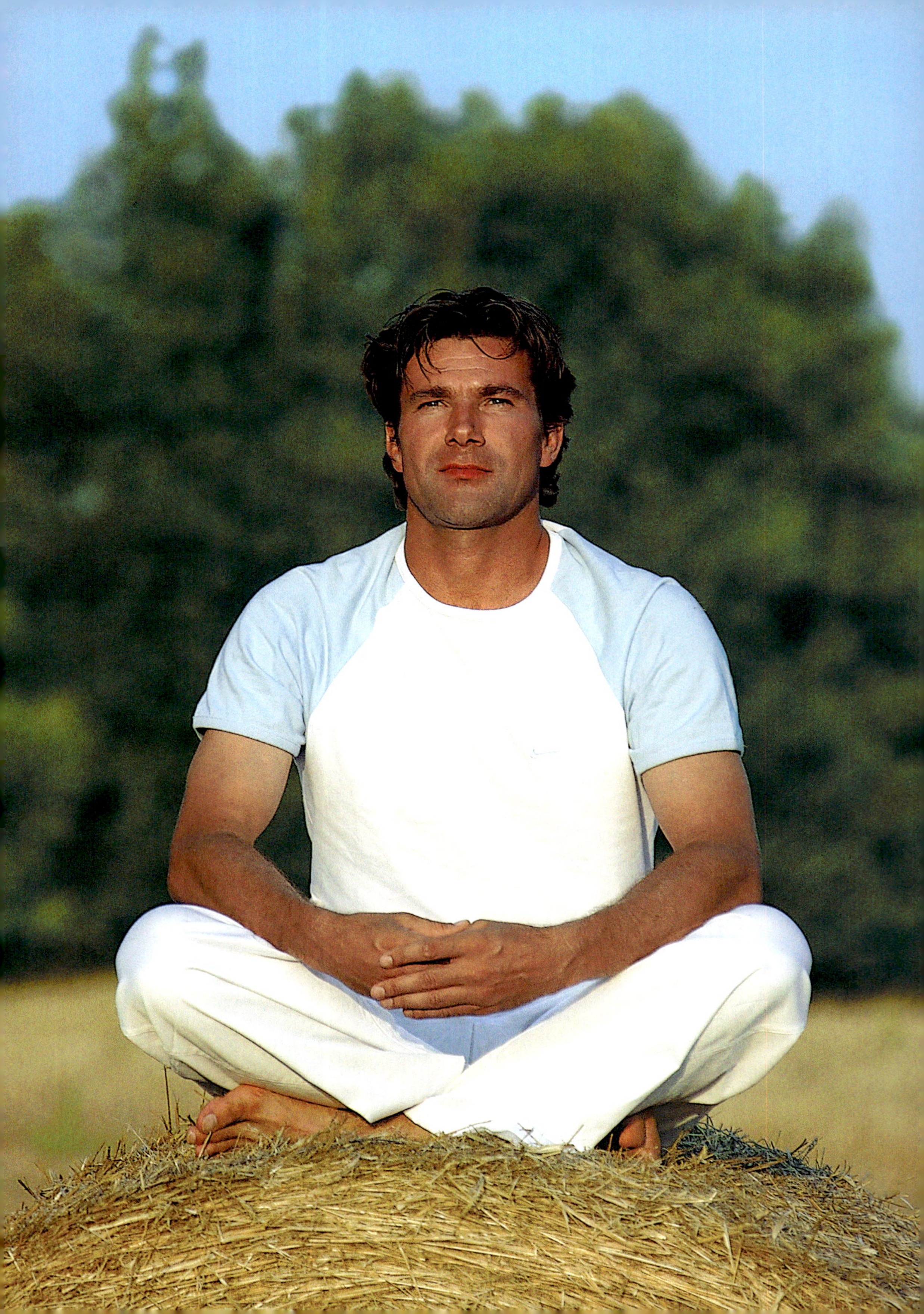

7 Erkenntnisse zum Gesundheitsbewusstsein

Treiben Sie z.B. regelmäßig Sport, so zeigt Ihr Körper Anpassungserscheinungen: Das Herz wird kräftiger, die Durchblutung verbessert sich, die Muskeln wachsen. Leider greift dieses phänomenale Prinzip auch umgekehrt, oft aber mit erheblicher zeitlicher Verzögerung! Bewegungsmangel, unausgewogene Ernährung, zu wenig Schlaf, ständiger Stress und der fahrlässige Umgang mit den Genussmitteln Nikotin und Alkohol führen auf direktem Weg in die Einbahnstraße Krankheit. Das Tückische dabei ist, dass dieser Weg nicht mit dem sofortigen Auftreten von Symptomen verbunden ist. Die Krankheit schleicht sich gewissermaßen ein. Denn auch hier passt sich der Organismus an, indem er versucht, seine Funktionsfähigkeit trotz der permanenten Belastungen so lange wie möglich schmerzfrei aufrechtzuerhalten. Mit wahrlich ungesundem Ehrgeiz beißt er die Zähne zusammen. Erst müssen ca. 70 Prozent der Funktionsfähigkeit eines Organsystems geschädigt sein, bevor wahrnehmbare Symptome auftreten!

So passt sich beispielsweise das Herz bei Bluthochdruck an, indem es krankhaft wächst, um dem gesteigerten Druck entgegenzuwirken. Doch greifen diese so genannten Kompensationsmechanismen immer nur für eine begrenzte Zeit – ist diese abgelaufen, so tritt das Krankheitsbild von einem auf den anderen Augenblick in Erscheinung. Aus Kompensation wird Dekompensation! Die Dämme brechen, und erst dann werden wir zur Rechenschaft gebeten: mit Herzinfarkt oder Schlaganfall! Und wir fragen uns tatsächlich noch, warum es gerade uns erwischt?! In Wahrheit ist das nur die Quittung für unseren langjährigen ungesunden Lebensstil!

»Krankheiten befallen uns nicht aus heiterem Himmel, sondern entwickeln sich aus den Sünden wider die Natur! Wenn sich diese gehäuft haben, brechen sie unversehens hervor!«

Hippokrates

Veränderung beginnt im Kopf!

Ist das nicht abstrus? Wir schaffen es, 40 Stunden und mehr zu arbeiten, wissen, wie man im Internet surft oder auf welchem Tabellenplatz unsere Fußballmannschaft steht, schaffen es aber nicht, das zweite Bier oder die Zigarette am Abend wegzulassen oder uns 2- bis 3-mal in der Woche sportlich zu betätigen! Oftmals ist uns alles andere wichtiger als unsere eigene Gesundheit! Wir müssen uns im Kopf erst einmal klar darüber werden, wie wir eigentlich leben, und prüfen, ob diese Lebensweise unserer Gesundheit dienlich oder schädlich ist. Wir müssen begreifen, dass wir eine ganze Reihe von Krankheiten und Einschränkungen in der Lebensqualität durch einen bewussteren Umgang mit uns selbst vermeiden können.

Investieren Sie in Ihre Gesundheit

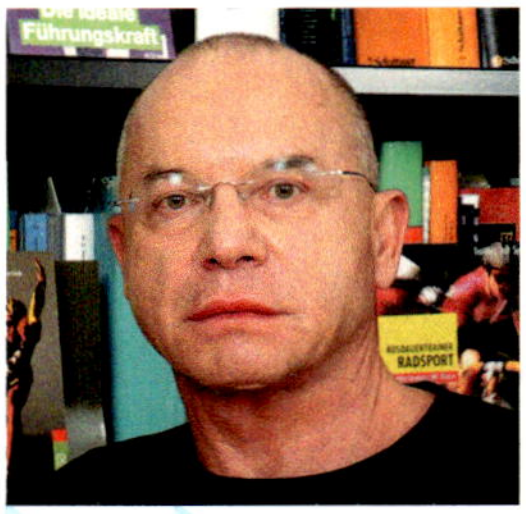

»Zu einem gesunden Lebensstil gehört zwei- bis dreimal die Woche Ausdauersport, seine Muskeln regelmäßig zu kräftigen und darauf zu achten, dass der Körperfettanteil gering bleibt. Eine gesunde Ernährung gewährleistet, dass der Organismus ausreichend mit Nähr- und Vitalstoffen versorgt ist. Rauchen und Alkohol sind Gesundheitskiller höchster Güte, genau wie Stress und Feindseligkeiten gegenüber Mitmenschen. Hingegen fördern Freundschaften, ausgelebte Sexualität, geistige Arbeit und gezielte Entspannung die Gesundheit. Gesundheit beinhaltet auch, gelegentlich über die Stränge zu schlagen, Konventionen zu hinterfragen und Abenteuer zu bestehen.«

Prof. Dr. Rolf-Dieter Hesch, Endokrinologe und Anti -Aging-Experte

Nur 1 Prozent (!) der Medizinvorlesungen an den Universitäten beschäftigt sich mit Gesundheit, bei 99 Prozent geht es um Krankheit. Nur 1 Prozent (!) des deutschen Gesundheitsetats wird in Gesundheitsvorsorge investiert. Die Medizin beschäftigt sich maßgeblich mit Reparatur, nicht mit Prävention. Die Technik der Apparatemedizin ist unverzichtbar und für die Menschheit von enormem Nutzen. Man denke nur an die technischen Verfahren zur Früherkennung von Krebs, an die Möglichkeit, mittels Kernspintomografie nahezu jede einzelne Körperzelle bildlich darzustellen, oder daran, dass sogar Organe verpflanzt oder Embryos im Reagenzglas gezüchtet werden können. Auch der Lebensstil ist messbar: Mit Blutwertbestimmungen lassen sich wichtige Erkenntnisse über den Ernährungsstatus, den Stoffwechsel oder das Immunsystem ermitteln. Doch die Medizin schreitet immer erst ein, wenn man krank ist. Der Fehler liegt im System: mit beratender Tätigkeit oder gar Coaching, wie Sie gesünder leben und Krankheit vermeiden können, lässt sich für den Arzt nichts verdienen. Was daraus resultiert? Gesund zu bleiben ist Privatsache – Eigenverantwortung ist gefragt! Genau das ist gemeint mit dem Slogan: »Gesundheit in Eigenregie!« Investieren Sie in Ihre Gesundheit! Das ist die beste Investition, die Sie tätigen können. Es ist der einzige Markt, der eine 100-prozentige Rendite garantiert! Wie? In Form von hoher Lebensqualität und langer Lebenserwartung bei bester Gesundheit!

Auf den Lebensstil kommt es an

Die Weltgesundheitsorganisation (WHO) definiert Gesundheit als »... Zustand des vollständigen körperlichen, geistigen und sozialen Wohlbefindens und nicht nur das Freisein von Krankheit«. Körperliche Gesundheit, das leuchtet ein – aber was ist gemeint mit geistigem und sozialem Wohlbefinden?

Mithilfe der folgenden 7 Essays werden Sie schnell erkennen, dass Gesundheit ein unglaublich spannender Prozess ist, und es wird Ihnen auch einleuchten, dass Gesundheit von vielen verschiedenen Faktoren des Alltags abhängig ist. Wenn man Zusammenhänge durchschaut, einfache Prinzipien von Ursache und Wirkung versteht und seinen Lebensstil mit einer gewissen Gesundheits-Intelligenz führt, so ist umfassende Gesundheit bis ins hohe Alter kein unrealistisches Unterfangen. »Gesundheit entsteht durch Eigenregie!«, heißt die Zauberformel – doch dafür benötigt man Gesundheitsbewusstsein.

Das Gute ist: Es sind wirklich sehr einfache, zeitlose und für jeden Menschen gleich gültige Regeln, die sich aus diesem Bewusstsein ableiten. Letztendlich geht es darum, sich auf einen mit der Natur im Einklang befindlichen Lebensstil zu erinnern.

1. Reich, aber krank – der Mensch im Würgegriff der Zivilisationskrankheiten

Allein der Begriff »Zivilisationskrankheit« ist ein Indiz dafür, dass etwas mit unserer Lebensführung nicht ganz stimmen kann. Im Roche-Lexikon der Medizin findet man folgende Erklärung: »... körperliche und/oder geistig-seelische Schäden als Folge unangemessener Nutzung bzw. Missbrauches zivilisatorischer Errungenschaften ...« Übersetzt heißt das: Je moderner und fortschrittlicher unser Leben auf der einen Seite wird, desto mehr neue Krankheiten kommen auf der anderen hinzu. Die Zivilisation hat sozusagen ihre eigenen Krankheitsbilder im Handgepäck, allerdings mit einer eklatanten Besonderheit: Zivilisationskrankheiten werden nicht durch Viren oder Bakterien ausgelöst und sind auch nicht ansteckend – sie werden durch den persönlichen Umgang mit den modernen Lebensbedingungen verursacht.
Man könnte diese Krankheiten auch als die Folge eines unsachgemäßen Umgangs mit Zivilisation bezeichnen – daher auch der Name Zivilisationskrankheit. Das mag im ersten Moment etwas furchterregend klingen, doch es gibt auch Grund zur Freude: Denn wir können viele Krankheiten vermeiden, indem wir unseren Lebensstil den Umweltbedingungen besser anpassen. Gelingt uns das, so bleiben wir nicht nur von den meisten dieser Krankheiten verschont, sondern werden gleichzeitig auch leistungsfähiger und frischer. Wir können uns dann auf mehr Lebensqualität und ein längeres Leben freuen, sozusagen als ein Dankeschön der Natur.

Zivilisationskrankheiten schränken die Lebensqualität ein, beschleunigen die Altersprozesse und verringern die Lebenserwartung.

Wenn Zivilisation krank macht

Sie alle kennen die Krankheitsbilder, die sich hinter dem Begriff »Zivilisationskrankheiten« verbergen. Da wären Bluthochdruck, Übergewicht, Diabetes, Herzschwäche, Arterienverkalkung, Arthrose, Rückenleiden und Gelenkbeschwerden, um nur einige zu nennen. Diese Krankheitsbilder gab es bis vor ca. 100 Jahren noch so gut wie gar nicht. Auch heute gibt es noch weite Teile in der Welt, in denen diese Krankheiten größtenteils unbekannt sind. So wie es in weiten Gebieten Asiens kaum Übergewichtige und nur sehr wenige Menschen mit Arterienverkalkung, Bluthochdruck oder Herzschwäche gibt, genauso selten erkrankt ein Eskimo an stressbedingten Herzrhythmusstörungen oder ein Eingeborener im Amazonasgebiet an Gicht oder Diabetes. Zu der körperlichen Bedrohung gesellt sich immer häufiger eine seelische, denn es ist zunehmend auch von psychischen Zivilisationskrankheiten die Rede. Perspektivelosigkeit, Leistungsdruck, chronische Unzufriedenheit oder Zukunftsangst sind neuzeitliche Krankmacher erster Güte – Tendenz stark steigend!

Die Hauptverursacher für Zivilisationskrankheiten

Den Zusammenhang zwischen der Zivilisation und der Entstehung von neuartigen Krankheiten sollten Sie sich vor Augen führen. Sie können es gar nicht oft genug wiederholen: Wir schaufeln uns durch unsere ungesunde und respektlose Lebensführung unser eigenes Grab! Zivilisationskrankheiten raffen im 21. Jahrhundert weit mehr Menschen dahin als so genannte Infektionskrankheiten! Es sterben ungleich mehr Menschen an den Folgen von Bewegungsmangel und ungesunder Ernährung – oft in der wahrhaft tödlichen Kombination mit Stress – als an Krebs, Infektionskrankheiten und Aids zusammen.

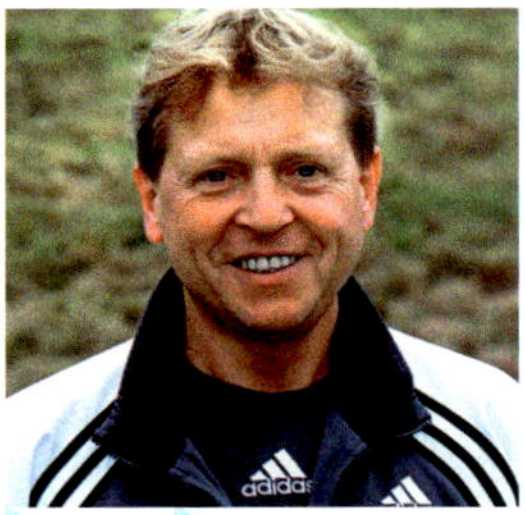

»Aus meiner langjährigen Erfahrung sowohl mit Profisportlern als auch mit herkömmlichen Patienten kann ich nur sagen, dass ein gut trainierter Muskelapparat die beste Versicherung gegen Volkskrankheiten wie Arthrose, Gelenkbeschwerden aller Art oder Rückenprobleme ist. Die Aussicht auf ein beschwerdefreies Leben auch im hohen Alter ist abhängig von der Eigenverantwortung gegenüber seinem Bewegungsapparat!«
Klaus Eder, Physiotherapeut der deutschen Fußballnationalmannschaft

Bewegungsmangel heißt, dass wir unseren Körper viel zu wenig bewegen und belasten. Von der Natur ist das nicht so vorgesehen. Die voranschreitende Technisierung bringt volksgesundheitlich auf lange Sicht mehr Schaden als Nutzen. Mag es für ein Unternehmen von Vorteil sein, wenn computergesteuerte Produktionssysteme die Herstellung von Gütern optimieren, so ist es doch der Mensch, der dadurch zu einem körperlich und geistig bewegungslosen Statisten mutiert. Seine Aufgabe besteht oft nur noch in der Überwachung von Maschinen und der Bedienung von Computern. Wenige, sich stereotyp wiederholende Handgriffe gelten heutzutage schon als körperliche Arbeit. Bewegungsarme und einseitige Tätigkeiten stehen nicht im Einklang mit dem Anforderungsprofil der Natur an unseren Körper. Diese »hochzivilisierten« Jobs fordern leider nicht unser Muskel- und Skelettsystem, so wie das vor wenigen Jahrzehnten noch durch körperliche Arbeit beispielsweise in Landwirtschaft, Bergbau oder der produzierenden Industrie der Fall war. Die Folge: Unser Körper verkümmert, weil wir uns nicht um ihn kümmern!
Wird der Bewegungsapparat nicht regelmäßig gefordert, nimmt die Leistungsfähigkeit des Muskel- und Skelettsystems, der Lungenfunktion sowie des Herz-Kreislauf-Systems ab. Außerdem hat diese Bewegungsarmut einen nachhaltig negativen Einfluss auf alle Stoffwechselprozesse. Die alte Aussage »Wer rastet, der rostet!« hat gerade in der heutigen Zeit ihre Gültigkeit.

Ernährung ist die zweite Wurzel für die Entstehung von Zivilisationskrankheiten. Mit der Zivilisation hielt auch die ungesunde Ernährung Einzug in unser Leben, weil heutzutage die Nahrungsmittel zum größten Teil industriell gefertigt werden. Noch bis vor 100 Jahren wurden die in der Natur vorhandenen Nahrungsmittel verzehrt: Unsere Vorfahren ernährten sich von Naturkost im klassischen Sinn. Heute geht dies alles künstlich über die Bühne. Die Nahrung wird, wie es so schön heißt, veredelt und dadurch länger haltbar gemacht. Dies bringt mit Sicherheit eine ganze Reihe von kurzfristigen Vor-

teilen, doch leider überwiegen langfristig die Nachteile. Denn die Nährstoffe bleiben durch diese Bearbeitung größtenteils auf der Strecke.
Die jedoch weitaus unerfreulichste ernährungstechnische Folge der Zivilisation ist das, was die moderne Welt unter dem Begriff »Fastfood« versteht. Nicht nur, dass wir dadurch schnell und billig essen können und zu viel verzehren, auch der Nährwert dieser Speisen lässt zu wünschen übrig. Eigentlich müsste es nicht »Fastfood«, sondern »Fat(=fett)food« heißen. Denn was in all den Burgern, Pizzen und Dönern steckt, ist mehr als überflüssig. Von Nährwert, im Sinne von wertvoll an Nährstoffen, kann nicht die Rede sein. Vitamine, Mineralstoffe? – Fehlanzeige! Dafür Fett, Fett und nochmals Fett. Auf diese Art von qualitativ minderwertigem Fett kann unser Körper getrost verzichten! Sonst verfettet nämlich schleichend das gesamte körperliche System. Fett lagert sich schließlich nicht nur als äußerlich gut sichtbarer Hüftspeck ab, sondern auch unsichtbar im Inneren des Körpers. Sogar in den Organen wird Fett deponiert. Wissen Sie, dass sich allein in den Innenwänden Ihrer Blutgefäße bis zu 1,5 Kilo (!) Fett einlagern können? Sind Sie sich bewusst, dass zu viel Fett nicht nur die Herzkranzgefäße und haarfeinen Blutgefäße verstopft und Herz-Kreislauf-Krankheiten verursacht, sondern auch den Informationsaustausch zwischen den Gehirnzellen behindert? Neben den körperlichen können auch die geistigen Prozesse, wie das Gedächtnis oder die Konzentration, nachhaltig gestört werden. Selbst Ihr emotionales Wohlbefinden kann durch ein Übermaß an Fett negativ beeinflusst werden.

Bei chronischer Überernährung wird der Organismus zu einer tickenden Zeitbombe – im Körper bilden sich regelrechte Müllhalden.

Stress und seine negativen Folgen sind heute allgemein gegenwärtig. Wir haben uns an ihn gewöhnt, da wir geradezu in ihn hineingeboren werden! Stress entsteht durch eine permanent erhöhte psychische und physische Überbelastung des Menschen im Alltag, in Kombination mit fehlenden Phasen von Regeneration und Entspannung. Er entsteht, weil wir uns oft einfach zu viel zumuten, und dringt in alle Lebensbereiche ein: Der Chef ist ungeduldig, ständig liegen Überstunden an, die Angst, den Arbeitsplatz zu verlieren, der tägliche Stau auf den Straßen, die Schlange beim Einkaufen, das ständige Klingeln des Handys. Termindruck und Hektik, rund um die Uhr! Zu Hause das schreiende Baby, der Ärger mit dem Partner, die Diskussion um das abendliche Fernsehprogramm etc. Hinzu gesellt sich die scheinbar allgegenwärtige Problematik um die Finanzen ... Überall Stress, so weit der Horizont reicht. Nicht zu Unrecht wird Stress als »die Seuche des 21. Jahrhunderts« bezeichnet.

2. Stress – die Seuche des 21. Jahrhunderts

Es gibt 2 Arten von Stress: Eustress, die leistungsstimulierende, gesundheitsfördernde Form, und Dysstress, das schädigende Übermaß an Anforderungen an den Organismus.

Für die Gesundheitserhaltung und Krankheitsvermeidung spielt der Umgang mit Stress eine dominierende Rolle. Gerade die langfristigen Wirkungen von Stress sind fatal. Eine gezielte Bekämpfung bzw. eine überlegte Vorbeugung kann nur von jedem Einzelnen selbst angegangen werden, denn die einzelnen Stressverursacher sind genauso individuell wie die Menschen selbst und deren Lebensbedingungen. Daher kann auch nur jeder für sich allein die Ursachen beheben. Denn eines steht fest: Es gibt kein Medikament gegen Stress! Das einzig wirksame Gegenmittel liegt in der Behebung der Stress auslösenden Faktoren. Entweder man schafft es, Stress zu vermeiden, oder es gelingt einem, ihm gezielt entgegenzutreten.

Dass Stress als Zivilisationskrankheit definiert wird, bedeutet, dass (negativer) Stress in solch einer Dimension noch vor wenigen Generationen überhaupt nicht vorkam. Unsere Urgroßeltern waren noch nicht von diesem Virus befallen, das heutzutage nicht mal mehr vor Kindern Halt macht, ausgelöst von den Errungenschaften unserer Gesellschaft: Überfluss, Konsum, Reizüberflutung, Erfolgsdenken, Leistungsmentalität, Statussymbole; Gewalt, Angst, Druck; Lärm, Ozon, Smog; einseitige Ernährung, Genussmittel, Medikamente ...» Nur nichts verpassen, alles haben und für nichts mehr Zeit haben!«, lautet die verinnerlichte Devise der Spaß- und Konsumgesellschaft. Es scheint fast so, dass der Preis für all diese äußeren Errungenschaften der Verlust unseres inneren Gleichgewichts – und somit die langfristige Entstehung von Krankheiten – ist. Wir sollten uns immer wieder fragen, ob Stress tatsächlich aus uns selbst kommt oder ob uns die Ursachen dafür nicht größtenteils aus dem Umfeld, von der Werbung und den Medien untergejubelt werden.

Stress macht krank und verkürzt das Leben

Durch einen kurzen Blick auf die menschliche Entwicklungsgeschichte wird deutlich, weshalb gerade unsere Generation so extrem mit dem Phänomen Stress zu tun hat. Denn letztendlich geht es bei der Entstehung von Stress um das aus den Fugen geratene Gleichgewicht zwischen den über Millionen von Jahren entwickelten menschlichen Überlebensmechanismen und der Tatsache, dass diese Bedrohungen heute nicht mehr vorhanden sind. Die uralten Bedrohungen von einst sind dank der modernen Errungenschaften der Zivilisation verschwunden – doch das ist keine Beruhigung: Wir sind neuen, anderen Gefahren ausgesetzt! Unsere Aufgabe liegt demnach darin, das auf das Überleben ausgerichtete Abwehrsystem unseres Körpers an diese neu entstandenen Rahmenbedingungen anzupassen.

Im Lauf der Evolutionsgeschichte war der Mensch bis vor einigen Jahrhunderten ausschließlich damit beschäftigt, Nahrung zu suchen, sein Überleben zu sichern und sich fortzupflanzen. McDonald's, MTV oder Computerspiele gab's leider noch nicht – das Leben war im wahrsten Sinn des Wortes ein Überlebenskampf. Um sein Überleben zu sichern, ist der Mensch von der Natur mit einem genialen Notfallsystem ausgestattet.

Das Stresshormon Adrenalin: Auslöser des Notfallsystems

Adrenalin wird auch als das Flucht- oder Kampfhormon bezeichnet und wird in Sekundenbruchteilen ausgeschüttet, wenn sich der Mensch einer lebensbedrohenden Gefahr gegenübersieht. Kreuzte unseren Vorfahren in der Steinzeit ein hungriger Säbelzahntiger den Weg, so blieben ihnen genau 2 Möglichkeiten: Flucht oder Kampf! In beiden Fällen war körperliche Bewegung die Rettung – und genau dahin gehend wirkt Adrenalin. Durch seine sofortige Ausschüttung werden die gesamte Energie und Aufmerksamkeit, die dem Körper zur Verfügung stehen, in Sekundenschnelle dorthin geleitet, wo sie im Kampf oder auf der Flucht gebraucht werden: in die Muskeln! Es sorgt blitz-

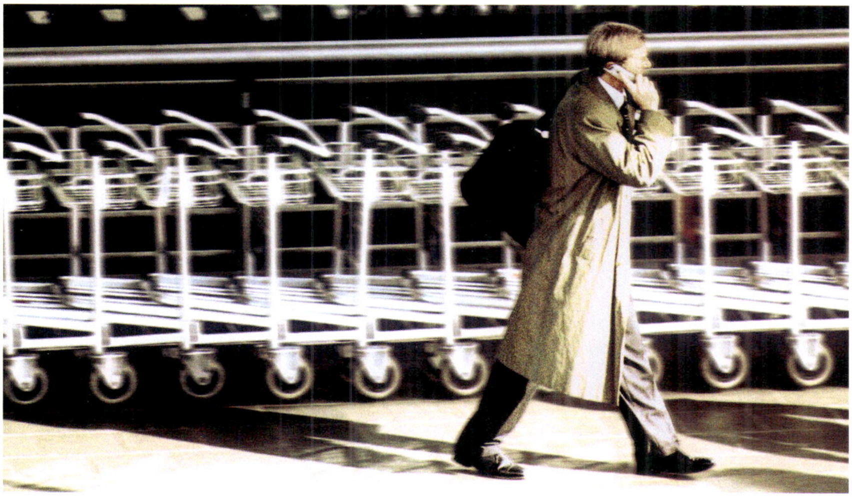

Lebensversicherung: Adrenalin gestattet es dem Menschen, bei Stress und Gefahr kurzfristig Höchstleistungen zu vollbringen.

schnell für eine erhöhte Kampfbereitschaft, sowohl körperlich und geistig als auch emotional. Gleichzeitig wird Energie dort eingespart, wo sie während des Kampfes oder der Flucht gerade nicht benötigt wird.
Adrenalin wirkt also immer, wenn Gefahr in Verzug ist. »Der Schreck fährt einem in die Glieder!«, ist eine Formulierung, die diesen Zustand der Kampfbereitschaft und auch das Tempo seiner Entstehung gut verdeutlicht.

Adrenalin im natürlichen Sinn lässt Sie also persönliche Höchstleistungen erreichen. Gelingt es Ihnen, den Säbelzahntiger in die Flucht zu schlagen, oder schaffen Sie es, ihm zu entfliehen? Beide Lösungen sind mit einem ungeheuren Maß an körperlicher Aktivität und Kraft verbunden. Neben der zweifellos positiven Folge, dass Sie durch Kampf oder Flucht Ihr Überleben gesichert haben, ist der zweite physiologische Effekt, dass Sie währenddessen gleichzeitig das ausgeschüttete Adrenalin wieder abbauen. So sieht es der Bauplan der Natur vor. Der explosionsartig hochgeschossene Adrenalinspiegel befindet sich also durch die körperliche Aktivität rasch wieder auf normalem Niveau. Neben körperlicher Aktivität baut auch gezielte Entspannung Adrenalin ab. Diese beiden biologischen Aspekte macht sich das Gesundheitstraining zunutze.

So wirkt Adrenalin im Körper

- Der Herzschlag wird beschleunigt, damit das Blut schneller in die Muskeln gelangt; gleichzeitig steigt der Blutdruck.
- Die Durchblutung in den Beinen und Armen verbessert sich; gleichzeitig wird die Durchblutung der inneren Organe gedrosselt.
- Die Pupillen erweitern sich, um den Augen ein größeres Blickfeld für die Gefahr zu verschaffen.
- Die Bronchien dehnen sich aus, um mehr Sauerstoff aufnehmen zu können.
- Aus der Leber wird sofort Blutzucker ausgeschüttet, um entsprechend Energie bereitzustellen.
- Im Gehirn wird die Schmerzempfindlichkeitsschwelle herabgesetzt.

Nehmen Sie sich speziell in stressreichen Phasen Zeit zum Joggen, Walken, Radfahren etc.: Körperliche Bewegung baut Adrenalin ab, und vor allem Ausdauertraining ist ein Adrenalin-Killer erster Güte.

Da Säbelzahntiger ja bekanntlich als ausgestorben gelten, gibt es solche lebensbedrohlichen Gefahren wie die Begegnung mit solch einer Bestie heute nicht mehr. Aber dennoch steckt dieses über Jahrmillionen bewährte Notfallsystem in uns. Genau hier liegt der Kern des Problems! Seit wenigen Jahrhunderten kommen in unserem Alltag keine lebensbedrohenden Situationen mehr vor, aber dennoch greift dieses geniale Überlebens-Sicherungssystem. Die Zivilisation hat einen solch immensen Zeitsprung hingelegt, dass die Evolution damit nicht Schritt halten konnte. Die Folge: Unser Notfallsystem reagiert auf Alltagssituationen mit den gleichen Mechanismen wie auf die Vorbereitungen für den Kampf mit dem Säbelzahntiger.

Fehlgeleitetes Notfallsystem

Wir setzen heute unser Notfallsystem dort ein, wo gar keine (lebensbedrohenden) Notfälle sind! Der Säbelzahntiger zeigt sich heute in Form eines ungerechten Chefs, der Angst den Arbeitsplatz zu verlieren, der Last mit den schwer erziehbaren Kindern etc. Sprich, die Bedrohung ist heute nicht mehr lebensgefährlich (zumindest nicht unmittelbar), hat dafür aber wesentlich vielfältigere und vor allem permanent vorhandene Erscheinungsformen angenommen. Die Konsequenz: Wir stehen unentwegt unter Stress, wenn auch in abgeschwächter Form! Und das ist noch nicht alles. Hinzu kommt noch eine weitere unmittelbare Auswirkung der Zivilisation, genauer gesagt der Technisierung: Stresspotenziale werden nicht mehr abgebaut, da im Alltag keine nennenswerte körperliche Betätigung mehr gefordert ist.

Genau hier beginnt der Teufelskreis der Zivilisation: Der Stress nimmt immer mehr zu – die körperliche Betätigung gleichzeitig immer mehr ab! Ergo: Im Blut befindet sich permanent ein ungesund hoher Adrenalinspiegel, der nicht mehr abgebaut wird! So schädigen wir selbst unseren Körper und unser Wohlbefinden und verkürzen unsere Lebenserwartung.

Wer sich über längere Zeiträume keine Zeit zum Entspannen nimmt, riskiert, von Krankheiten heimgesucht zu werden

So wirkt sich Dauerstress auf Ihren Körper aus

- Ein erhöhter Blutdruck schädigt langfristig die Innenwände der Blutgefäße und begünstigt so die Entstehung von Arteriosklerose – die Vorstufe zum Herzinfarkt!
- Chronische Müdigkeit und Abgespanntheit, da der Körper glaubt, er müsse stets hellwach sein, um auf Gefahren reagieren zu können. Wer sich bedroht fühlt, schläft schlecht!
- Eine zu geringe Durchblutung der Verdauungsorgane führt zu Darmentzündungen und Magengeschwüren. Das Blut befindet sich ja ständig in den »Kampfmuskeln«.
- Verspannungen, da die Muskeln permanent aktiviert sind.
- Vermehrte Ausschüttung von Zucker fördert die Entstehung des schädlichen Cholesterins und von Diabetes.
- Das Immunsystem wird geschwächt, da der Körper ständig mit der Produktion und dem Abbau von Adrenalin beschäftigt ist und so die Produktion der Immunzellen vernachlässigt.
- Aggression, Depression, Gereiztheit als Folge des permanent erhöhten Adrenalinblutspiegels im Gehirn.

Obwohl Stress die Lebensqualität stark beeinträchtigt und die Lebenserwartung verringert, neigt man in unserer Gesellschaft dazu, diese stressverursachten Erscheinungsbilder geradezu fahrlässig zu unterschätzen. Man übersieht gern, dass es sich dabei um Alarmsignale des Körpers handelt. Man(n) ist ja auf Leistung geeicht, programmiert, die Zähne zusammenzubeißen. Der »intelligente« Mensch glaubt, die Herausforderung liege darin, möglichst viel Stress zu ertragen, statt wirksame Möglichkeiten zu finden, ihm gezielt zu begegnen. Langfristig kann einen diese zweifelhafte Grundeinstellung ins Krankenhaus oder sogar auf den Friedhof bringen. Wie Sie Ihren Stress zuverlässig in den Griff bekommen, lesen sie ab Seite 85.

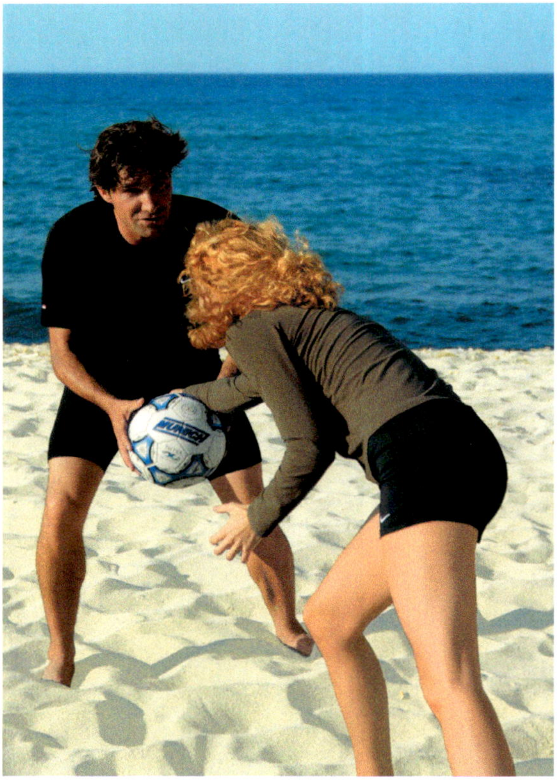

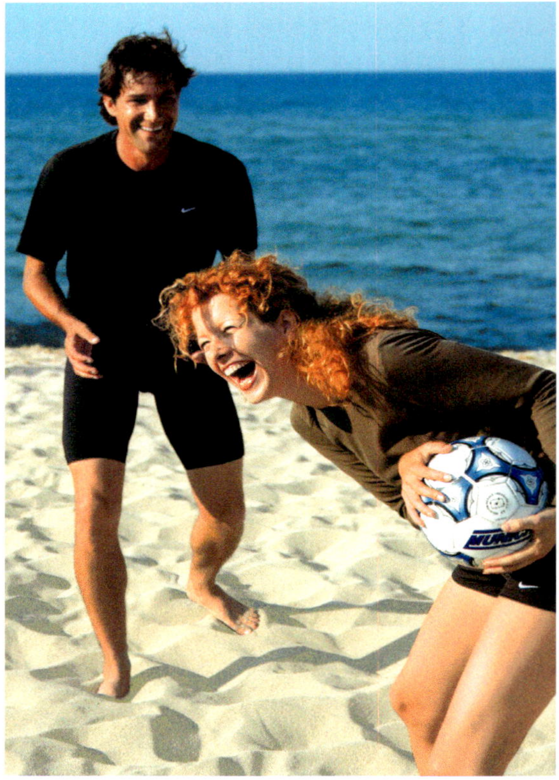

3. Der menschliche Körper – für Bewegung gemacht

Bewegungsmangel ist einer der maßgeblichen Verursacher von vielen der so genannten Zivilisationskrankheiten. Treffender als der Begriff Bewegungsmangelkrankheit könnte keine Definition die Entstehung einer Erkrankung beschreiben: Ein Mangel an Bewegung führt zu Krankheit.

Andersrum bedeutet das: Wir können Krankheit vermeiden, wenn wir uns bewegen! Noch vor wenigen Jahrhunderten waren Krankheitsbilder, die unmittelbar auf Bewegungsmangel zurückzuführen sind, gänzlich unbekannt. Wer sich nicht bewegen konnte, musste entweder verhungern oder wurde vom Säbelzahntiger aufgefressen. Nur die körperlich Starken konnten ihr Überleben sichern und ihre Gene bis zur heutigen Generation (auch auf Sie!) weitergeben.

Unsere Lebensumstände haben sich in der Zeitrechnung der Evolution von einer Sekunde auf die andere geradezu schlagartig verändert. Die Erfindung der Dampfmaschine und der damit verbundene Start des Industrie-

zeitalters bis hin zur anhaltenden (Über-)Technisierung, Computerisierung und Digitalisierung in Beruf und Privatleben haben den Einsatz unserer körperlichen Fähigkeiten geradezu überflüssig gemacht. Der menschliche Bewegungsapparat wird heute ersetzt durch Technik und Maschinen. Arbeit wird überwiegend mit dem Kopf und nicht mehr durch körperlichen Einsatz erledigt. In den Fabriken übernehmen Fließbänder, Roboter und computergesteuerte Produktionssysteme die ehemaligen körperlichen Aufgaben. Um von A nach B zu kommen, benutzen wir Auto, Bus oder Bahn. Sogar im Haushalt übernehmen Maschinen wie Staubsauger, Waschmaschine oder Küchenmixer die ehemals körperliche Arbeit.
Der Mensch hat sich mit seinen modernen Erfindungen in gewisser Weise selbst wegrationalisiert. In der Freizeit fesseln uns Fernsehen, Video, Computer und Internet wiederum an Stuhl oder Sessel. Unsere moderne Lebensweise hat uns vom Körperbenutzer zum Körperbesitzer degradiert.
Leider zeigt sich erst langfristig, dass all diese anfangs als fortschrittlich, bequem und zeitsparend gefeierten Errungenschaften wie ein Bumerang auf uns zurückkommen. Wir bezahlen in absehbarer Zeit einen hohen Preis für unsere körperliche Inaktivität: Wir werden krank!

Unsere Vorfahren, die Jäger und Sammler, legten bei der Nahrungssuche durchschnittlich 20 bis 30 Kilometer am Tag zurück. So blieben sie stets in dem natürlichen Rhythmus Bewegung – Hungern – Sattsein – Entspannung. Zivilisationskrankheiten? Fehlanzeige!

Wir sind zur Bewegung verpflichtet

Die Natur hätte uns kaum mit einem Bewegungsapparat ausgestattet, wenn dieser keinen Sinn hätte! Haben Sie sich schon einmal überlegt, was der Bewegungsapparat eigentlich ist? Der Bewegungsapparat ist der Apparat, mit dem man sich bewegt. Dazu gehören primär die Muskeln, Sehnen, Bänder und Gelenke. Er lässt sich sehr gut mit der Karosserie eines Autos vergleichen. Den Antrieb bzw. den Motor stellt das Herz mit seinem Kreislaufsystem dar. Der Treibstoff, der diesen Motor zum Laufen bringt, ist der Sauerstoff, der über die Lungen aufgenommen und über das Blut in jede einzelne Zelle transportiert wird. Wenn wir diesen schematischen Überblick über die Grundfunktion unseres Körpers zu Grunde legen, erhalten wir einen hervorragenden Überblick, wo wir den Hebel für die Erhaltung der Gesundheit ansetzen müssen: Wir müssen dafür sorgen, dass die Karosserie (Muskeln, Knochen und Gelenke) in einem Topzustand ist, der Motor (Herz) möglichst leistungsfähig ist und dass das Fassungsvermögen unserer Tanks (Lungen) möglichst viel Treibstoff (Sauerstoff) aufnehmen kann. Wir müssen unseren Körper einfach pflegen und warten, genau wie ein Auto oder jede andere Maschine.
Körperliche Bewegung ist sozusagen die Miete, die wir für unseren Körper entrichten müssen. Dies können wir nur ganz allein tun, kein anderer Mensch auf der Welt kann uns dies abnehmen – kein Arzt, keine Medikamente oder medizinischen Apparate!

Gesundheit ist kein Zustand, sondern ein Prozess, für den wir tagtäglich einen kleinen Beitrag leisten müssen. Durch körperliche Bewegung produzieren wir unsere eigene Gesundheit!

Durch regelmäßiges Ausdauertraining können Sie die PS-Zahl Ihres Herzens selbst bestimmen. Ein Sportlerherz kann bis zu 50 Prozent größer sein als das eines Untrainierten und pro Tag bis zu 30 000 Schläge einsparen.

Das Herz braucht Bewegung für weniger Schläge

Körperliche Bewegung fordert das Herz. Wenn der Körper sich bewegt, ist es gezwungen, intensiver zu arbeiten als in Ruhe. Das Herz passt sich regelmäßiger körperlicher Belastung an, indem es kräftiger und größer wird. Bewegung bewirkt eine Leistungssteigerung des Herzens. Pro Schlag kann dann eine größere Menge Blut in das Kreislaufsystem gepumpt werden, wodurch Muskeln und Organe wiederum besser durchblutet und mit mehr Sauerstoff versorgt werden. Aus einem VW-Käfer-Motor entwickelt sich im Lauf der Zeit ein Porsche-Motor. Eine weitere positive Folge ist, dass ein kräftiges Herz auch in Ruhe mit deutlich weniger Schlägen die gleiche Menge Blut durch den Körper pumpen kann als ein untrainiertes Herz. Die Konsequenz? Da ein trainiertes Herz für die gleiche Leistung (Blutmenge) weniger Schläge benötigt, spart es Schläge ein, bleibt länger in einem guten Zustand und ist somit länger leistungsfähig.

Körperliche Bewegung kräftigt also nicht nur Ihr Herz, sondern verlängert auch dessen Lebenserwartung. Eingesparte Schläge bedeuten weniger Abnutzung – und das heißt: höhere Lebenserwartung.

Die Lunge braucht Bewegung für mehr Sauerstoff

Sauerstoff ist das Lebenselixier des Körpers. Je mehr Sauerstoff, desto besser! Wer sich bewegt, kräftigt seine Lungen, das heißt sie reagieren auf körperliche Beanspruchung, indem sie mehr Sauerstoff aufnehmen.

Die Muskeln brauchen Bewegung für Wachstum

Muskeln antworten auf körperliche Belastung mit Wachstum. Den Beweis dafür kann man ganz deutlich beim Anblick der Muskulatur von Profisportlern erkennen. Neben dieser optischen Anpassung sind es jedoch die funktionalen Anpassungserscheinungen, die für unsere Gesundheit ausschlaggebend sind. Ein trainierter und kräftiger Muskel ist der beste Schutz für die Gelenke. Ein Gelenk, das von einer kräftigen Muskelmanschette umgeben ist, verschleißt nicht durch Fehl- oder Überbelastung und ist dadurch auch gegen Beschwerden wie Arthrose gewappnet.

Ein durch körperliche Bewegung in Form gehaltener Muskel bleibt elastisch und unter einer gesunden Grundspannung. Fehlbelastungen und Haltungsschäden, wie sie durch sitzende Tätigkeiten verursacht werden, wird dadurch vorgebeugt. Die Volkskrankheit Rückenleiden kann durch körperliches Training zu fast 100 Prozent vermieden werden.

Schon allein diese 3 kurz dargestellten Zusammenhänge zwischen Bewegung und Herz, Lunge und Muskeln machen deutlich welch, immense Bedeutung körperliche Aktivität für die Aufrechterhaltung aller Körperfunktionen hat. Durch körperliche Bewegung schaffen wir (künstlich) dieselben Voraussetzungen für die Entstehung von Gesundheit, die unsere Vorfahren durch ihre natürliche Lebensweise hatten. So halten wir unser körperliches System nicht nur fit, sondern wirken auch den Alterungsprozessen entgegen.

Der Mensch des 21. Jahrhunderts legt im Durchschnitt pro Tag nicht einmal mehr 1 Kilometer zu Fuß zurück.

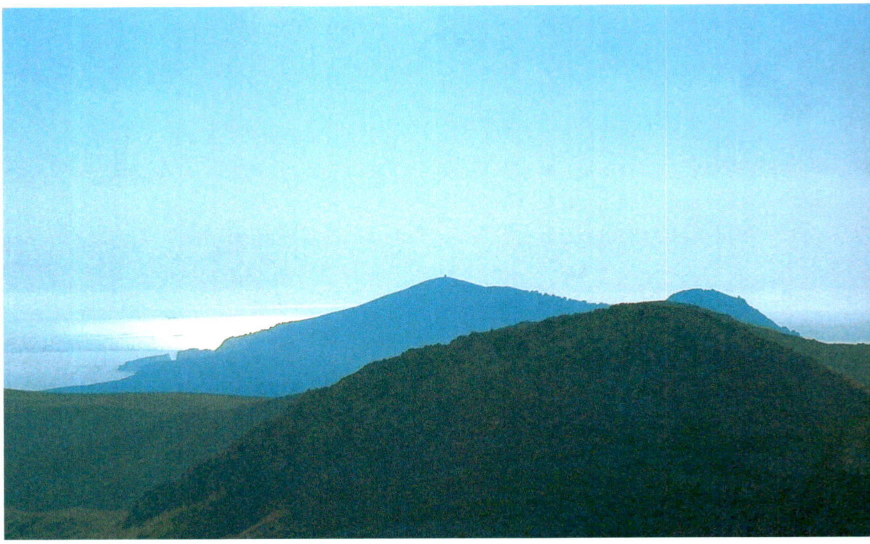

4. Körper, Geist und Seele – eine untrennbare Einheit

Das harmonische Zusammenwirken von Körper, Geist und Seele stellt den entscheidenden Eckpfeiler für die Gesundheit dar. Diese 3 Teilbereiche sind untrennbar miteinander verflochten und bilden zusammen eine feste, sich wechselseitig beeinflussende Einheit.

Zeigt einer dieser Teilbereiche eine Schwächung, so zieht dies Konsequenzen für das gesamte Gesundheitsbild des Menschen nach sich – ähnlich wie ein auf 3 Beinen stehender Tisch zu wackeln beginnt, wenn nicht alle 3 Tischbeine exakt die gleiche Länge aufweisen.

Body-Mind-Medizin (also »Körper-Geist-Medizin«) heißt eine neue Therapierichtung. Naturheilkundler und Integrativmediziner arbeiten zusammen, um insbesondere bei chronischen Krankheiten gemeinsam einen ganzheitlichen Heilungsansatz zu finden.

Diese Einheit von Körper, Geist und Seele ist ein Naturgesetz. Nur weil man die Bereiche Geist und Seele nicht wissenschaftlich messen und beweisen kann, sollte man nicht den verhängnisvollen Fehler begehen, dieses Zusammenwirken zu ignorieren. Es würde doch auch niemand ernsthaft auf die Idee kommen, die Naturgesetze wie den Wechsel von Tag und Nacht oder die Zustände kalt oder warm in Zweifel zu stellen. Doch gerade die in der westlichen Welt oft so rational ausgerichteten Menschen tun sich bei sich selbst schwer mit der Anerkennung der Naturgesetze.

In der klassischen Schulmedizin wird dieser Einheit von Körper, Geist und Seele als Ursache für die Entstehung von Krankheit und Gesundheit (noch) keine allzu große Bedeutung beigemessen. Viele Ärzte ignorieren diesen Zusammenhang (noch) fast kategorisch und folgen damit dem berühmten Chirurgen Rudolf Virchow, der zu dem Schluss kam: »Ich habe

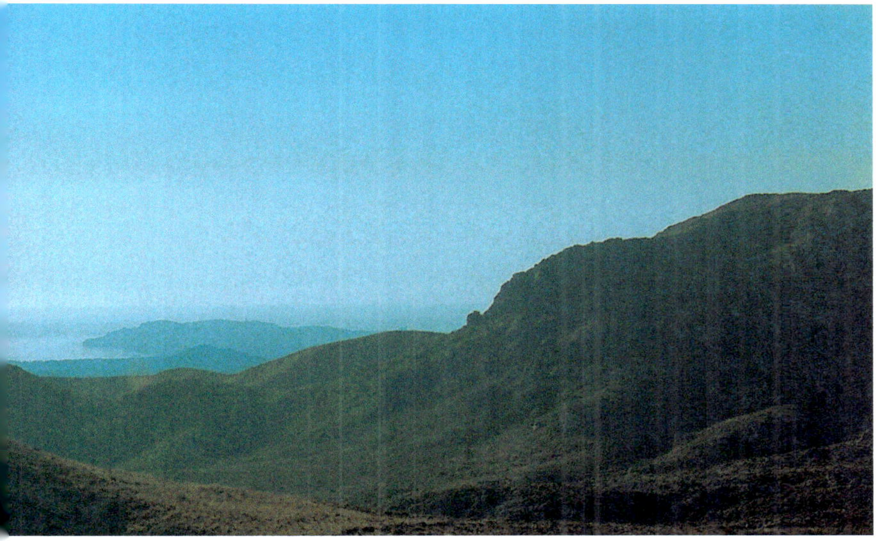

in meinem Leben schon tausende von Körpern seziert – eine Seele habe ich dabei nicht gefunden!«

Auch verleiten die zweifelsfrei nützlichen Hightechgeräte (Computertomografie, Kernspin, Röntgen etc.), mit denen nahezu jede einzelne Zelle des Körpers bildlich dargestellt werden kann, leicht dazu, den Einfluss von Geist und Seele auf die Gesundheit zu verkennen. Doch müssen mittlerweile auch die erfahrensten Schulmediziner erkennen, dass mit Hightechgeräten und modernsten Medikamenten allein keine chronischen Erkrankungen und schon gar nicht die Zivilisationskrankheiten beseitigt werden können.

Alternative Therapieansätze bieten Chancen

Diese Überbewertung der technischen Möglichkeiten versperrt nur allzu leicht den Blick auf die oft sehr wirksamen so genannten alternativen Therapieansätze. Außerdem wird der Patient so nicht in den Gesundungsprozess mit einbezogen. Er gerät in die Rolle eines auswechselbaren Statisten. Wie will jemand seine Selbstheilungskräfte aktivieren, der gar nicht persönlich in den Heilungsprozess einbezogen wird? Wie soll jemand Glauben an die Gesundung entwickeln, der im wahrsten Sinn des Wortes zum Befehls-(Rezept-) und danach zum Rechnungsempfänger degradiert?

Im Unterschied zur Schulmedizin geht die Naturheilkunde von einem alternativen – also anderen – Ansatz aus. Sie bezieht die Wechselbeziehung von Körper, Geist und Seele voll in den therapeutischen Ansatz ein und versucht, die wahren Ursachen für die Entstehung von Krankheiten aufzudecken. Ursachenforschung ist etwas anderes als Symptomkosmetik, oder? Die naturheilkundliche Sicht der Gesundheit findet immer mehr Anhänger, und durch die wachsende Einsicht, dass Körper, Geist und Seele eine untrennbare Einheit darstellen, wird zusätzlich eines bewirkt: Das persönliche Verantwortungsbewusstsein für die Gesundheit wird gestärkt. Die Frage »Was kann ich für meine Gesundheit tun?«, rückt in den Mittelpunkt. So steht nicht Krankheit, sondern Gesundheit im Zentrum der Aufmerksamkeit!

»Der Körper ist die Wohnung für die Seele. Wahre Gesundheit entsteht, wenn beide im Einklang miteinander stehen.«
Paracelsus

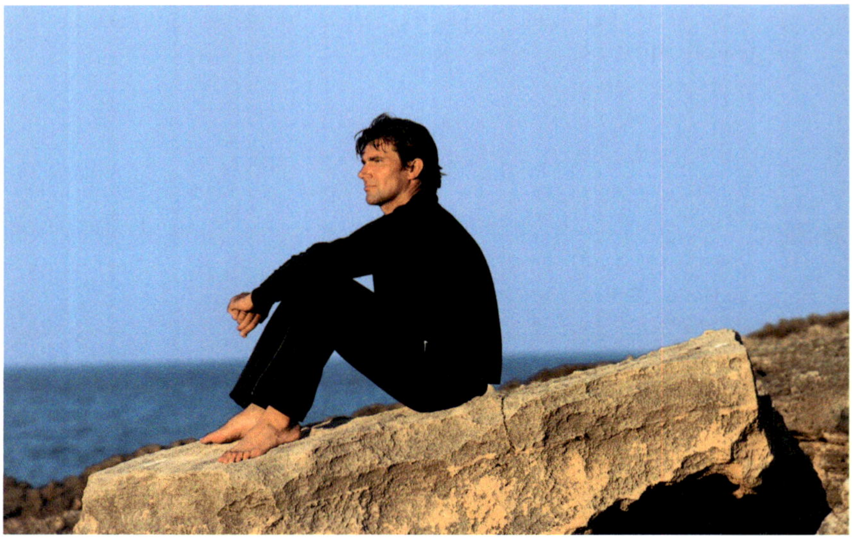

Wie Geist und Seele die Gesundheit bestimmen

Der Körper kann niemals etwas ohne den Geist unternehmen. Egal, ob wir uns entscheiden, die Treppe statt den Aufzug zu nehmen, ob wir beschließen, joggen zu gehen oder es uns auf der Couch gemütlich zu machen – es ist immer der Geist, der dem Körper einen Befehl erteilt. »Der Geist befiehlt – der Körper führt aus!«, könnte man salopp sagen.

Allein eine Vorstellung kann schon einen körperlichen Prozess in Gang setzen. Denken Sie beispielsweise an das anstehende Staatsexamen, bekommen Sie vor Aufregung Herzrasen oder Durchfall. Überwinden Sie sich, die attraktive Blondine im Café anzusprechen, fangen Sie vor Nervosität an zu stottern. Denken Sie zurück an einen schweren Autounfall, so bekommen Sie immer noch Schweißausbrüche. Was mit diesen Beispielen gesagt werden soll? Körper, Geist und Seele sind untrennbar miteinander verbunden!

Auch der so genannte, mittlerweile durch unzählige wissenschaftliche Studien belegte Placebo-Effekt basiert auf diesem Zusammenspiel von Körper,

Geist und Seele. Allein der Glauben, dass ein Medikament gesund macht, führt die Heilung herbei, denn ein Wirkstoff existiert bei Placebos ja bekanntlich nicht. Genau umgekehrt wirkt diese Kraft des Glaubens bei den so genannten psychosomatischen Krankheiten (psycho = Seele, soma = Körper), die im 21. Jahrhundert immer mehr um sich greifen. Hier verursacht die Psyche Krankheitssymptome, ohne dass ein körperlicher Befund angeführt werden könnte. Noch einen Schritt weiter geht dieses Zusammenspiel von Geist, Seele und Körper beim Hypochonder, der es tatsächlich schafft, sich eine Krankheit einzubilden. Er beschäftigt sich innerlich so lange und so intensiv mit der Vorstellung einer bestimmten Krankheit, bis diese sich im Körper auch tatsächlich manifestiert.

Psychosomatische Krankheiten sind nicht eingebildet. Nein: Der Körper zeigt, wie sehr die Seele leidet.

Negative Gedanken machen krank – positive gesund

Wer nicht zutiefst daran glaubt, dass er eine schwere Krankheit überwinden kann, wird dies auch kaum schaffen, genauso wenig wie jemand sein ganzes Leben kerngesund bleibt, der sich geistig ständig mit Krankheit beschäftigt.
Es ist wissenschaftlich belegt, dass Optimismus das Immunsystem stärkt und Pessimismus es schwächt. Genauso ist längst bekannt, dass Menschen, die übermäßig von Neid, Hass oder Sorgen gequält werden, eine weitaus kürzere Lebenserwartung haben als ausgeglichene, in sich ruhende und zufriedene Zeitgenossen.
Eine US-Studie beweist, dass der Hauptauslöser für Herzinfarkt die chronische Feindseligkeit in Beziehungen ist. Sie stellt eine weitaus größere Bedrohung für das Herz dar als beispielsweise eine ungesunde Ernährung.
Dass Stress körperliche Auswirkungen hat, haben Sie im vorangegangenen Kapitel gelesen. Stress erzeugt geistig-seelischen Druck, stellt die Blutgefäße eng, beschleunigt den Herzschlag, führt zu Kopfschmerzen, Übelkeit und Durchfall bis hin zu Magengeschwüren, Darmentzündungen oder Herzinfarkt. Augenscheinlicher kann das Zusammenwirken zwischen Kopf und Körper nicht dargelegt werden.
All dies sind wissenschaftlich fundierte und zweifelsfreie Belege für die Existenz dieses 3-dimensionalen Zusammenspiels von Körper, Geist und Seele. Es geht bei der Frage um die Verursachung von Gesundheit nicht darum, ob diese Teilbereiche zusammenhängen, sondern prinzipiell darum, wie man dieses Zusammenwirken gesundheitsfördernd in sein Leben integriert.

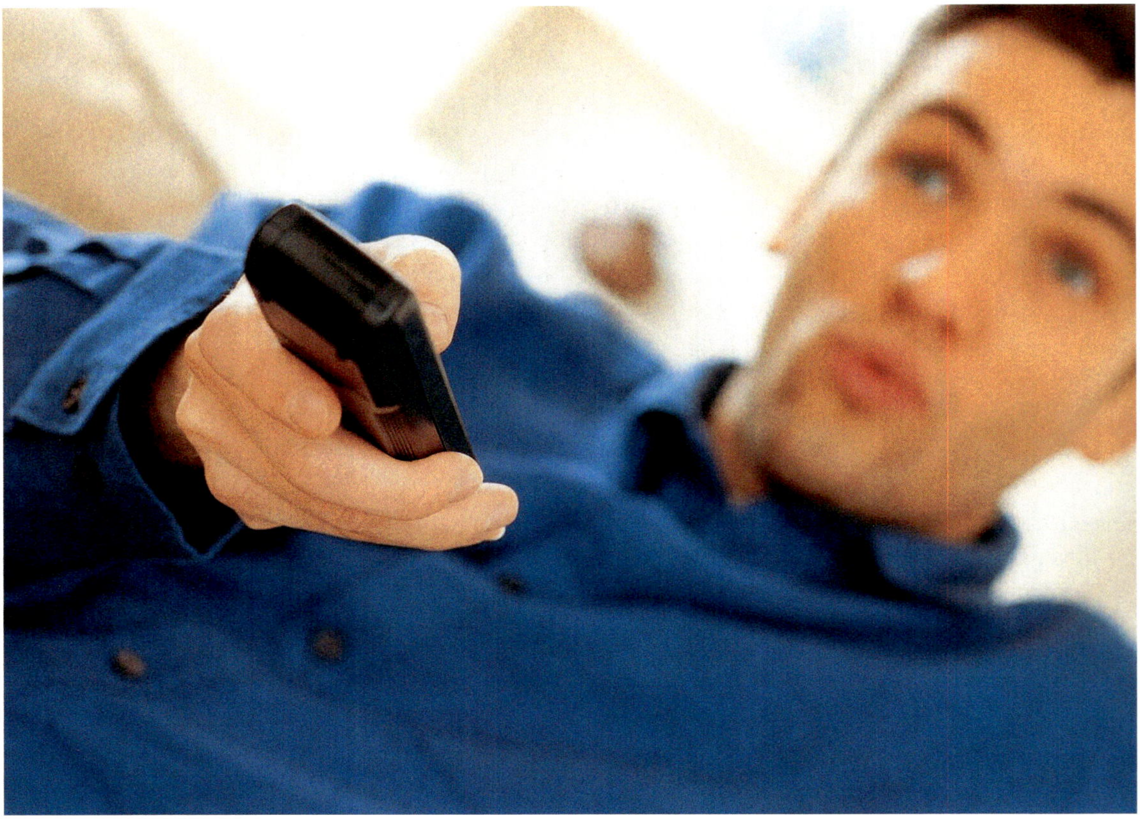

5. Gewohnheiten – heimliche Diktatoren des Alltags

Wer positiv denkt und an gesunden Ritualen festhält, kann vital und fit 100 Jahre alt werden.

Unsere körperliche, geistige und seelische Gesundheit ist das Produkt unserer täglichen Gewohnheiten. Gewohnheiten begleiten uns in der Regel über viele Jahre, oft sogar unser ganzes Leben, und sind dementsprechend ein Teil unserer Persönlichkeit. Gewohnheiten bilden das Muster, nach dem wir leben. Wie wir uns »gewöhnlich« ernähren, ob wir uns »gewöhnlich« ausreichend bewegen, wie wir »gewöhnlich« denken oder mit unseren Emotionen umgehen, stellt die Basis für unsere Gesundheit dar.

Überprüfen Sie Ihre Gewohnheiten

Wir müssen uns ein Bild davon verschaffen, wie unsere alltäglichen Gewohnheiten überhaupt aussehen. Denn es sind genau diese vermeintlich kleinen, täglich immer wiederkehrenden Gewohnheiten – speziell im Hinblick auf Bewegung, Ernährung und Entspannung –, die langfristig eine solch immense

Wirkung entfalten. Die Gewohnheit, sich regelmäßig zu bewegen, sich ausgewogen zu ernähren und ruhig und gelassen durchs Leben zu gehen, wird langfristig unsere Gesundheit beeinflussen. Ebenso haben unsere Denkgewohnheiten großen Einfluss auf unsere Gesundheit.

Denken wir gewöhnlich pessimistisch statt optimistisch, sehen wir ständig Bedrohung statt Herausforderung, so hat dies negative Auswirkungen auf unsere körperliche Gesundheit. Negatives Denken ruft Stress auf den Plan, und der wiederum schadet unserer Gesundheit. Somit sind die tagtäglichen Gewohnheiten ein zentraler Erfolgsfaktor für langfristige Gesundheit. So zeichnen sich beispielsweise alle 100-Jährigen durch 100-jährige Gewohnheiten aus. Sie sind in der Regel drahtig, körperlich und geistig aktiv, nehmen relativ wenig Kalorien zu sich und haben gute soziale Kontakte.

Deshalb sollten wir das Bewusstsein für unsere Gewohnheiten schärfen. Wir müssen uns ganz klar vor Augen führen, wo diesbezüglich unsere Schwächen wie auch unsere Stärken liegen, denn hier findet sich die Wurzel für Gesundheit. Ein treffendes Sprichwort dazu könnte lauten: »Zeige mir deine Gewohnheiten, und ich sage dir, wie gesund du bist!«

Für Veränderungen nötig – Strategie und Geduld

Eines vorneweg: Sich ungeliebter Gewohnheiten zu entledigen oder neue Gewohnheiten in seinen Alltag zu integrieren ist einfacher als landläufig angenommen. Man sollte allerdings wissen, dass 2 Dinge für dieses Unterfangen unerlässlich sind: eine klare Strategie und ein wenig Geduld. Denn so wenig, wie Gewohnheiten nicht von einem Tag auf den anderen entstehen, genauso wenig können sie auch nicht über Nacht wieder verschwinden. Die entscheidende Frage ist: Wie oft muss eine gewisse Tätigkeit wiederholt werden, damit aus einer einmaligen Tätigkeit ein automatisch ablaufendes Programm, sprich, eine Gewohnheit, wird? Etwa 30- bis 50-mal, lautet die Antwort.

Stellen Sie sich vor, Sie möchten sich angewöhnen, morgens zum Frühstück Müsli mit Früchten anstatt Rührei mit Speck zu essen oder nach dem Büro regelmäßig zu joggen. Dafür müssten Sie den jeweiligen Vorgang ca. 30- bis 50-mal wiederholen, damit er zu einer festen Gewohnheit werden kann. Im Normalfall dauert dies 4 bis 6 Wochen. Danach kann sich Ihr Körper gar nicht mehr vorstellen so etwas Ungesundes wie Rührei mit Speck zu frühstücken, bzw. es macht sich ein Gefühl des inneren Unmuts und der Unzufriedenheit breit, wenn Sie nicht joggen. Sie sehen: Nicht allein der Wille oder die in diesem Zusammenhang so oft zitierte Selbstdisziplin geben den Ausschlag, sondern die klare Strategie bringt den Erfolg. Gewohnheiten ändert man durch Training. Freuen Sie sich darauf!

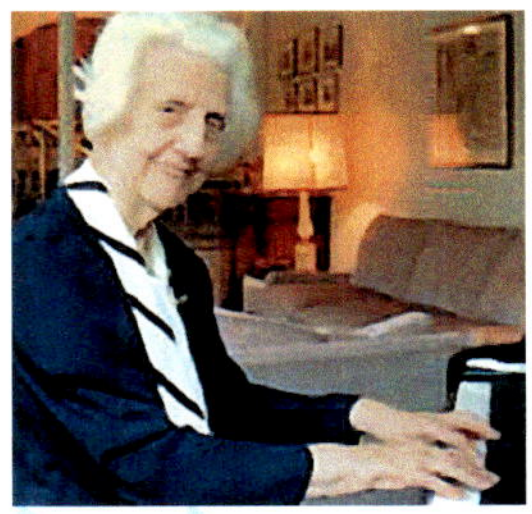

»Ich habe mir bereits als Kind zur Gewohnheit gemacht, stets optimistisch durchs Leben zu gehen und stets ein heiteres Gemüt zu bewahren! Mein ganzes Leben habe ich mich viel bewegt, relativ wenig und langsam gegessen, niemals geraucht und äußerst selten Alkohol getrunken. Auch in den Notzeiten des Ersten und Zweiten Weltkrieges habe ich mir angewöhnt, mich so schnell durch nichts aus der Ruhe bringen lassen.«

Olga Henkensiefken, 103 Jahre

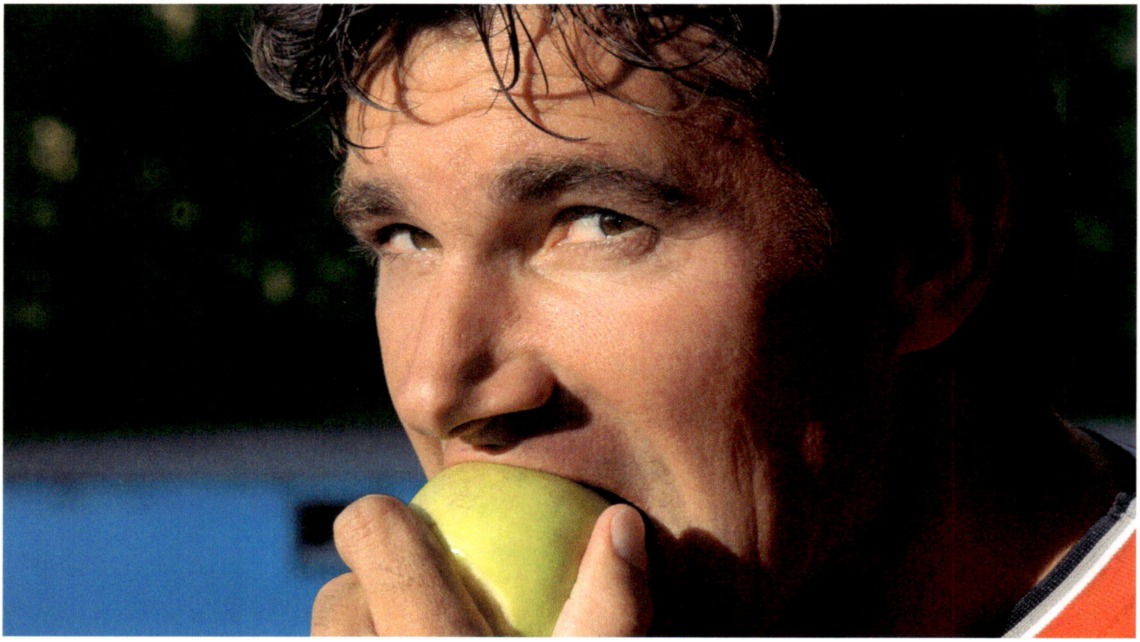

6. Überzeugungen – Wegweiser zur Gesundheit

Überzeugungen sind die tragenden Säulen der Gesundheit. Sie sollten im Einklang mit der Natur und dem Organismus stehen.

Überzeugungen sind Leitprinzipien, nach denen wir leben. Sie bestimmen unser tagtägliches Handeln und Verhalten. Überzeugungen verursachen Reaktionen, die auf bestimmten vorausgegangenen Erfahrungen beruhen. Doch so unterschiedlich die individuellen Lebensbedingungen und das persönliche Umfeld der Menschen sind, genauso unterschiedlich sind auch die persönlichen Überzeugungen, die aus diesen gemachten Erfahrungen entstehen. Jeder sieht die Welt durch seine rosarote Brille. Überzeugungen sind immer individuell, selten logisch, oft unflexibel und nicht zeitgemäß.

»Wir müssen Um-Denken, wenn wir überleben wollen!«, sagte bereits Albert Einstein. Ein treffendes Zitat, das meint, dass wir unsere Überzeugungen ab und an mal auf den Prüfstand stellen sollten, vor allem in der so schnelllebigen Zeit des 21. Jahrhunderts.

Die berühmte Ausnahme von der Regel bilden Überzeugungen im Hinblick auf die Gesundheit. Hier existieren keine großen Spielräume für individuelle Interpretation, denn hier gibt die Natur ganz klar und unmissverständlich die Marschroute vor, an der sich unsere Überzeugungen orientieren sollten.

Überzeugungen zur Gesundheit sollten im Einklang mit der Natur stehen – nicht im Gegensatz zu ihr. Gelingt uns diese Anpassung, so haben wir eine sehr große Chance auf Gesundheit, gelingt uns dies nicht, so verschlechtert sich diese Aussicht. Der Begriff »biologisch« beschreibt recht deutlich, welchen Anspruch die Überzeugungen erfüllen müssen: Sie müssen mit dem Leben (= griech. *bio)* im Einklang stehen.

Welche Überzeugungen haben Sie?

Beurteilen Sie selbst, welche der beiden Kategorien an Überzeugungen bei Ihnen häufiger anzutreffen ist:

Nützliche und kontraproduktive Überzeugungen

Kategorie 1

- »Mein Übergewicht ist vererbt! Dagegen kann ich nichts unternehmen! Da hilft auch keine Diät.«
- »Mit 50 sind Rückenschmerzen normal.«
- »Mit 40 geht man in kein Fitnessstudio mehr! Das ist nur was für die ›jungen Leute‹.«
- »Wenn ich auf meine Süßigkeiten verzichten soll, dann habe ich ja gar keinen Spaß mehr am Leben.«
- »Ich kann nur abschalten, wenn ich ein paar Bierchen intus habe.«
- »Zigaretten sind gut zur Entspannung.«
- »Wenn ich krank werde, brauche ich mir vom Arzt nur ein paar Medikamente verschreiben zu lassen.«
- »Ab einem gewissen Alter geht es mit der Gesundheit einfach bergab.«
- »Psychologische Beratung ist nur etwas für ›Geisteskranke‹.«
- »Gesundheit ist erblich bedingt! Da kann man nichts machen.«

Kategorie 2

- »Mein Körper verfügt über Selbstheilungskräfte. Das sieht man daran, dass z.B. eine kleine Blutung selbstständig stoppt oder dass man eine Erkältung auch mit ›Hausmittelchen‹ auskurieren kann.«
- »Ruhepausen und Entspannungsphasen sind immens wichtig, um die Leistungsfähigkeit des Körpers langfristig aufrechtzuerhalten.«
- »Ein geruhsamer Schlaf ist die beste Medizin.«
- »Durch vitaminreiche Ernährung kann ich mein Immunsystem stärken.«
- »Durch Sport und körperliche Aktivität halte ich die Funktion meines Bewegungsapparats aufrecht.«
- »Meine Lebensweise hat großen Einfluss auf meine Gesundheit, Lebensqualität und Lebenserwartung.«
- »Meine Art, stets optimistisch zu denken, beeinflusst meine Gesundheit positiv.«
- »Die Fähigkeit, bewusst und konstruktiv mit Stress umzugehen, wirkt sich positiv auf die Gesundheit aus.«
- »Lebensqualität wird immer von Körper, Geist und Seele verursacht.«

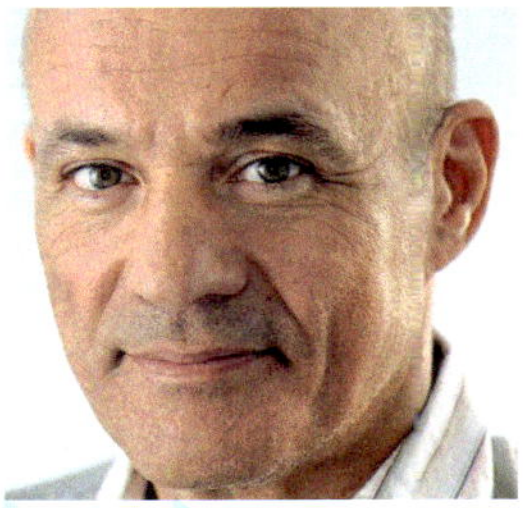

»Ich mache seit zwei Jahren täglich Sport. Ich laufe um den Starnberger See, mache Liegestütze und Sit-ups. Wenn man Sport treibt und die Kalorien vom Alkohol weglässt, ist klar, dass man abnimmt! Ich achte auf gesunde Ernährung, fettarm mit wenig Zucker. Morgens gibt es Gemüsesaft mit ein bisschen Joghurt.«

Heiner Lauterbach, Schauspieler (Er gelangte nach Herzproblemen im Jahr 2000 zu der »Überzeugung«, dass er seinen Lebensstil verändern muss) In BamS, 03. Aug. 2003

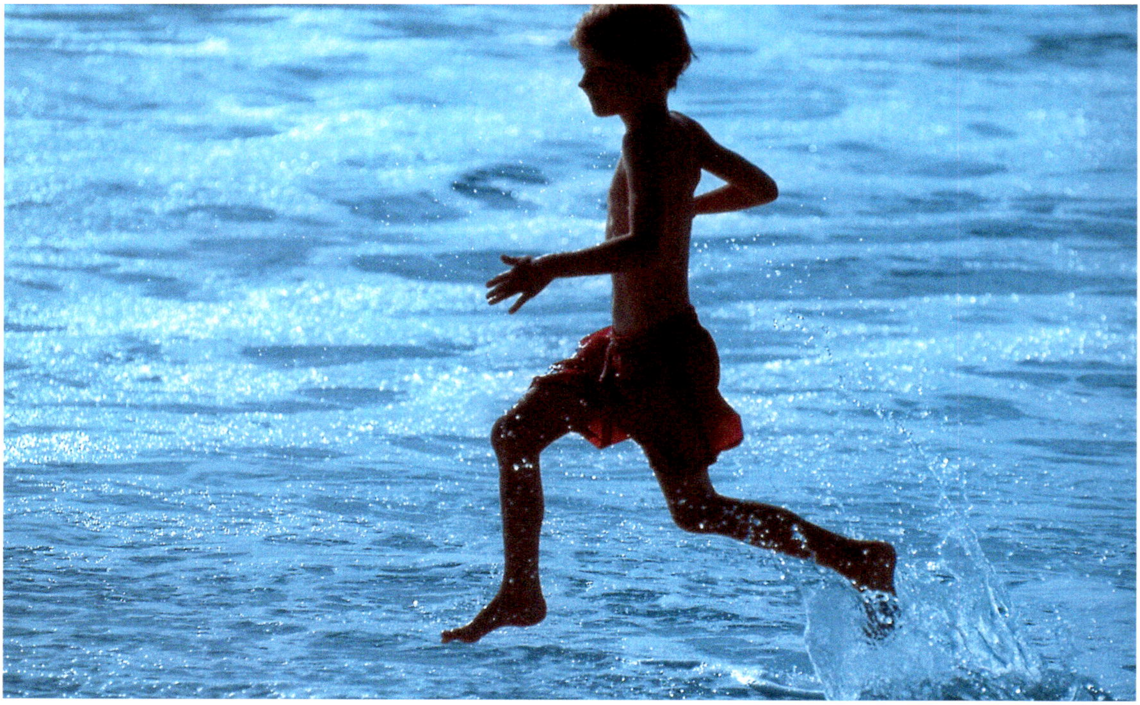

7. Unkenntnis – wir wissen wenig über unseren Körper

»Die ärgsten Feinde der menschlichen Gesundheit sind nicht Bakterien, sondern Bequemlichkeit, Mangel an Verantwortungsgefühl, Gleichgültigkeit gegen sich und andere, Verwechslung von Biologie und Technik und der Mangel an Mut und Bekennertum.«
Dr. Devrient

Der menschliche Körper stellt ein Gesamtkunstwerk von unvergleichlicher Komplexität dar. Unser Leben wird bestimmt von einem genialen Zusammenspiel verschiedener Körpersysteme, die aus Milliarden einzelner Zellen bestehen. In der Perfektion dieses Zusammenwirkens kommt die Vollkommenheit der Natur zum Ausdruck.

Unser Körper braucht uns nichts mehr zu beweisen. Allein die Tatsache, dass eine befruchtete Eizelle im Mutterleib eigenständig in nur 9 Monaten zu einem kleinen Menschen heranreift, grenzt an ein Wunder. Ein Baby ist von der ersten Sekunde an, sofern es Nahrung und Wärme bekommt, überlebensfähig. Es atmet selbstständig, spürt genau, wann es zu schlafen hat oder wann es sich bemerkbar machen muss, wenn Hunger und Durst in ihm hochsteigen. Der Bauplan der Natur hat auch schon genau festgelegt, wie Körperproportionen, Haar- und Augenfarbe einmal aussehen werden.

Allein die Tatsache, dass unser Organismus ein ganzes Leben lang pausenlos arbeitet, übersteigt unsere Vorstellungskraft. Innerhalb von 24 Stunden atmen wir ca. 25 000-mal. Das Herz schlägt an einem einzigen Tag ca. 90 000-mal (!), von der ersten bis zur letzten Sekunde unseres Lebens. Ebenso dürfen

Lungenfunktion, Kreislaufsystem oder Immunsystem niemals auch nur für 5 Minuten eine Pause einlegen. Selbst nachts läuft diese innere Maschinerie weiter. Wenn wir schlafen, ruhen nur Skelett und Muskeln, doch das Herz schlägt weiter, wir atmen, das Blut zirkuliert, und die Nahrung wird verdaut. Wir besitzen Selbstheilungskräfte, die völlig autonom auf den Plan treten, meist schon bevor wir überhaupt Krankheitssymptome bemerken. Dieses körpereigene Abwehrsystem heilt eigenständig und zuverlässig, egal ob es sich um eine Erkältung, eine Blutung oder eine Infektion handelt. Unser Organismus weiß ganz genau, welche Mittel er wann einsetzen muss, um Krankheitserreger unschädlich zu machen oder die Blutung zu stillen.
Gesteuert und überwacht werden all diese gigantischen Prozesse von unserem Gehirn. Im Unterschied zum Computer kann es auch kreativ gestalten und abstrahieren.

Das Gehirn – die Schaltzentrale unseres Körpers

Etwa 15 Milliarden Gehirnzellen sind in unserem Kopf tätig, von denen jede einzelne wiederum mit 1000 bis 10 000 Kontaktstellen ausgestattet ist. Über diese Kontaktstellen können die Gehirnzellen in beliebiger Reihenfolge miteinander verknüpft werden. Selbst der intelligenteste Mensch erreicht in seinem Leben höchstens 20 Prozent der höchstmöglichen Verknüpfungsanzahl. Mit anderen Worten: In unserem Gehirn liegt unbegrenztes Potenzial! Zwischen den einzelnen Kontaktstellen besteht ein unentwegter Informationsaustausch, der auf elektrochemischen Weg in zigfacher Überschallgeschwindigkeit über so genannte Botenstoffe erfolgt.

Gehirn und Computer werden oft verglichen – doch nur das Gehirn kann denken und Ideen entwickeln.

Die Dimensionen der Informationsverarbeitung sind gigantisch. Allein beim Hören nehmen wir pro Sekunde eine Datenmenge von ca. 1 Million Bit auf. Der Respekt vor dieser Leistung erwacht, wenn man weiß, dass 1 Schreibmaschinenseite einer Menge von ca. 15 000 Bit entspricht. Insofern verarbeitet unser Gehirn beim Hören in einer einzigen Sekunde den Inhalt von 66 Schreibmaschinenseiten! Beim Sehen sind dies sogar 3 333 Schreibmaschinenseiten! Nach den modernsten technischen und wissenschaftlichen Möglichkeiten würde der brillanteste Computer, den der Mensch konstruieren könnte, für die Leistung einer einzigen Sekunde unseres Gehirns mehrere Wochen benötigen und hätte dabei die Größe eines Wolkenkratzers. Die Zuverlässigkeit des Ergebnisses wäre dabei noch nicht einmal gewährleistet!

Im gesunden Körper gibt es wenig Verschleiß

Unser Körper unterliegt einer permanenten Erneuerung, er regeneriert sich ständig. Jedes einzelne unserer maßgeblichen Körpersysteme hat spezifische Zellen und eine unterschiedliche Lebenserwartung. So leben rote Blutzellen ca. 90 Tage, Leberzellen ca. 6 Monate, Hautzellen ca. 2 Wochen, die Zellen des Dünndarms sogar nur wenige Stunden. Selbst unsere Knochenzellen leben nur ein paar Wochen. In nur ca. 10 Tagen wird bereits die Hälfte aller Knochenzellen erneuert. Ihr Knochenskelett, auf dem Sie gerade sitzen, ist also keine 4 Wochen alt! Anders gesagt: Die Natur stellt uns jedes Jahr eine Neuausgabe unseres Körpers zur Verfügung!

Unser Körper passt sich immer an

Dauerhaft wirkenden Beanspruchungen passt sich unser Körper an, indem er entsprechende Verstärkungen vornimmt, sozusagen als Schutz oder prophylaktische Maßnahme für die Zukunft. Wer viel mit den Händen arbeiten muss, entwickelt Hornhaut, wer permanent seine Muskeln beansprucht, baut Muskelmasse auf. Haben Sie schon einmal überlegt, wieso ein Marathonläufer ein völlig anderes körperliches Erscheinungsbild hat als ein Gewichtheber? Das ist nichts anderes als die unterschiedliche Anpassung des Körpers an die Belastung. Wo starke Muskeln entstehen, entstehen auch starke Knochen, um die Muskelkraft übertragen zu können. Die Knochen passen sich an, indem die Dichte ihrer Zellen steigt, wodurch sie letztendlich stärker werden. Genauso passt sich die Leistungskraft des Herzens an, wenn es beispielsweise jeden Tag durch einen ausgiebigen Spaziergang gefordert wird.

Phänomenal: Innerhalb eines Jahres erneuern sich 98 Prozent der Atome aller unserer Körperzellen.

Unseren Körper einmal aus diesem Blickwinkel zu betrachten, ihn als Ganzes zu sehen und zu begreifen, ist wichtig. Es ist doch geradezu ein Witz, dass wir im perfektesten System leben, das die Natur je hervorgebracht hat, aber so gut wie nichts darüber wissen! Wir erwarten, dass unser Körper immer reibungslos und zuverlässig funktioniert, gehen aber meist nicht sonderlich bewusst, verständnisvoll und sorgsam mit ihm um.

Wie erklärt es sich sonst, dass wir unseren Körper mit Bewegungsmangel, zu wenig Schlaf und Entspannung und unaufhörlichem Stress geradezu ausbeuten, ihn mit Schadstoffen wie ungesunden Nahrungsmitteln, Nikotin, Alkohol und Medikamenten geradezu überschwemmen? Nur allzu oft gehen wir mit uns selbst respektlos, ungeduldig, ignorant und fahrlässig um! Wir erwarten permanente Höchstleistung und Zuverlässigkeit – doch dafür, dass wir dazu einen Beitrag leisten müssen, ist uns das Bewusstsein abhanden gekommen.

Erst Bewusstsein weckt Verantwortung

Erst mit Bewusstsein erwacht Verantwortungsgefühl. Unser Organismus ist dazu ausgerichtet, wenigstens für ein 90-jähriges Leben ohne Krankheit wie ein Perpetuum mobile zu funktionieren, wenn wir gewisse Regeln einhalten. Doch leider treten wir dieses geniale System oftmals geradezu mit Füßen! Sorry, aber da schützt auch Unwissenheit nicht vor Strafe! Denn eines ist klar: Wir bekommen die Quittung – in Form einer deutlichen Einbuße an Lebensqualität und einer Verkürzung der Lebenszeit! Und nach Herzinfarkt oder Schlaganfall hilft auch keine Reue mehr. Nicht mit allem Geld dieser Welt können Sie sich neue Bandscheiben, ein neues Herz, eine Lunge oder eine Leber kaufen, ganz zu schweigen von der verlorenen Zeit, die Sie mit Ihrem unbewussten Lebensstil verschenkt haben. Erst mit dem Verlust oder der Einbuße wird alles relativ, erst dann wissen wir zu schätzen, was wir so lange mit Füßen getreten haben. Dass man erst etwas verlieren muss oder zumindest kurz davor steht, bevor man den wahren Wert erkennt, ist eine zweifelhafte, wenn auch weit verbreitete menschliche Eigenheit.

Ohne Wissen keine Gesundheit

Und jetzt wird's grotesk. Fast jeder der über 6 Milliarden Menschen auf dieser Welt antwortet auf die Frage, was er sich am meisten wünscht: Gesundheit! Neben der Gesundheit steht die möglichst lange Aufrechterhaltung der Jugendlichkeit ebenfalls ganz oben auf dem Wunschzettel an das Leben. Doch wie sieht dieser Anspruch in der alltäglichen Umsetzung aus? Ignoranz, Trägheit und Fahrlässigkeit statt Wissen, Respekt und Verantwortungsbewusstsein! Das ist ungefähr so, als ob man Schachweltmeister werden will, aber leider nicht weiß, wie man die Figuren auf dem Brett zu bewegen hat. Genau hier beißt sich die Katze in den Schwanz: Jeder will möglichst gesund, leistungsfähig, jugendlich und stark sein, aber dass er dafür einen gewissen Beitrag leisten muss, ist leider nicht bekannt! Der erste Schritt, um diesen Teufelskreis zu durchbrechen, ist, sich Wissen anzueignen. Aus der viel zitierten Weisheit »Wissen ist Macht!« wird in diesem Zusammenhang: »Wissen macht Gesundheit!« Im folgenden Kapitel sind die Grundfunktionen der wichtigsten Körpersysteme in einem Crashkurs zusammengefasst. Nur wenn Sie das Wirken der einzelnen Systeme im Zusammenhang erkennen, verstehen Sie auch die schädliche Wirkung der Risikofaktoren, denen wir ausgesetzt sind, und können sich einen Lebensstil aneignen, von dem Ihre Gesundheit langfristig profitiert.

»Weise Lebensführung gelingt keinem Menschen durch Zufall: Man muss, solange man lebt, lernen, wie man leben soll!«

Seneca

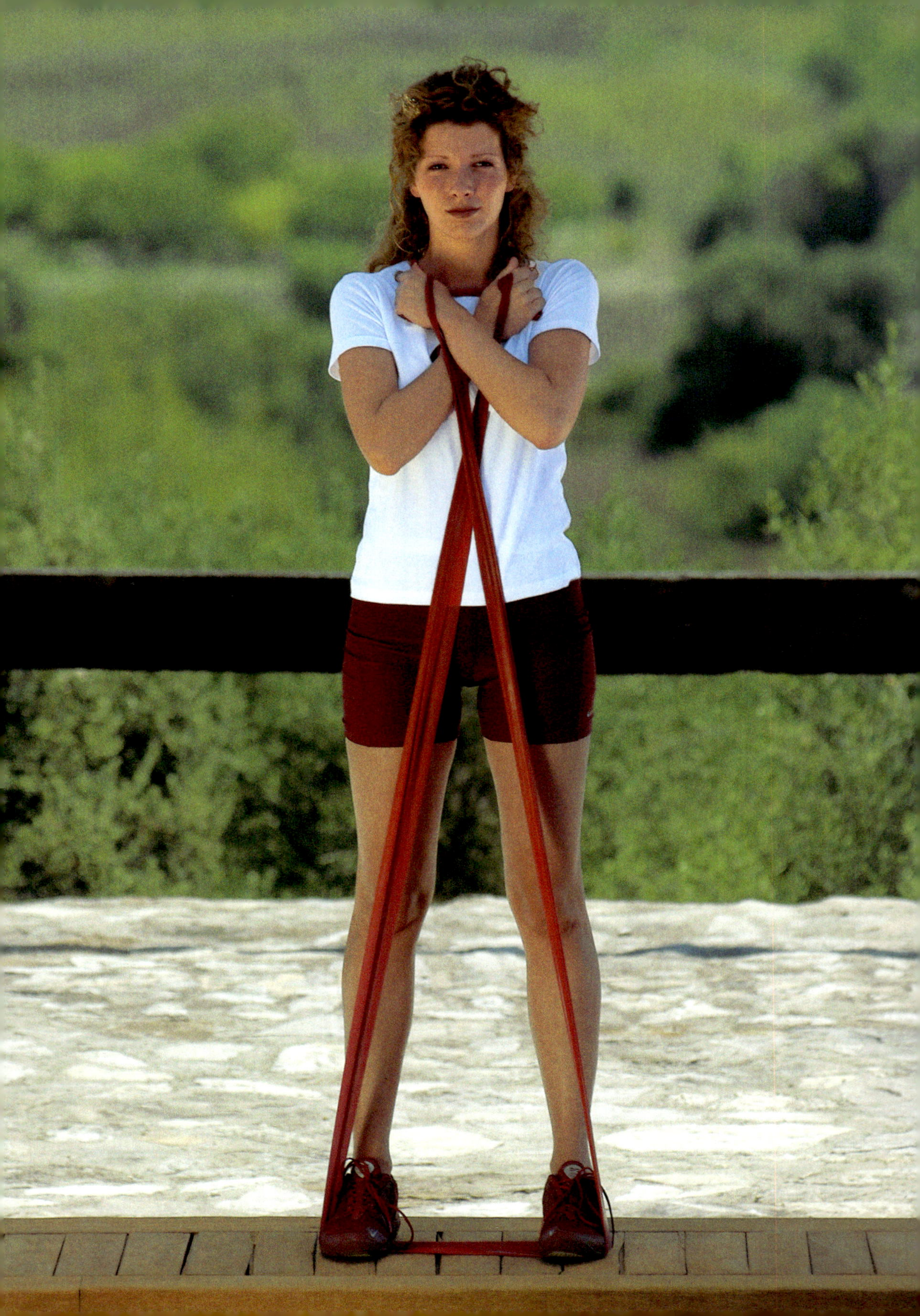

Crashkurs – so funktioniert unser Körper

Was würden Sie tun, wenn Sie das schnellste, schönste und wertvollste Rennpferd der Welt geschenkt bekämen (z.B. als Dank, weil Sie einem reichen Scheich durch einen glücklichen Umstand das Leben gerettet haben ...)? Nachdem Sie sich an die angenehme Vorstellung gewöhnt hätten, nie mehr arbeiten zu müssen, würde sich sofort der Gedanke breit machen, was Sie nun konkret mit diesem vollkommenen Geschöpf anfangen. Als Besitzer tragen Sie auch die Verantwortung! Wie bringen Sie es unter, wie füttern, pflegen und trainieren Sie es, damit es auch weiterhin unbesiegt bleibt? Sie würden sich bestimmt alles nur erdenkliche Know-how über Rennpferde aneignen. Nur die besten Futtermittel, das beste Training, der beste Jockey wären gerade gut genug. Mit Sicherheit würden sie es nicht zulassen, dass sich Ihr wertvoller Vierbeiner jeden Tag eine Schachtel Zigaretten durch die Lungen jagt, sich nur von Hamburgern und Pommes ernährt und sich jeden Abend vor dem Fernseher 3 Bier und 1 Tüte Chips reinzieht?! Sie würden bestimmt auch Sorge dafür tragen, dass er nicht von einem Termin zum anderen hetzen muss, dass er in Ruhe fressen kann und dass er nicht in einer Box schläft, in der Abgase und Lärm durch die Fensterritzen pfeifen. Auch würden Sie ihm klar machen, dass er nicht wegen jeder Kleinigkeit aus der Haut fahren, sondern lieber ruhig und gelassen bleiben soll. Zudem würden Sie es bestimmt arrangieren, dass Ihr Liebling jeden Tag genügend Auslauf bekommt, da Sie schnell erkennen, dass er geradezu durchdreht, wenn er auch nur einen einzigen Tag daran gehindert wird, seinen Bewegungsdrang auszuleben. Kurz: Ihnen wäre einfach bewusst, dass Sie gewisse Grundvoraussetzungen erfüllen müssen, damit das Leistungsniveau Ihres wertvollen Tieres – sowohl körperlich, geistig als auch seelisch – auf diesem hohen Niveau bleibt.

»In der ersten Hälfte unseres Lebens opfern wir unsere Gesundheit, um Geld zu erwerben, in der zweiten Hälfte opfern wir unser Geld, um unsere Gesundheit wiederzuerlangen. Und während dieser Zeit gehen Gesundheit und Geld von dannen.«
Voltaire

Ein Recht auf gute Behandlung

Die Frage lautet: Wie kann es sein, dass wir ein Rennpferd besser behandeln als uns selbst? Im folgenden Crashkurs begeben Sie sich auf eine Reise durch die wichtigsten Organsysteme Ihres eigenen Körpers. Nur mit ein wenig Einblick werden Sie verstehen, warum die zivilisatorischen Feinde der Gesundheit – Bewegungsmangel, Überernährung und Stress – einen so gigantischen Schaden in Ihrem Körper anrichten. Und Sie werden hoch motiviert sein, diese geniale Konstruktion so zu pflegen und zu warten, dass Krankheiten keine Chance mehr haben. Versprochen!

Das Herz – die treibende Kraft

Wie stark und gesund Ihr Herz ist, entscheiden Sie ganz allein. Regelmäßige körperliche Betätigung steigert seine Leistungskraft. Und ein bewusster Umgang mit Ernährung, Stress und Risikofaktoren sorgt dafür, dass es bis ins hohe Alter gesund bleibt.

Das Herz treibt mit seiner Schlagkraft das Blut mit dem lebenswichtigen Sauerstoff durch das Kreislaufsystem. Jeder einzelne Schlag bedeutet einen Energieschub und Leben für unseren Organismus. Unsere Gesundheit und unsere Lebenserwartung hängen davon ab, ob die Kraft unseres Herzens eher einem VW-Käfer- oder einem Porsche-Motor entspricht. Das Erfreuliche dabei ist: Sie selbst bestimmen die PS-Zahl Ihres Herzens!

Sie allein bestimmen die Leistungsfähigkeit Ihres Herzens

Das Herz ist ein Muskel, der – wie jeder andere Muskel auch – auf Beanspruchung mit Wachstum und Leistungssteigerung reagiert. Was das heißt? Durch ein entsprechendes, sehr einfach umzusetzendes körperliches Training haben Sie es selbst in der Hand, wie stark (oder schwach) die Leistungskraft Ihres Herzens ist.

Dieses grundlegende biologische Prinzip, das heute in der Sportmedizin als das Prinzip der funktionalen Anpassung bezeichnet wird und für alle körperlichen Systeme gilt, wurde bereits vor mehr als 2000 Jahren von dem

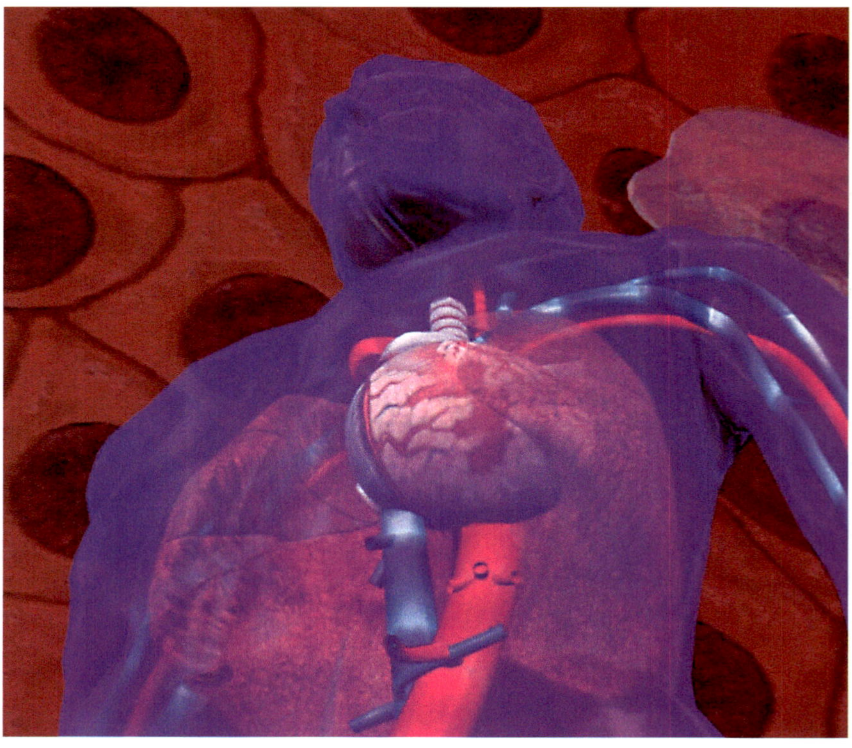

griechischen Arzt und Philosophen Hippokrates in dem zeitlos gültigen Satz zusammengefasst: »Was belastet wird, verstärkt sich, was nicht belastet wird, verkümmert!« In der Praxis heißt das: Beanspruchen wir einen Muskel, so wächst er und wird kräftiger, tun wir das nicht, so verkümmert er. Gerade für unser Herz gilt dieser Grundsatz im Besonderen. Warum? Weil das Herz der einzige Muskel in unserem Körper ist, der von der ersten bis zur letzten Sekunde unseres Lebens ununterbrochen im Einsatz ist. Und jetzt kommt's: Durch Ihren Lebensstil beeinflussen Sie Leistungskraft und Lebenserwartung Ihres Herzens in einem ganz erheblichen Maß! Die Natur hat Ihr Herz so genial konstruiert, dass es bei gewissenhafter Wartung problemlos 100 Jahre alt werden kann. Wenn Sie ein paar einfache Regeln befolgen, verlassen Sie diese Erde mit einem voll funktionsfähigen Herzen.
Im Umkehrschluss bedeutet das: (Angeblich) altersbedingte Herzschwäche, neuzeitliche Phänomene wie Herzmuskelschwäche, Verkalkung der Herzkranzgefäße oder gar Herzinfarkt lassen sich durch ein gutes Trainingsniveau Ihres Herzmuskels nahezu völlig vermeiden.
Jetzt möchten Sie natürlich wissen, wie Sie Ihr Herz in einen solchen Zustand versetzen können, dass es spielend 100 Jahre alt wird. Sie werden gleich sehen: Es ist einfacher, als man denkt!

Egal ob Muskeln, Knochen, Lunge, Gefäße oder Herz: Körpersysteme, die nicht beansprucht werden, verlieren an Leistungskraft.

Trainierbar und anpassungsfähig

Zuerst müssen Sie wissen, dass Ihr Herz ein ganz besonderer Muskel ist. Es ist der einzige Muskel Ihres Körpers, der innen hohl ist. Ballen Sie Ihre Hand zur Faust, um Aufbau und Funktionsweise Ihres Herzens auf die Spur zu kommen. Die Größe Ihrer Faust entspricht tatsächlich ungefähr der realen Größe Ihres Herzens. Stellen Sie sich nun vor, es wäre ein kleines Plastikbeutelchen in Ihre Faust eingenäht, das sich mit jedem Mal beim Öffnen Ihrer Faust auffaltet und sich wieder zusammenzieht, wenn Sie Ihre Hand wieder schließen. Stellen Sie sich weiter vor, dass jedes Mal, wenn das Plastikbeutelchen aufgefaltet ist, eine bestimmte Menge Flüssigkeit einfließt, die mit dem anschließenden schlagartigen Zusammenpressen der Hand zur Faust sofort wieder explosionsartig hinausgepresst wird. Ihr Herz funktioniert genau nach diesem Schema: Der hohle Herzmuskel öffnet sich – Blut strömt ein –, der Herzmuskel zieht sich auf einen Schlag zusammen und schießt das Blut in den Kreislauf.
Das Herz ist eine Pumpe – nicht mehr und nicht weniger! Diese Pumpe arbeitet nach einem ganz bestimmten Takt, der auch als Herzrhythmus bezeichnet wird. Liegen Sie faul auf der Couch, so liegt die Taktzahl Ihrer Pumpe bei ca. 60 Schlägen pro Minute, hetzen Sie hingegen an der Haltestelle einem gerade abfahrenden Bus hinterher, so kann diese Schlagzahl abrupt

auf bis zu 160 in der Minute hochschnellen. Schon die Tatsache, dass sich diese »Pumpe« unmittelbar und automatisch unterschiedlichen Belastungen anpasst, zeichnet die Genialität Ihres Herzens aus. Neben der Erhöhung der Schlagzahl ist das Wachstum und die damit verbundene Zunahme der Pumpkraft die zweite Möglichkeit zur Leistungssteigerung. Folglich sind immer 2 Faktoren für die Power Ihres Herzens ausschlaggebend: Schlagzahl und Schlagkraft!

Das Kraftpotenzial, das bei jedem einzelnen Schlag freigesetzt wird, ist gigantisch: Unter freiem Himmel würde ein einziger Schlag eine Fontäne von über 10 Meter Höhe verursachen! Diese von der Schlagkraft Ihres Herzens ausgelöste (Blut-)Fontäne schießt als so genannte Druckwelle in Ihre Gefäße, genauer gesagt in die Halsschlagader. Tasten Sie mit Zeige- und Mittelfinger einmal zwischen Kehlkopf und Ihrem von Ihnen aus gesehen linken Halsmuskel, und Sie können die bei jedem einzelnen Schlag frei werdende Leistungskraft Ihres Herzens spüren: Genau dies ist die Druckwelle, die diese 10 Meter hohe Fontäne verursachen würde! Durch das Zählen der Taktzahl der Schläge pro Minute ermitteln Sie den Puls, einen unmittelbaren Indikator für die Leistungskraft Ihres Herzens.

Skelettmuskeln werden durch einen Nerv aktiviert. Herzmuskelzellen jedoch erzeugen ihre eigenen elektrischen Impulse und bilden somit ein völlig unabhängiges System.

Und nun ein Rechenexempel: Gehen wir davon aus, dass das Herz eines Erwachsenen in Ruhe im Durchschnitt 60-mal pro Minute schlägt. Nach Adam Riese macht das 3 600 Schläge pro Stunde (60 Schläge und 60 Minuten). 3 600 Schläge in der Stunde machen in 24 Stunden 86 400 (!) Schläge. Allein in einer einzigen Woche macht das beeindruckende 604 800 Schläge. In 1 Jahr schlägt Ihr Herz ca. 31 Millionen Mal. Rechnen Sie nun einmal aus, wie oft Ihr Herz schlägt, wenn Sie 80 Jahre alt werden! Spätestens jetzt sollte Ihnen klar werden, welch ein Wunderwerk da in Ihrer Brust schlägt, und Sie sollten sich fragen, was Sie heute dafür tun können, damit Ihre Pumpe möglichst lang funktionsfähig bleibt. Wie die perfekte Bedienungsanleitung und Wartung aussehen – lesen Sie im folgenden Absatz.

Fakten rund ums Herz

- Gesundheitszustand, Leistungsfähigkeit und Vitalität hängen von der Leistungskraft des Herzens ab.
- Das Herz ist von Natur aus so konstruiert, dass es 100 Jahre alt werden kann.
- Das Herz ist ein Muskel, der durch gezieltes Training mit einer Zunahme von Leistungskraft antwortet.
- Ein gut trainiertes Herz spart Schläge ein – eingesparte Schläge bedeuten verringerten Abnutzungsverlust und eine entsprechend höhere Lebenserwartung.
- Eine hohe Leistungskraft des Herzens verzögert Alterungsprozesse im Körper.

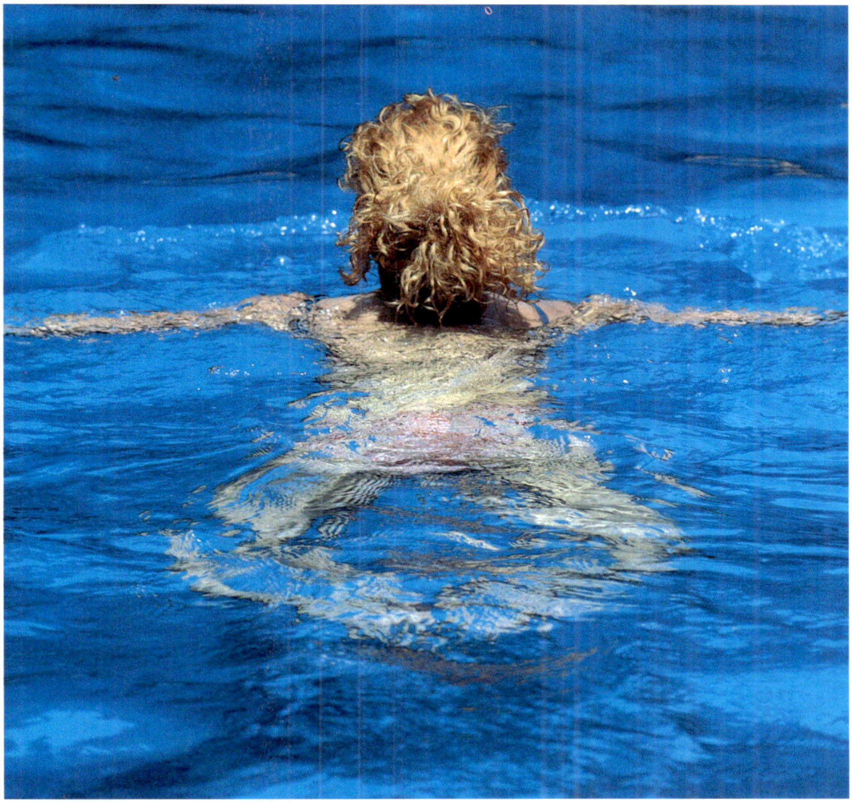

Regelmäßiges sanftes Ausdauertraining bewirkt, dass das Herz weniger Schläge benötigt, um den Körper mit Blut zu versorgen.

Bedienungsanleitung für eine lange Lebensdauer

Da Sie Ihr Herz ja bekanntlich nicht in Urlaub schicken können, haben Sie eine alternative, exzellente Möglichkeit, ihm wirklich etwas Gutes zu tun. Sie können ihm die Arbeit erleichtern, indem Sie dafür sorgen, dass es weniger oft schlagen muss. Mit der richtigen Strategie können Sie bis zu 30 000 (!) Schläge pro Tag einsparen! Durch ein entsprechendes, sehr leicht umsetzbares körperliches Trainingsprogramm können Sie sowohl die Kraft steigern als auch den Füllungsraum vergrößern und so 2 Fliegen mit 1 Klappe schlagen! Die Erfolgsformel heißt: mehr Blut mit weniger Schlägen!

Und so funktioniert's: Sie machen sich einfach das angesprochene Naturgesetz zunutze, das besagt, dass ein Muskel auf körperliche Belastung mit Leistungssteigerung reagiert, und entwickeln auf dieser Basis eine entsprechende Strategie. Diese lautet schlicht und einfach: regelmäßiges sportliches Training! Durch sanftes Ausdauertraining können Sie nicht nur die Leistungsfähigkeit Ihres Herzens bis ins hohe Alter aufrechterhalten, sondern auch Ihre geistige, seelische und körperliche Frische konservieren. Dass die

Strategie dafür kinderleicht und für jedermann praktikabel ist, in jedem Alter funktioniert und an jedem Ort durchführbar ist, werden Sie im Kapitel »Körperliches Training« ab Seite 105 erfahren. Das folgende Rechenbeispiel soll Ihnen lediglich die Effizienz und den Nutzen für die einfachste, zuverlässigste und billigste aller Lebensversicherungen vor Augen führen.

Im Normalfall passen in den Hohlmuskel eines körperlich Untrainierten ca. 120 Milliliter Blut. Bei 60 Schlägen pro Minute in Ruhe treibt das Herz dabei Minute für Minute ca. 6 Liter in den Kreislauf. Mit diesen 6 Litern wird der Bedarf des Organismus im Ruhezustand gedeckt. Anders sieht es aus, wenn Sie sich bewegen. Sie wissen noch, dass Ihr Herz automatisch schneller schlägt, wenn Sie z. B. dem Bus hinterherhetzen. Ausgehend von einer Schlagzahl von ca. 160 pro Minute bei Belastung ergibt sich aus diesen 160 Schlägen bei einem Fassungsvermögen von 100 Millilitern eine Pumpmenge von ca. 16 Litern, die dem Körper zur Verfügung gestellt wird. Also ca. 16 Liter bei Bewegung statt ca. 6 Liter in Ruhe. Diese 16 Liter »Energie« benötigt der Körper für seine Arbeit, genauso wie der Motor Ihres Autos mehr Kraftstoff benötigt, je stärker Sie beschleunigen.

Das Herz eines Menschen, der 80 Jahre alt wird, hat bis dahin etwa 3 Milliarden Mal geschlagen.

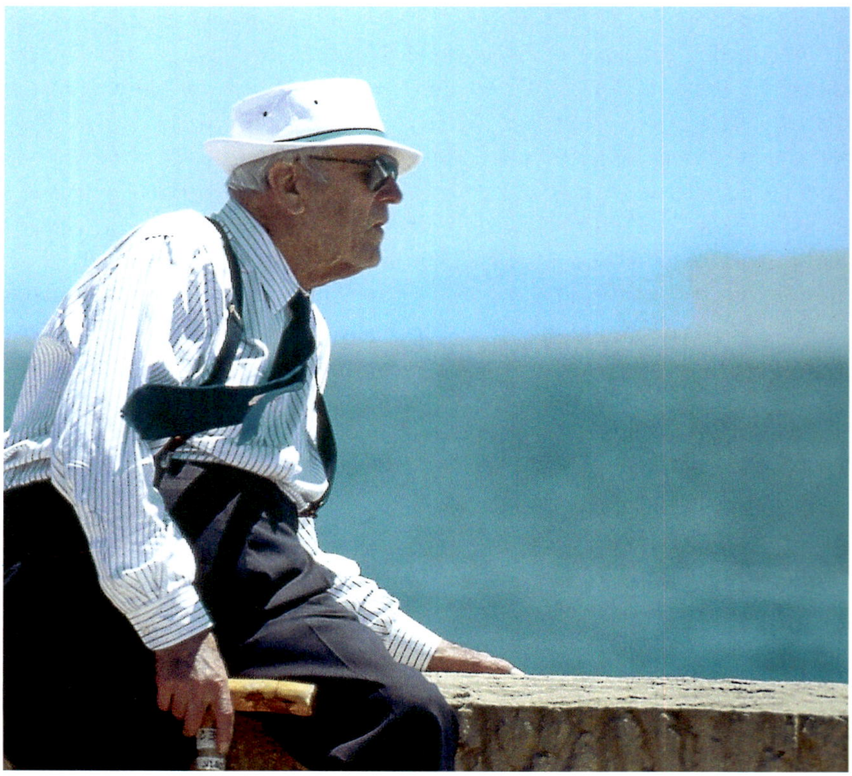

Generell gilt: Je mehr Blut dem Körper zur Verfügung steht, desto besser und ökonomischer kann er arbeiten. Eine simple Formel könnte lauten: Sie sind so gesund wie die Blutversorgung Ihres Körpers!

Ausdauertraining – Energiesparprogramm für Ihr Herz

Und jetzt kommt der Knackpunkt: Durch regelmäßiges Ausdauertraining (z. B. Walken, Joggen, Radfahren) können Sie Ihren Herzmuskel innerhalb weniger Monate so trainieren, dass Sie problemlos 10 000 Schläge pro Tag einsparen – langfristig sind sogar Einsparungsmöglichkeiten bis zu 30 000 Schläge pro Tag kein unrealistisches Unterfangen! Ein gut trainiertes Herz bewältigt die Arbeit von 3 Jahren mit der gleichen Anzahl von Schlägen, mit der ein untrainiertes Herz lediglich 2 Jahre auskommt. Durch systematisches Training können Sie Ihr Herz in solch einen Leistungszustand versetzen, dass es auch im hohen Alter noch eine beachtliche Schlagkraft besitzt. Tun Sie das nicht, müssen Sie sich nicht wundern, wenn Sie frühzeitig zum alten Eisen gehören. Es liegt an Ihnen! Die Ursache für diese geradezu unglaubliche Botschaft ist die geniale Anpassungsfähigkeit des leistungsfähigsten aller Muskeln. Das regelmäßige Ausdauertraining sorgt dafür, dass der Muskel wächst und so seinen Füllungsraum zunehmend vergrößert, wodurch mit jedem einzelnen Schlag eine größere Menge Blut in den Kreislauf getrieben wird. Die Folge: Das Herz muss für den Bedarf des Körpers weniger oft schlagen – es spart Minute für Minute Schläge ein, ähnlich wie ein 7,5-Tonner für den Transport einer bestimmten Menge weniger oft fahren muss wie als 4-Tonner. Der Trainingszustand beruht auf Ihrem Ruhepuls, und der wiederum gibt Auskunft über den Leistungszustand Ihres Herzens. So einfach ist das! Hier liegt die Begründung, wieso Hochleistungssportler teilweise einen Ruhepuls von unter 45 haben, das Herz eines Sportmuffels nicht selten bis zu 80-mal für die gleiche Leistung schlagen muss. Merken Sie sich: Ihre Pulszahl ist ein Indikator für Ihre Lebenserwartung. Mit einer Pulsdifferenz von lediglich 10 Schlägen sparen Sie pro Tag 14 400 Schläge ein!

Eine Pulsdifferenz von lediglich 10 Schlägen pro Minute spart in 24 Stunden 14 400 Herzschläge ein.

Das schadet Ihrem Herzen

- **Bewegungsmangel**, da Ihr Herzmuskel dadurch im Lauf der Zeit schwächer wird und sich schneller abnutzt.
- **Übergewicht**, da das Herz mit seiner Kraft mehr Körpermasse versorgen muss (teilweise sogar das Doppelte).
- **Stress**, da das Stresshormon Adrenalin dafür sorgt, dass das Herz permanent zu schnell und gegen erhöhten Druck in den Gefäßen schlagen muss.
- **Ungesunde Ernährung**, da ein Zuviel an Fett die Herzkranzgefäße verstopfen kann (Vorstufe des Herzinfarkts).
- **Alkohol und Nikotin**, da diese Genussmittel das Herz und die Gefäße direkt schädigen.

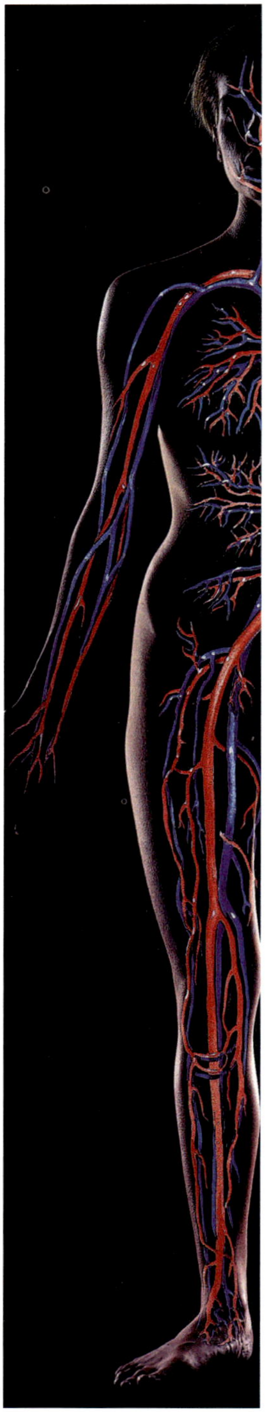

Das Gefäßsystem – Straßennetz durch den Körper

Qualitätszustand und Leistungsfähigkeit unserer Blutgefäße sind ein maßgeblicher Faktor für Gesundheit, Lebensqualität und Lebenserwartung. Durch unseren Lebensstil können wir zu einem erheblichen Teil dazu beitragen, die Beschaffenheit und Effizienz dieses Versorgungssystems möglichst lange aufrechtzuerhalten.

Zusammen mit dem Herzen bilden die Gefäße das Herz-Kreislauf-System, ein Leitungs- und Transportsystem mit der unvorstellbaren Gesamtlänge von bis zu 140 000 Kilometern! Insgesamt bilden die Blutgefäße – von der dicken, direkt vom Herzen wegführenden Aorta bis hin zu den feinsten, millimeterdünnen Verästelungen der Haargefäße – eine Gesamtoberfläche von 300 bis 500 Quadratmetern! Anders gesagt: Ihr Organismus ist von einem Kanalsystem von Gefäßen mit verschiedensten Größen und Durchmessern durchzogen, das zusammengerechnet eine Gesamtoberfläche von 300 bis 500 Quadratmetern ergibt. Dort findet ein permanenter Sauerstoffaustausch mit den Zellen statt.

Das Herz pumpt mit jedem Schlag aufs Neue die aus den Lungen kommenden und mit frischem Sauerstoff betankten Blutkörperchen bis in die entferntesten Regionen des Körpers, wo sie schon hungrig von den einzelnen Zellen erwartet werden. Die Zellen nehmen den angelieferten Sauerstoff auf und geben dabei gleichzeitig Abfallprodukte (Kohlendioxid) zurück – so als würde man dem Pizzaboten, der eine frische Pizza liefert, die Verpackung vom Vortag gleich mitgeben.

Mal eng, mal weit – ganz nach Bedarf

Ein Blutgefäß kann man sich prinzipiell vorstellen wie einen Gartenschlauch. Zwar unterscheiden sich die Gefäße im Durchmesser und in der Dicke der Wand – die dicksten haben einen Querschnitt von bis zu 1,5 Zentimetern (Halsschlagader), die dünnsten sind gerade einmal so fein wie ein Haar (Haargefäße) –, sind aber im Aufbau absolut identisch. Sie bestehen aus einer 3-schichtigen, sehr elastischen Wand, wobei der inneren und der äußeren eine wichtige Rolle für die Funktionsfähigkeit zukommt. Die Innenwand, die den direkten Kontakt zum Blut hat, ist spiegelglatt. Diese Glätte bildet die Voraussetzung dafür, dass der Lebenssaft ungehindert und reibungslos fließen kann. Die äußere Wand des Gefäßes besteht aus einer Muskelschicht. Durch diese wird das Blutgefäß anpassungsfähig – es kann durch Zusammenziehen und Erschlaffen dieser Muskelschicht seinen Durchmesser flexibel und je nach Bedarf verändern. Wenn Sie joggen, benötigen Ihre Beine logischerweise mehr Energie, als wenn Sie auf der Couch liegen. Dieser erhöhte

Energiebedarf wird geregelt, indem die Blutgefäße der Beinmuskulatur sich unmittelbar mit Beginn des Laufens durch das Erschlaffen der elastischen Muskelschicht erweitern – es kann mehr Blut einströmen. Mit diesem genialen Weit- und Engstellungsmechanismus der Gefäße regelt der Körper seine Blutversorgung entsprechend seinem gegenwärtigen Bedarf. Unsere konstante Blutmenge von ca. 5 bis 6 Litern wird nach diesem Schema also immer nach Bedarf umverteilt. Eine zentrale Rolle für diese Umverteilung spielt der Blutdruck, der für die Weit- und Engstellung der Gefäße verantwortlich ist.

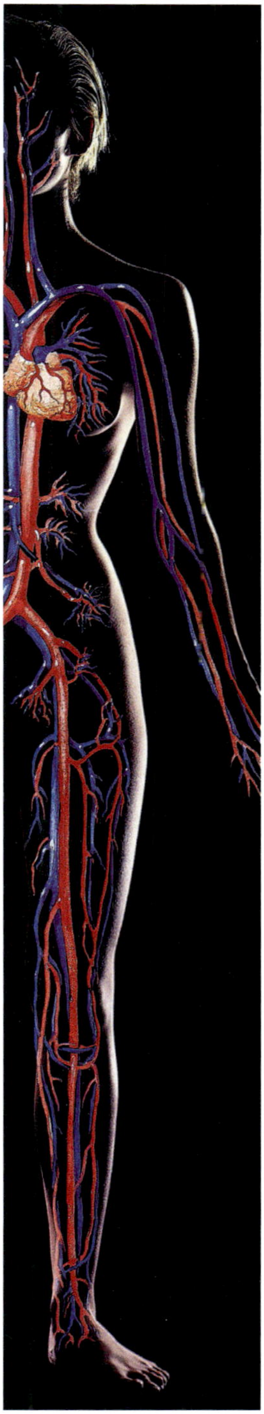

Gefäße brauchen Bewegung

Jetzt können Sie nachvollziehen, welche Folgen es hat, wenn die Elastizität der Blutgefäße nachlässt. Dann sind die Bewegungsfähigkeit und der Bewegungsspielraum für diese eben beschriebene Anpassungsfähigkeit nicht mehr gegeben. Warum aber kann denn die Elastizität nachlassen? Sehr einfach: Weil Sie sich zu wenig bewegen. Erinnern Sie sich an das eben erwähnte Zitat von Hippokrates: »Was nicht genutzt wird, verkümmert!«? Dies gilt für alle Körpersysteme, einschließlich des Kreislaufsystems. Bedenken Sie: Die Gefäßwände bestehen auch aus Muskeln, selbst wenn diese mit bloßem Auge nicht zu sehen sind. Durch ein aufgrund von zu wenig Bewegung starr und unbeweglich gewordenes Gefäß kann nicht mehr so viel Blut fließen, weil der Durchmesser geringer ist. Die Konsequenz: Eine Unterversorgung des entsprechenden Gebiets mit Sauerstoff – und somit eine deutliche Reduzierung seiner Leistungsfähigkeit! Ergo: Steuern Sie durch regelmäßige körperliche Bewegung wie Radfahren, Schwimmen, Wandern, Joggen dagegen, und betreiben Sie so gezieltes Muskeltraining für Ihre Gefäße! Je besser der Trainingszustand Ihrer Gefäßmuskulatur, desto größer die Elastizität der Gefäßwände. Ihr Gefäßsystem ist nur dann in Topform, wenn Sie selbst auch in Topform sind. Doch der Verlust der natürlichen Elastizität ist nicht der einzige Schaden, den Ihr phänomenales Transportsystem nehmen kann. Die zweite schleichende Gefahr trägt einen Namen, der weit ungefährlicher klingt, als er in Wirklichkeit ist: Arteriosklerose oder, wie der Volksmund so schön sagt, Verkalkung – ein Vorbote vieler anderer Zivilisationskrankheiten und Todesursache Nummer 1 in den westlichen Industrienationen. Die Entstehungsgeschichte ist schnell beschrieben, denn es handelt sich um den Verlust der eingangs beschriebenen Glätte der Innenwand des Gefäßes. »Wie kann denn so was passieren?«, werden Sie jetzt fragen. Ganz einfach: Indem Sie sich zu wenig bewegen, sich gleichzeitig noch ungesund ernähren und unter Stress stehen. So lassen Sie zu, dass unentwegt Abfallprodukte im Blut umherschwimmen, die dort nichts verloren haben, wie zu viel aufgenommene Nahrungsfette, Cholesterin, Zucker, Alkohol oder Medikamentenrückstände.

Aus diesen schwimmenden Müllhalden bilden sich im Lauf der Zeit Ablagerungen, die sich an den Gefäßwänden festsetzen und eine solche Größe erreichen können, dass sie weit in die Gefäße hineinragen. Gewissermaßen befinden sich also ständig wachsende Baustellen in Ihrem Transportsystem. Bis zu 70 Prozent der Durchlässigkeit Ihrer Gefäße können so verloren gehen! Im Volksmund heißt es dann so lapidar: Durchblutungsstörungen. Tatsächlich aber werden ganze Bereiche des Organismus von der Blutversorgung abgeschnitten.

Schlechte Durchblutung macht schlapp

Weil weniger Blut durch die Gefäße fließt, gelangt auch deutlich weniger Sauerstoff als erforderlich in die Zellen, nach dem Motto: »Zum Überleben reicht's, aber nicht für Topleistungen!« Aufgrund von Durchblutungsstörungen müssen Gehirn und Muskeln oft mit weniger als 30 Prozent des zur optimalen Gesunderhaltung erforderlichen Sauerstoffs auskommen. So verwundert es nicht, dass Menschen mit Durchblutungsstörungen körperlich und auch geistig kaum noch leistungsfähig, dafür antriebslos, unkonzentriert, müde und passiv sind. Ihre Zellen bekommen einfach nicht mehr genügend Treibstoff! Weil dies ein schleichender Prozess ist, wird verständlich, dass viele Menschen diese in sich tickende Zeitbombe leicht unterschätzen. Irgendwann ist es nur noch eine Frage der Zeit, bis die gefährlichen Ablagerungen vom Blutstrom mitgerissen werden – und dann herrscht akute Lebensgefahr! Je nachdem, wohin diese losgerissenen Ablagerungen gespült werden, verstopfen sie dort die kleinsten Gefäße. Es kommt zu einer schlagartigen Unterbrechung der Sauerstoffzufuhr. Wie das dann heißt? Lungenembolie, Schlaganfall, Gehirnschlag, Herzinfarkt!

Nicht nur die Muskeln Ihres Bewegungsapparats brauchen Training, um fit und stark zu sein. Auch Ihre Gefäßmuskulatur benötigt körperliche Betätigung, um lange elastisch und kräftig zu bleiben. Und Ihre Lebenserwartung ist direkt abhängig vom Qualitätszustand Ihrer Gefäße.

Diese Elastizität möglichst lange aufrechtzuerhalten sowie die Glätte der Gefäßinnenwände lange zu konservieren – das sind die 2 entscheidenden Faktoren für Ihre Gesundheit. Beides Voraussetzungen, die Sie sehr gut beeinflussen können! In übertragenem Sinn kann man durchaus sagen: »Sie sind so jung wie Ihre Gefäße!«

Fakten rund um das Gefäßsystem

- Die Blutgefäße sorgen für eine reibungslose Versorgung aller Organe und Zellen mit Blut.
- Die Elastizität und die Aufrechterhaltung der Glätte der Innenwände stellen einen Gesundheitsgarant dar.
- Durch regelmäßige körperliche Bewegung bleiben Ihre Blutgefäße bis ins hohe Alter in einem optimalen Zustand.

Was Ihren Gefäßen schadet

- **Bewegungsmangel**, da Gefäßqualität und Funktionsfähigkeit nachlassen, wenn sie nicht regelmäßig gefordert werden.
- **Überernährung**, da permanent zu viel Bluttfette und Blutzucker im Blut »treiben«, die leicht an den Gefäßwänden kleben bleiben und zu Ablagerungen und Verengungen (Arteriosklerose) führen.
- **Stress**, da das Stresshormon Adrenalin die Blutgefäße ständig eng stellt, wodurch die Elastizität beeinträchtigt und die Wandbeschaffenheit beschädigt wird.
- **Rauchen**, da Nikotin ein Gefäßgift ist.

Arteriosklerose – Schattenseite des Wohlstands

Arteriosklerose ist die Wohlstandserkrankung schlechthin – sie ist oft die späte Quittung des Körpers für den rücksichtslosen Umgang mit ihm. Warum? Weil ein ganzes Konsortium an Risikofaktoren an der Entstehung der Arteriosklerose beteiligt ist: Bewegungsmangel, Übergewicht, Stress, Diabetes, zu viel Alkohol und Nikotin sind die wichtigsten Wegbereiter – neben der Überernährung. Es gibt auch eine genetische Veranlagung, aber auch hier gilt: Es ist der Umgang mit den Risikofaktoren, die den Ausbruch bewirken. Alarmierend ist, dass Arteriosklerose in Wohlstandsländern mittlerweile bereits im Jugendalter beginnt, da Kinder heutzutage gewissermaßen direkt in die Fehlernährung und den Bewegungsmangel hineingeboren werden. Von einem Rückgang dieser Volksbedrohung kann also nicht die Rede sein, im Gegenteil.

Bewegungsmangel, Überernährung, Stress, Alkohol und Nikotin verursachen Arteriosklerose. Deren mögliche Folge: Schlaganfall, Embolie, Herzinfarkt.

Fatal ist, dass sich die einzelnen Risikofaktoren nicht addieren, sondern sich potenzieren. Dr. Pape, Dr. Schwarz und Helmut Gillessen belegen in ihrem Buch »Gesund, vital, schlank«, dass z. B. Rauchen das Arterioskleroserisiko um das 7- bis 8-fache steigert oder dass bei übergewichtigen Diabetikern die Entstehung der Gefäßverkalkung mit der 5-fachen Geschwindigkeit abläuft.

Verursacht wird Arteriosklerose dadurch, dass die Gefäßinnenwände über Jahre hinweg durch Risikofaktoren geschädigt werden – sie werden starr, unbeweglich und brüchig. Außerdem wird ihre Glätte verletzt, indem sich kleine Risse und Kerben bilden. Dort docken weiße Blutkörperchen an, die diese Verletzungen beheben wollen. Aber: Genau an diesen Stellen können auch unverbrannte Fette (Cholesterin), Kalk und andere im Blut umhertreibende Stoffe andocken (arteriosklerotische Plaques). Diese wachsen im Lauf der Zeit so stark an, dass sie den Durchmesser des betroffenen Gefäßes extrem verengen, was 2 Probleme nach sich zieht: Durchblutungsstörungen und die Gefahr, dass die Plaques von der Strömung mitgerissen werden und an irgendeiner anderen Stelle des Leitungssystems ein kleines Gefäß verstopfen – dann herrscht Lebensgefahr!

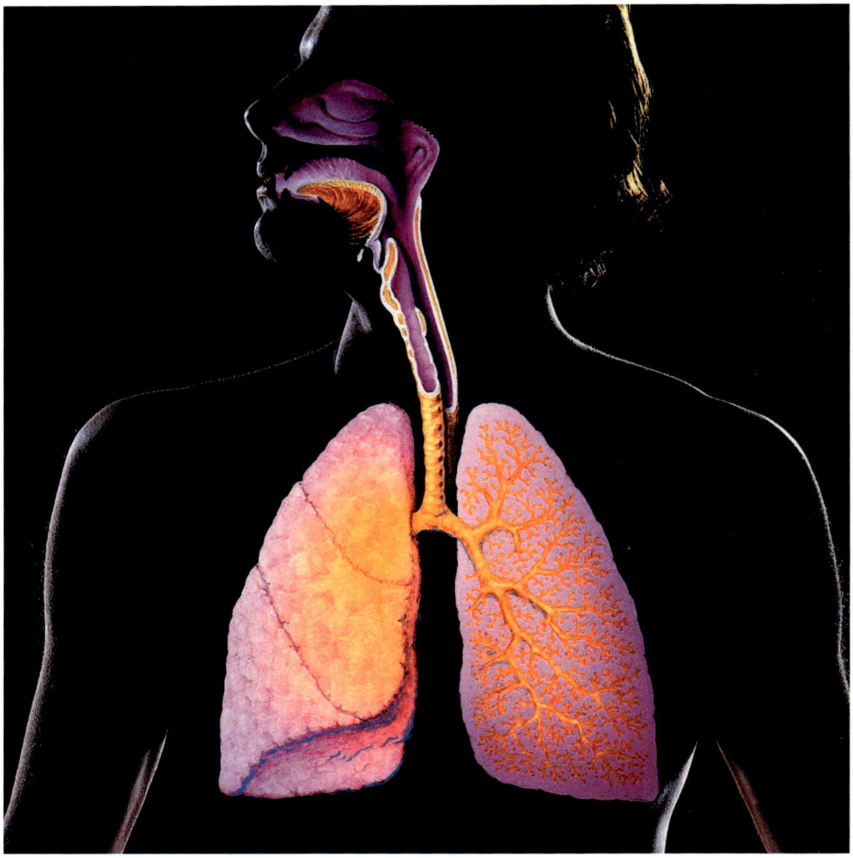

»Wenn du am Morgen erwachst, denke daran, was für ein köstlicher Schatz es ist, zu leben, zu atmen und sich freuen zu können.«
Marc Aurel

Die Lunge – Tankstelle für Sauerstoff

Sauerstoff ist das Elixier, das unseren Körper antreibt – eine nur 2-minütige Unterbrechung der Sauerstoffzufuhr würde unmittelbar zum Tod führen. Ohne Sauerstoff existiert kein Leben! Er ist der Zaubertrank, den jede Zelle benötigt. Erst mit der Energie, die bei der Verbrennung von Nährstoffen unter Beteiligung von Sauerstoff frei wird, kann jede Zelle ihre von der Natur vorgesehene Aufgabe erfüllen. Anders gesagt: Ohne Sauerstoff kann keine Körperzelle ihre Arbeit verrichten. Eine Gehirnzelle kann nur dann denken, eine Magenzelle nur dann verdauen, eine Muskelzelle sich nur dann bewegen, wenn ausreichend Sauerstoff zur Verfügung steht. Die Leistungsfähigkeit steigt, je mehr Sauerstoff in die Zelle gelangt – Sauerstoff bringt Ihr Leben auf Touren! Die Lunge besteht aus ca. 300 bis 400 Millionen Lungenbläschen, die verantwortlich für die Sauerstoffaufnahme aus der eingeatmeten Luft sind.

Aufgeschnitten, aufgeklappt und aneinander gereiht würden alle Lungenbläschen zusammen die Fläche eines Fußballfelds ergeben. Über diese gewaltige Oberfläche atmen wir im Durchschnitt an nur einem einzigen Tag ca. 10 000 Liter Außenluft ein!

Ein ausgeklügeltes Sauerstoff-Austauschsystem

Die Wände der einzelnen Lungenbläschen kann man sich vorstellen wie Seifenblasen. Sie sind hauchdünn und von haarfeinen Blutgefäßen umsponnen, die sich wie die Saugnäpfe von Krakenarmen um jedes Einzelne dieser Bläschen legen. Exakt an diesen Berührungsflächen von Bläschenwand und Blutgefäß erfolgt der Übertritt des eingeatmeten Sauerstoffs ins Blut. Über den Weg dieser feinsten Blutgefäße kommen die roten Blutkörperchen, quasi als Tankwagen, angefahren, halten für ca. 1 Drittelsekunde an und werden mit Sauerstoff betankt, ähnlich wie ein Ferrari bei einem Boxenstopp in der Formel 1. Gleichzeitig laden die roten Blutkörperchen die bei der Verbrennung in den Zellen entstandenen Abfallprodukte (Kohlendioxid) ab, die man sich wie die übrig bleibende Asche eines erloschenen Lagerfeuers vorstellen kann. Unser Atemzentrum funktioniert dabei wie ein chemisches Messinstrument: Registriert es zu wenig Sauerstoff im Blut, gibt es der Lunge den sofortigen Befehl einzuatmen. Dadurch wird auch verständlich, wieso wir bei sportlicher Betätigung sofort schneller und tiefer atmen. Bei körperlicher Belastung benötigt der Organismus mehr Sauerstoff zur Energiegewinnung – den holt er sich, indem er schneller und tiefer tankt! Ein geniales System, vor allem wenn man bedenkt, dass es selbstständig, unbewusst und ununterbrochen arbeitet.

»Wie können wir dazu beitragen, unserem Körper mehr Sauerstoff zuzuführen?«, lautet die Gretchenfrage. Ganz einfach: Indem wir uns bewegen! Denn auch die Muskulatur unserer unermüdlichen Drucksaugpumpe ist trainierbar. So schafft es z. B. ein trainierter Schwimmer, bis zu 100 Liter Sauerstoff pro Minute einzuatmen, während ein untrainierter Schreibtischtäter nicht mal genügend Luft tanken kann, um die Treppen zum dritten

Bei den alten Griechen, Indern und Chinesen galt die Atemlehre lange als Geheimwissenschaft, die Körper, Geist und Seele verbindet.

Fakten rund um die Lunge

- Gesundheit und Leistungsfähigkeit des Körpers sind abhängig von der Menge des eingeatmeten Sauerstoffs.
- Die Sauerstoffaufnahmefähigkeit der Lungen lässt sich durch sportliches Training deutlich steigern.
- Bewusst tiefes Ein- und Ausatmen (Bauchatmung) entspannt, erfrischt und regeneriert Körper und Geist.

Stock seines Büros zurückzulegen, ohne dass ihm dabei im wahrsten Sinne des Wortes die Luft ausgeht. Wenn wir uns regelmäßig sportlich betätigen, trainieren wir eine tiefere Atmung und nehmen dadurch ein Vielfaches an Sauerstoff auf. So stellen wir unserem gesamten Organismus ausreichend von dem kostenlosen Lebenselixier zur Verfügung. Die Folge? Nicht nur, dass Sie nicht mehr so leicht aus der Puste kommen, wenn Sie schnell eine Treppe hochgehen, Sie atmen auch in Ruhe mehr Sauerstoff ein. Mehr Sauerstoff bei Belastung und in Ruhe – wenn das kein Geschäft ist!

Atemtherapie kann das körperliche und seelische Gesamtbefinden verbessern und Störungen ausgleichen.

Hört sich alles logisch und erfreulich an, doch müssen Sie sich im Klaren darüber sein, dass im Alltag eine Reihe von Feinden lauern, die Ihnen tatsächlich vorgaukeln wollen, sie würden Ihnen das Leben erleichtern. Nehmen wir nur mal Aufzug, Auto oder Schreibtischsessel: Sie sind nun mal bequemer als Treppensteigen, Fußmarsch oder Holzhacken. Kurz: Die modernen Lebensbedingungen hindern Sie nur allzu gern daran, Ihre Lungen zu trainieren! Sie müssen sich dieser permanenten Bedrohung stellen und wissen, dass nur Sie allein dafür Verantwortung tragen, wie viel Sauerstoff in Ihren Lungen getankt werden kann. Der Preis, den Sie für ein Mehr an Sauerstoff zu entrichten haben, lautet: körperliche Bewegung! Sauerstoff kann man nicht mit Euro oder Dollar kaufen, man muss ihn im wahrsten Sinne des Wortes erarbeiten, und zwar regelmäßig, in kleinen Einheiten. Die Gegenleistung, die Sie dafür erhalten: Gesundheit, Vitalität und beste Aussichten auf ein langes Leben!

Das schadet Ihren Lungen

- **Bewegungsmangel**, da ohne Bewegung die Lungen nicht trainiert werden. Sie lernen nicht, wie sie mehr Sauerstoff aufnehmen könnten.
- **Übergewicht**, da auch die Fettzellen Sauerstoff benötigen und dieser Bedarf auf Kosten anderer Systeme (z. B. Gehirn) geht.
- **Rauchen**, da Nikotin sowohl die Lungen direkt schädigt als auch die Sauerstoffaufnahme der roten Blutkörperchen behindert.

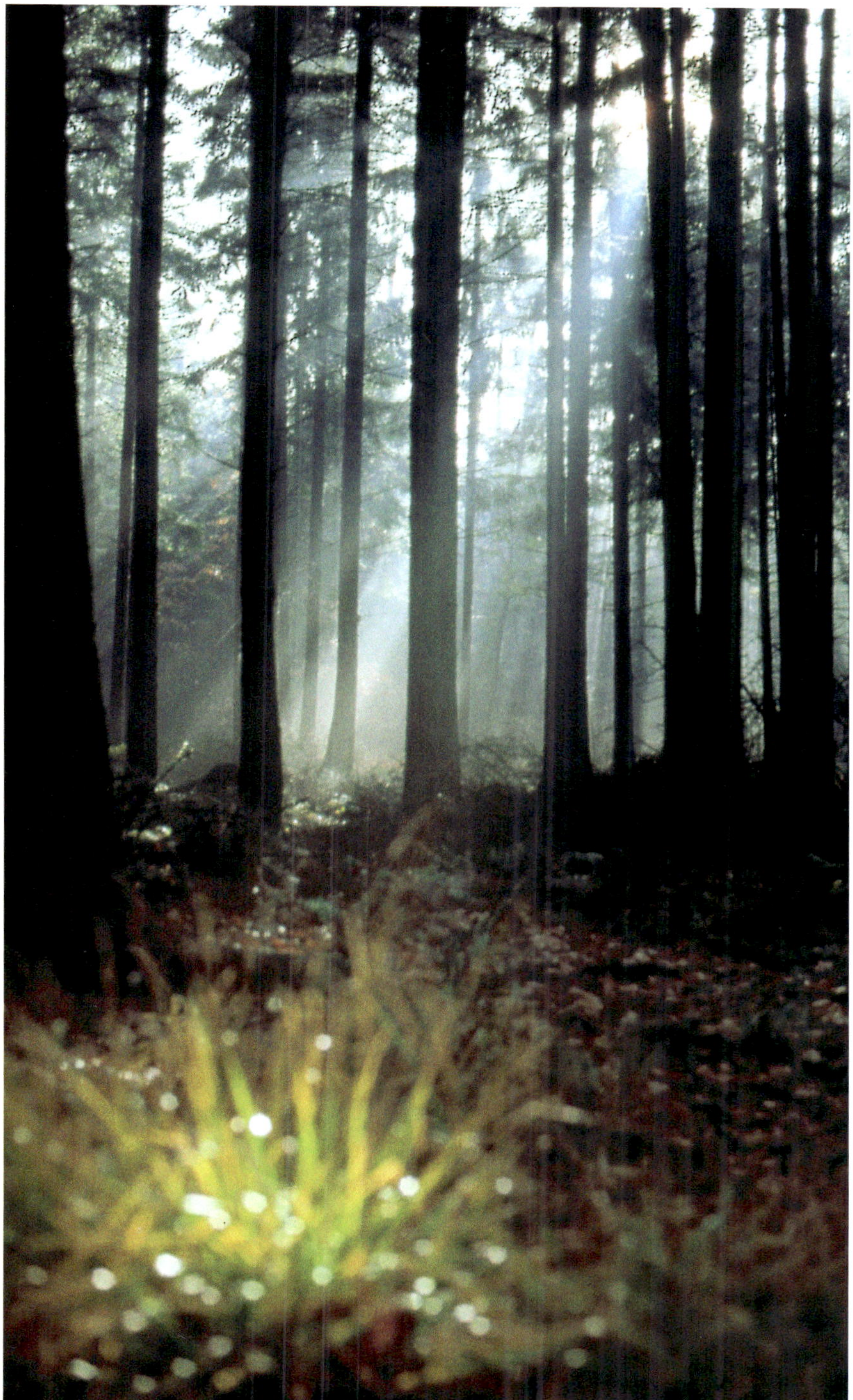

Eine verbesserte Sauerstoffaufnahme wirkt sich positiv auf die körperliche und geistige Leistungsfähigkeit, das Immunsystem und die Schlafqualität aus. Außerdem unterstützt sie den Abbau von Stress und ist wohltuend für das seelische Gleichgewicht.

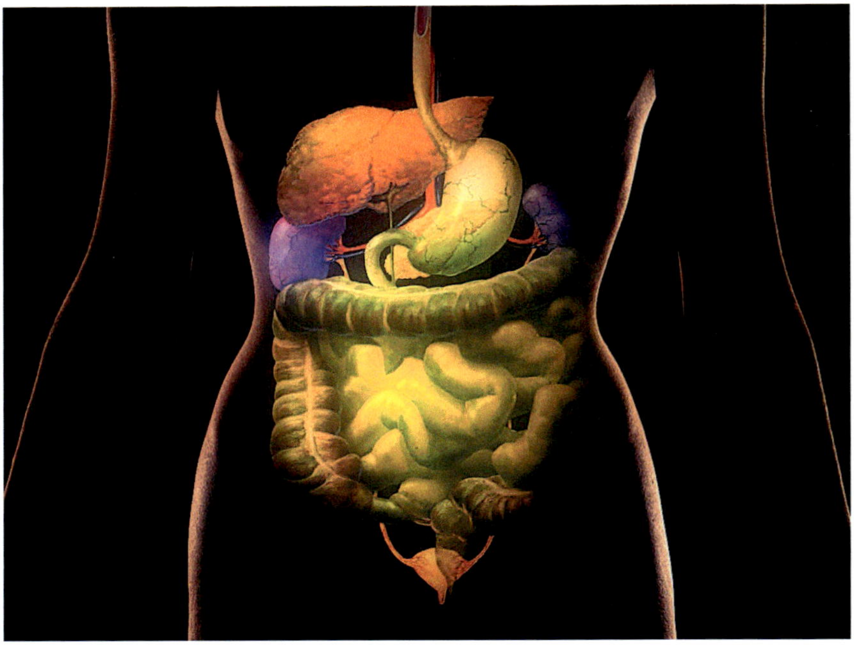

Die Verdauung – die Reise der Nahrung durch den Körper

Unterstützen Sie Ihre Verdauung, indem Sie langsam essen, gut kauen, reichlich Ballaststoffe in Form von Gemüse und Obst zu sich nehmen, viel trinken und nicht mit vollem Bauch zu Bett gehen.

Verdauung beginnt mit dem Zerkauen der Nahrung im Mund und endet mit der Ausscheidung auf der Toilette. Ca. 30 Tonnen Nahrung wandern in unserem Leben durch das rund 9 Meter lange Tunnel- und Labyrinthsystem in unserer Bauchhöhle. Auf dieser Reise wird die aufgenommene Nahrung nach verwertbarem Material überprüft. Die Nahrung, zu der auch Wasser gehört, liefert die Energie, die die Maschine Mensch zum Laufen bringt, so wie Schmierstoffe, Motoröle oder Katalysatoren ein reibungsloses Laufen einer Maschine gewährleisten. Gleichzeitig liefert die Nahrung auch die Baustoffe für Ersatzteile, wenn im Organismus Reparaturen anstehen. Ob die Maschine Mensch zuverlässig und ökonomisch funktioniert und wie lang ihre Lebenserwartung ist, hängt zu einem hohen Grad davon ab, was wir essen und wie wir verdauen.

Nach und nach wird aussortiert

Den Verdauungstrakt kann man sich wie ein langes Rohr vorstellen, das im Mund beginnt und mit dem Aftermuskel endet. Es ist in die Abschnitte Magen, Dünndarm und Dickdarm untergliedert. Im Magen wird die Nahrung durchgeknetet und mit Magenschleim, Salzsäure und Enzymen vermischt, ähnlich wie man mit einem Küchenmixer die einzelnen Zutaten für einen Kuchenteig vermengt. »Aus fest wird flüssig«, wobei die Nahrung für den eigentlichen Verdauungsprozess vorbereitet wird. Nach einer mehrstündigen Verweildauer im Magen tritt der Nahrungsbrei portionsweise in den Dünndarm ein, wo die eigentliche Verdauung und die Aufnahme der Nährstoffe ins Blut erfolgen. Aus Bauchspeicheldrüse, Leber und Gallenblase sowie zahlreichen anderen kleineren Drüsen werden Verdauungssäfte in den Kanal eingespritzt, ähnlich wie in einer Autowaschstraße die Reinigungsmittel auf ein Auto gesprüht werden. Mit den Enzymen dieser Säfte werden die Nährstoffe vollständig in die 3 Einzelbestandteile Eiweiß, Kohlenhydrate und Fette aufgespalten. Die Aufnahme dieser Nahrungsbestandteile, die nun wie kleine Fische im Aquarium in diesem trüben Nahrungsbrei schwimmen, erfolgt über so genannte Minifinger, die wie kleine, teleskopartige Roboterarme entlang der gesamten Wand in den Dünndarm hineinragen. Hier docken die Nährstoffe an, gelangen so ins Blut, von wo aus sie über das Gefäßsystem zu den einzelnen Zellen transportiert werden. Die nicht verwendbaren Reste der unverdaulichen Nahrung gelangen in den Dickdarm, in dem die aus den Verdauungssäften stammende Flüssigkeit wieder entzogen wird. »Aus flüssig wird wieder fest«, wodurch der Stuhl entsteht, so wie wir ihn ausscheiden. Die Reise der Nahrung ist zu Ende.

Körperliche Aktivität fördert die Verdauung

Der Verdauungskanal ist kein durchgehend gerades Rohr mit einer glatten, durchgehenden Innenfläche, sondern liegt zusammengerollt wie eine schlafende Schlange in unserem Bauch. Durch diese Falten und Ausbuchtungen vergrößert er seine Fläche auf das 200fache (!) unserer Körperhaut, ähnlich wie man eine Zeitung zerknüllt und durch das Entfalten wieder auf ihre ursprüngliche Größe zurückbringen kann. Der Transport der Nahrung durch den Verdauungstrakt erfolgt durch die so genannte Peristaltik. Dies ist eine wellenförmige Bewegung, die durch Zusammenziehen und anschließendem Lösen der Darmwandmuskulatur entsteht. Ähnlich dem Vorgang, wenn man

Fakten rund um die Verdauung

- Eine reibungslos ablaufende Verdauung ist ein Indikator für Gesundheit und Vitalität.
- Körperliche Bewegung und Aktivität verbessert die Verdauung.
- Gesunde Ernährungsgewohnheiten unterstützen die Verdauung (vgl. Kapitel gesunde Ernährung ab Seite 137).

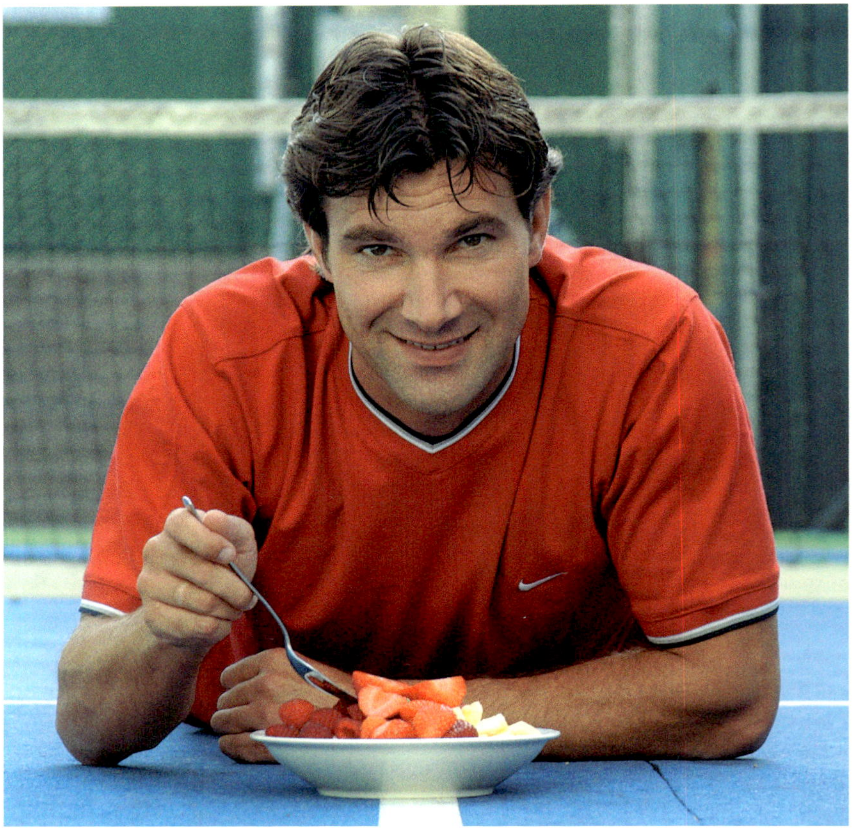

Über 100 Millionen Nervenzellen sitzen im Verdauungstrakt. Er wurde von vielen alten Kulturen als »zweites Gehirn« bezeichnet. Redewendungen wie »Etwas aus dem Bauch heraus entscheiden« oder »Schmetterlinge im Bauch haben« verdeutlichen diese Vorstellung.

Zahnpasta aus der Tube drückt. Physiologisch gesehen, ist die Peristaltik ein passiver Vorgang, der nicht bewusst gesteuert werden kann. Sie können sich vorstellen, dass diese durchschnittlich 36 Stunden lang dauernde Reise durch den Verdauungskanal eine recht träge und mühsame Sache ist. Es ist klar, dass körperliche Untätigkeit, wie z. B. das 8-stündige Sitzen am Schreibtisch, das Liegen auf der Couch und das Sitzen im Auto, diese Trägheit des Darms noch verstärkt. Im Umkehrschluss heißt das aber auch, dass körperliche Betätigung die Aktivität unseres Darms fördert. Hier ergibt sich (mal wieder) ein Konflikt zwischen zivilisatorischen Errungenschaften und den natürlichen Bedürfnissen unseres Körpers. Die Kombination von zu viel (und meist qualitativ minderwertiger) Nahrung und gleichzeitig zu wenig Bewegung ist nicht nur ungesund, sondern sie lässt uns gar nicht erst in den Vollbesitz unserer Kräfte kommen. Denn verdauungstechnisch setzt sich folgender Teufelskreis in Gang: Im Durchschnitt nimmt der Mensch zu viel Nahrung zu sich. Dieses permanente Zuviel strapaziert und belastet die Verdauung. Da die Nahrung meist industriell verarbeitet ist, fehlen ihr oft wichtige Ballaststoffe, die aber vonnöten sind, damit die Darmmuskulatur mehr Bewegungsfreude an den Tag legt. Diese Dreierkombination von zu viel Essen, zu wenig Ballaststoffen und zu wenig Bewegung vermindert die Darmtätigkeit und überfordert gleichzeitig den Darm.

Überernährung macht schlapp

Die Folge der unsachgemäßen Überforderung: Die Nahrung kann nicht mehr optimal verdaut werden. So gelangen nicht nur zu wenig, sondern auch minderwertige (da schlecht verdaute) Nährstoffe ins Blut. Wie sich das bemerkbar macht? An Müdigkeit, Passivität und einem gegen Null tendierenden Bewegungsdrang einerseits, und an einer deutlichen Einbuße an körperlicher und geistiger Leistungsfähigkeit andererseits. Dazu kommen Konzentrationsschwäche und geistig-emotionale Abgespanntheit, da die Stoffwechselvorgänge im Gehirn nur langsam ablaufen. Jetzt entsteht ein echter Teufelskreis. Denn der Schlüssel, um die Verdauung wieder auf Trab zu bringen, lautet: körperliche Aktivität! Doch da keine hochwertigen Nährstoffe ins Blut gelangen, hat man weder die emotionale noch die körperliche Energie, sich zu bewegen! Zu guter Letzt tritt anstelle körperlicher Betätigung Frustbewältigung in Form von Chips, Schokolade oder ein Paar Bierchen vor dem Fernseher.

Über 70 Prozent aller Immunzellen befinden sich im Verdauungstrakt. Sie entscheiden, welche Stoffe aufgenommen, welche abgewehrt werden.

Stress schädigt den Verdauungstrakt

Ein weiterer Feind einer gesunden Verdauung heißt Stress. Permanenter Stress schädigt die Darmflora, was die Aufnahme der Nährstoffe ins Blut beeinträchtigt. Außerdem wird das Immunsystem beeinträchtigt, da ca. 80 Prozent aller menschlichen Immunzellen im Darm angesiedelt sind. Die Folgen sind nicht nur die eben genannten, sondern zusätzlich eine langjährige Schädigung der Darmwand, ein Wegbereiter für ernste Erkrankungen wie Magengeschwür, chronische Schleimhautentzündung und nicht selten Krebs. Es stellt sich also die Frage, wie Sie Ihre Verdauung unterstützen können. Denn eine gut funktionierende Verdauung wirkt sich positiv auf das körperliche Wohlbefinden, den Stoffwechsel, das Immunsystem und den Schlaf aus.

Das schadet Ihrer Verdauung

- **Überernährung**, da der Verdauungstrakt permanent überlastet ist.
- **Bewegungsmangel**, da der Verdauungstrakt nicht aktiviert wird.
- **Chronischer Stress**, da dadurch die Darmwand nachhaltig geschädigt wird.
- **Rauchen**, da Nikotin ein Verdauungsgift ist.

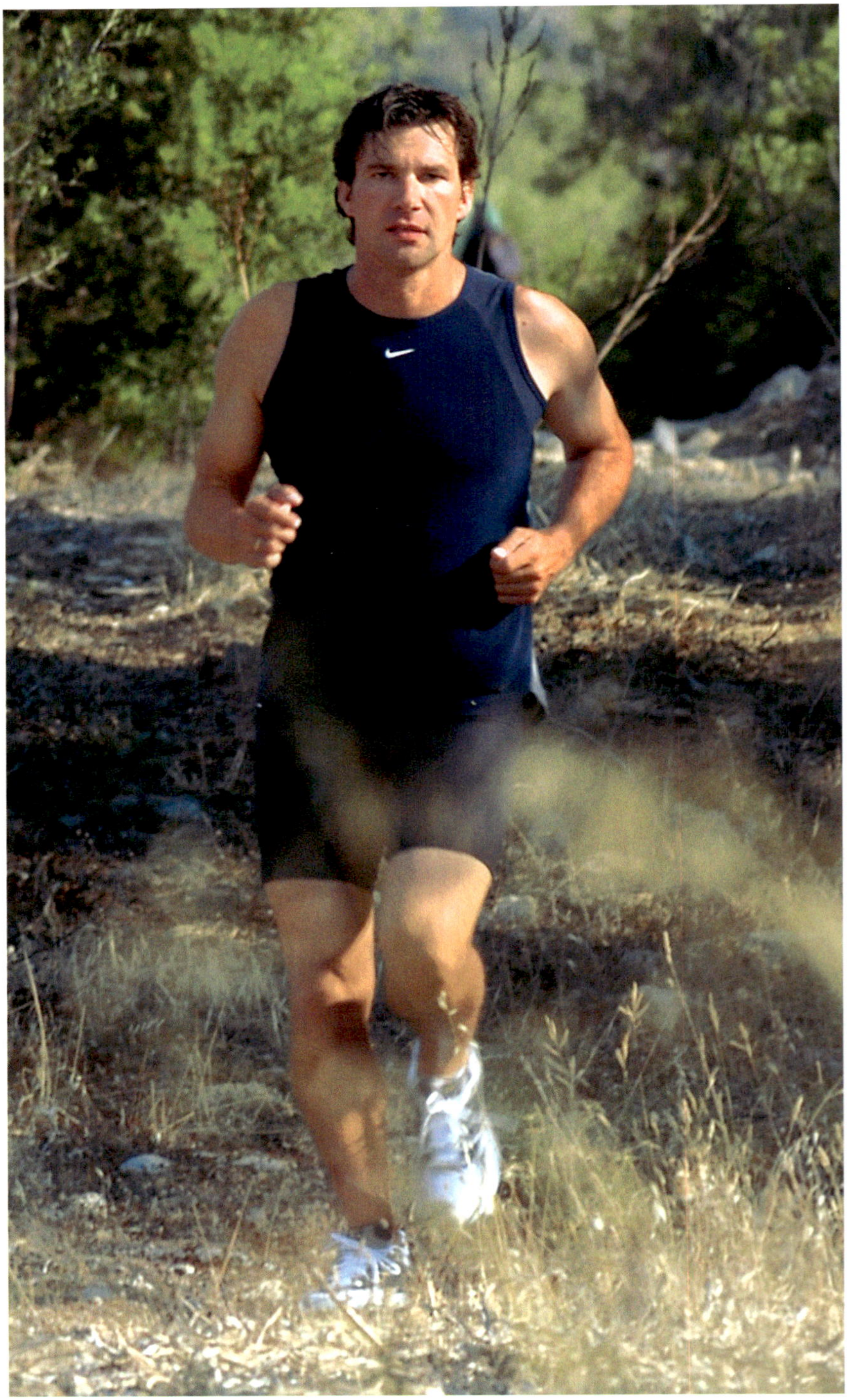

Nur ein trainierter Muskel bleibt auf Dauer gesund. Wer seine Kraft kontinuierlich steigert – und das ist bis ins hohe Alter möglich –, der kann sich wirksam vor Gelenkverschleiß und Knochenerweichung schützen.

Der Bewegungsapparat – Garant für unsere Mobilität

Zum Bewegungsapparat gehören Muskeln, Knochen, Gelenke, Sehnen und Bänder. Unsere über 200 Knochen spielen im wahrsten Sinn des Wortes eine tragende Rolle, denn ohne sie würden unsere Muskeln und Organe einfallen wie ein Zelt ohne Stangen. Die über 600 Muskeln stehen unter Spannung, formen unseren Körper und dienen unserer Beweglichkeit. Ohne sie könnten wir weder essen noch trinken, sprechen oder Grimassen schneiden, geschweige denn stehen, sitzen oder gar aufrecht laufen. Muskeln sind die Powerpakete, die uns durchs Leben bewegen.

»Quäle deinen Körper, sonst quält er dich!«, lautet ein römisches Sprichwort. Dahinter verbirgt sich ein einfacher, aber für die Aufrechterhaltung unserer Mobilität elementar wichtiger Gedanke: Unser Bewegungsapparat braucht Bewegung wie ein Fisch das Wasser, wenn er gesund und leistungsfähig bleiben soll! Die Erfolgsformel lautet: Körperliche Kräftigung hält den Bewegungsapparat fit. Im Unterschied zu einer vom Mensch konstruierten Maschine tut sich bei den lebendigen Powerpacks noch ein anderer Vorteil auf: Ein Muskel kennt keinen Verschleiß – er altert nicht, wenn man ihn regelmäßig trainiert. Unser Muskelkorsett ist tatsächlich unverwüstlich!

Unsere Skelettmuskeln machen ca. 40 Prozent unseres Körpergewichts aus. Es gibt sie in den verschiedensten Größen und Formen: voluminöse Ausgaben wie Oberschenkel-, Gesäß- oder Rückenmuskeln, aber auch stecknadeldünne Muskeln in Kehlkopf oder Ohr. Egal ob groß oder klein, dick oder dünn, trapez-, ring- oder säulenförmig – alle haben von der Natur den gleichen Auftrag erhalten, der da lautet: bewegen! Diese Order wird erfüllt, indem sich der Muskel zusammenzieht und dadurch seine Kraft entfaltet, mit der im Körper eine bestimmte Bewegung vollzogen wird.

»Gerade für ältere Menschen ist es wichtig, ihre Muskelkraft zu trainieren.«

Dr. Klaus Zimmermann, TU Chemnitz

Fakten rund um den Bewegungsapparat

- Muskeln benötigen Bewegung, um ihren Funktions- und Leistungszustand optimal zu erhalten.
- Muskeln kennen keinen Verschleiß und können auch in hohem Alter noch trainiert werden.
- Durch regelmäßiges Kräftigungstraining lassen sich nahezu alle Krankheiten des Bewegungsapparates vermeiden.
- Starke Muskeln sind der beste Schutz für Gelenke und Bandscheiben.
- Durch Kräftigungstraining reagiert das Knochengerüst, indem es stabiler wird – so bleibt es auch im Alter stark.

Geschieht dieser Wechsel von Anspannung und anschließender Entspannung in regelmäßigen Abständen, wird der Muskel im Lauf der Zeit kräftiger, geschmeidiger und beweglicher. Gleichzeitig steigt seine Spannkraft und seine Durchblutung wird verbessert.

Unter dem Gesundheitsaspekt bleibt festzuhalten: Nur ein trainierter Muskel ist ein nützlicher Muskel! Denn nur starke Muskeln bieten einen wirksamen Schutz für die Gelenke, mit denen sie über Sehnen verbunden sind, und gewährleisten, dass ihre Funktion bezüglich Elastizität und Beweglichkeit aufrechterhalten bleibt.

Bandscheiben brauchen Bewegung: Die Bandscheiben sind nicht an Blutgefäße angeschlossen. Über einen so genannten Druck-Saug-Mechanismus muss der gallertartige Kern selbst für seine Ernährung sorgen. Dieser wird ausschließlich durch Bewegung ausgelöst, indem auf die Bandscheibe ein Wechselspiel von Zusammendrücken und Loslösen (z.B. beim Gehen) ausgeübt wird. Nur so gelangen Nährstoffe in die Bandscheibe. Konsequenz: Wer sich zu wenig bewegt, dessen Bandscheibenzustand lässt zu wünschen übrig – und verursacht Schmerzen.

Regelmäßige Bewegung stärkt Muskeln, Knochen und Gelenke

Volkskrankheiten wie Rückenleiden, Knochenerweichung oder Arthrose lassen sich durch körperliche Betätigung nahezu vollkommen vermeiden: Trainierte Muskeln sind der einzige wirksame Schutz gegen vorzeitigen Verschleiß und Qualitätseinbuße des Bewegungsapparats.

Neben den Muskeln reagieren auch unsere Knochen mit positiven Anpassungserscheinungen auf Bewegung. Sie tun dies nicht durch Wachstum wie die Muskeln, sondern indem sie härter und stabiler werden. Die Anzahl der Knochenzellen vergrößert sich, die Knochendichte wächst. Ein starker Knochen wirkt nicht nur Osteoporose entgegen, sondern sorgt auch dafür, dass Ihnen Ihr Knochengerüst keinen Strich durch die Rechnung macht, wenn Sie mit 80 noch lieber die Treppe und nicht den Aufzug nehmen wollen.

Körperliche Bewegung sorgt außerdem dafür, dass Ihre Gelenke reibungslos funktionieren. Jede sportliche Bewegung bewirkt, dass so genannte Gelenkschmiere produziert wird und in den Gelenkspalt einfließt. Bewegen Sie sich viel, dann laufen Ihre Gelenke wie geschmiert!

Das schadet Ihrem Bewegungsapparat

- **Bewegungsmangel**, da ohne Bewegung Muskeln und Knochen nicht trainiert werden.
- **Übergewicht**, das sowohl Muskeln als auch Knochen permanent überbelastet.
- **Sitzende Tätigkeiten**, da eine lange, gekrümmte Sitzhaltung vor allem für den Rücken und die Wirbelsäule kontraproduktiv ist.
- **Einseitige Beanspruchung**, weil sich dadurch Verspannungen und Dysbalancen entwickeln können.

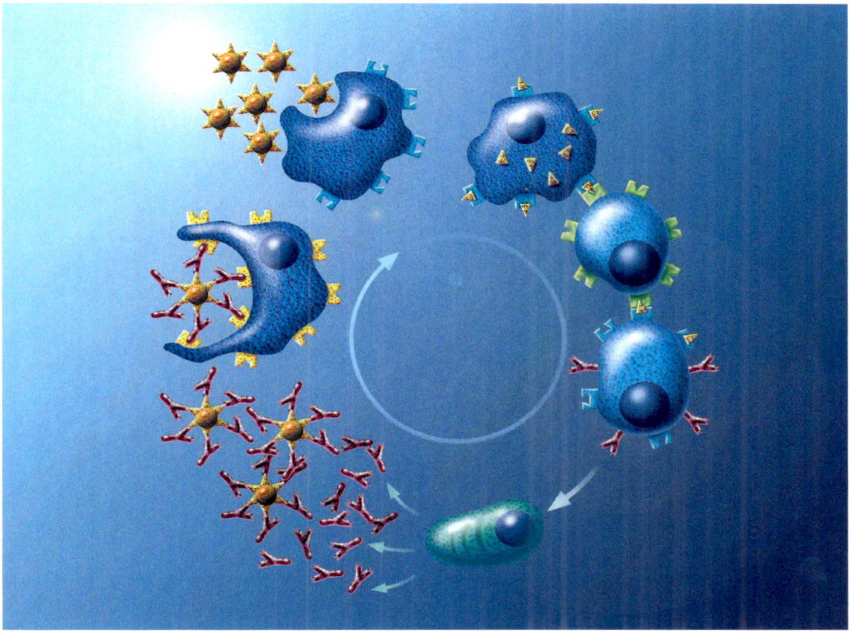

Eine besondere Art der weißen Blutkörperchen, die so genannten Phagozyten (Fresszellen), können Krankheitserreger in sich aufnehmen und zerstören.

Das Immunsystem – Selbstheilungsprogramm unseres Körpers

Das Immunsystem ist eines der ausgeklügeltsten und intelligentesten Systeme in unserem Organismus und arbeitet wie auch das Herz und die Lungen unabhängig, ununterbrochen und meist völlig unbemerkt. Oft wird es auch als unser sechstes Sinnesorgan bezeichnet.

Es sorgt für Linderung, wenn Sie von Kopfschmerzen heimgesucht werden, heilt Sie, wenn Sie einen grippalen Infekt oder einen Magen-Darm-Virus in sich haben, sorgt dafür, dass eine Blutung stoppt oder dass Knochen nach einem Bruch wieder in der richtigen Form zusammenwachsen. Weder modernste Hightech-Apparate noch stärkste Medikamente können es ersetzen, genauso wenig, wie es sich von Ihrem Willen beeinflussen lässt. Allerdings können Sie durch eine gesunde Lebensweise und durch die Beachtung einiger simpler Grundregeln optimale Rahmenbedingungen für ein intaktes und leistungsstarkes Immunsystem schaffen.

Das Wort immun bedeutet »unempfänglich«. Die Aufgabe des Immunsystems besteht darin, Sie unempfänglich für Krankheiten zu machen und gleichzeitig ein hohes Maß an Gesundheit zu gewährleisten. Ein nicht funktionierendes Immunsystem kann ganz schnell zum Tod führen. So gesehen ist ein intaktes Immunsystem Ihre Lebensversicherung.

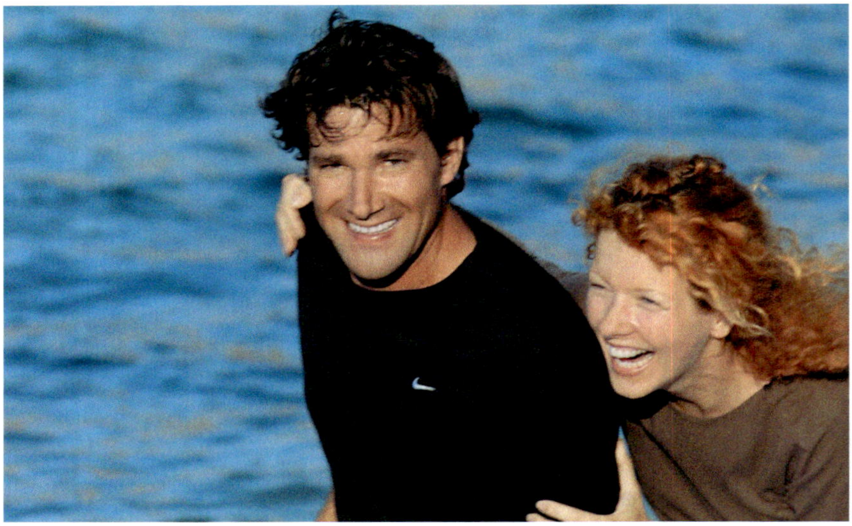

Ein geschwächtes Immunsystem ist ein entscheidender Faktor für die Entstehung von Krankheit. Dies ist auch der Grund dafür, dass beispielsweise in einer Gruppe von Menschen, die allesamt exakt den gleichen äußeren Bedingungen ausgesetzt sind – wie z.B. den Krankheitserregern in einem Klassenzimmer –, nur einige tatsächlich an einer Erkältung erkranken. Primär erkranken diejenigen mit einem geschwächten Immunsystem, diejenigen mit einem starken Immunsystem bleiben hingegen gesund.

Abwehr gegen unerwünschte Eindringlinge

»Der Keim ist nichts, das Milieu ist alles.«
Louis Pasteur

Dieses Selbstheilungs- oder Abwehrsystem wird auch als die Polizei oder die Armee des Körpers bezeichnet. So wie jedes Land seine eigene Flagge besitzt, besitzt Ihr Körper eine eigene, einzigartige Identität, die frei von fremden Eindringlingen gehalten werden soll. Wenn von »Krankheiten abwehren«, »Infektionen bekämpfen« oder »Ressourcen mobilisieren« die Rede ist, dann liegen Sie mit der Einschätzung richtig, dass im Körper wahre Kampfhandlungen stattfinden. Die Feinde sind Krankheitserreger wie Bakterien und Viren, die meist über Luft, Nahrung oder Wasser in unseren Organismus eindringen. Sie mobilisieren das Immunsystem und rufen unverzüglich die körpereigene Armee auf den Plan: Der Abwehrkampf beginnt! Diese körpereigene Armee ist vom ersten bis zum letzten Tag Ihres Lebens aktiviert. Sie ist tagtäglich, rund um die Uhr, in irgendwelche im Körper tobenden Kampfhandlungen verstrickt. Irgendwo findet immer eine Abwehrschlacht statt. Die Tatsache, dass Sie davon nichts bemerken, weil keine subjektiven Krankheitssymptome auftreten, hat keine Bedeutung. Krankheitsempfinden macht sich erst dann breit, wenn die Kampfhandlungen eine gewisse Intensitätsschwelle überschritten haben, wenn sich z. B. die Krankheitserreger so schnell vermehren, dass Ihre Armee diesem Ausbreitungstempo kaum noch standhalten kann. In so einem Fall befallen Sie Symptome wie Schwäche, Abgeschlagenheit und Müdigkeit – in schwerwiegenden Fällen sogar Fieber –, die Sie dazu zwingen im Bett zu bleiben. Damit werden Sie gezwungen, körperliche Kräfte einzusparen, die besser für die andauernde Abwehrschlacht benötigt werden.

Die Effizienz Ihrer Abwehrarmee ist entscheidend von Ihrer Lebensweise abhängig. Genauso wenig, wie man von einer echten Armee ununterbrochen Höchstleistungen fordern kann, können Sie das auch nicht von Ihren Selbstheilungskräften erwarten. Dies tun Sie aber, wenn Sie nicht einige Grundregeln im Alltag beachten. Denn die Verführungen der Zivilisation und der Lebensstil in der modernen Konsumgesellschaft richten sich nur allzu oft gegen das eigene Immunsystem. Infektanfälligkeit, Energielosigkeit, Abgeschlagenheit, Antriebslosigkeit und Depressionen sind die Sprache, mit der sich das Immunsystem bei Ihnen meldet, genau wie stumpfe Haare, brüchige Nägel oder fahle Haut der unübersehbare Ausdruck eines geschwächten Abwehrsystems sein können.

Die Bildung von qualitativ hochwertigen Immunzellen ist ein sehr erfreulicher Nebeneffekt des sanften Ausdauertrainings. In ihrem Buch »Gesund – vital – schlank« beschreiben Dr. Pape, Dr. Schwarz und Helmut Gillessen, wie durch Ausdauertraining natürliche Killerzellen produziert werden, und beweisen, dass das Risiko, an Krebs zu erkranken, bei Sporttreibenden deutlich geringer ist.

Fakten rund um das Immunsystem

- Das Immunsystem ist das Selbstheilungssystem Ihres Körpers. Es kann weder durch Hightech-Medizin noch durch Medikamente ersetzt werden.
- Krankheiten treten oft auf, wenn das Immunsystem geschwächt ist.
- Ihre Lebensweise hat einen sehr großen Einfluss auf die Leistungsfähigkeit Ihres Immunsystems.

Das schadet Ihrem Immunsystem

- **Chronischer Stress**, da die vom Körper gebildeten Stresshormone die Produktion von Immunzellen behindern.
- **Zu wenig Schlaf**, da sich das Immunsystem während des Schlafs regeneriert und verbrauchte Ressourcen auffüllt.
- **Unausgewogene Ernährung**, da das Immunsystem für seine Produktion wichtige Nährstoffe als Baustoff benötigt.
- **Rauchen**, da der Schleimhautschutz im Nasen-Rachen-Raum zerstört wird und Erreger dadurch keine Barriere beim Eindringen in den Körper überwinden müssen.

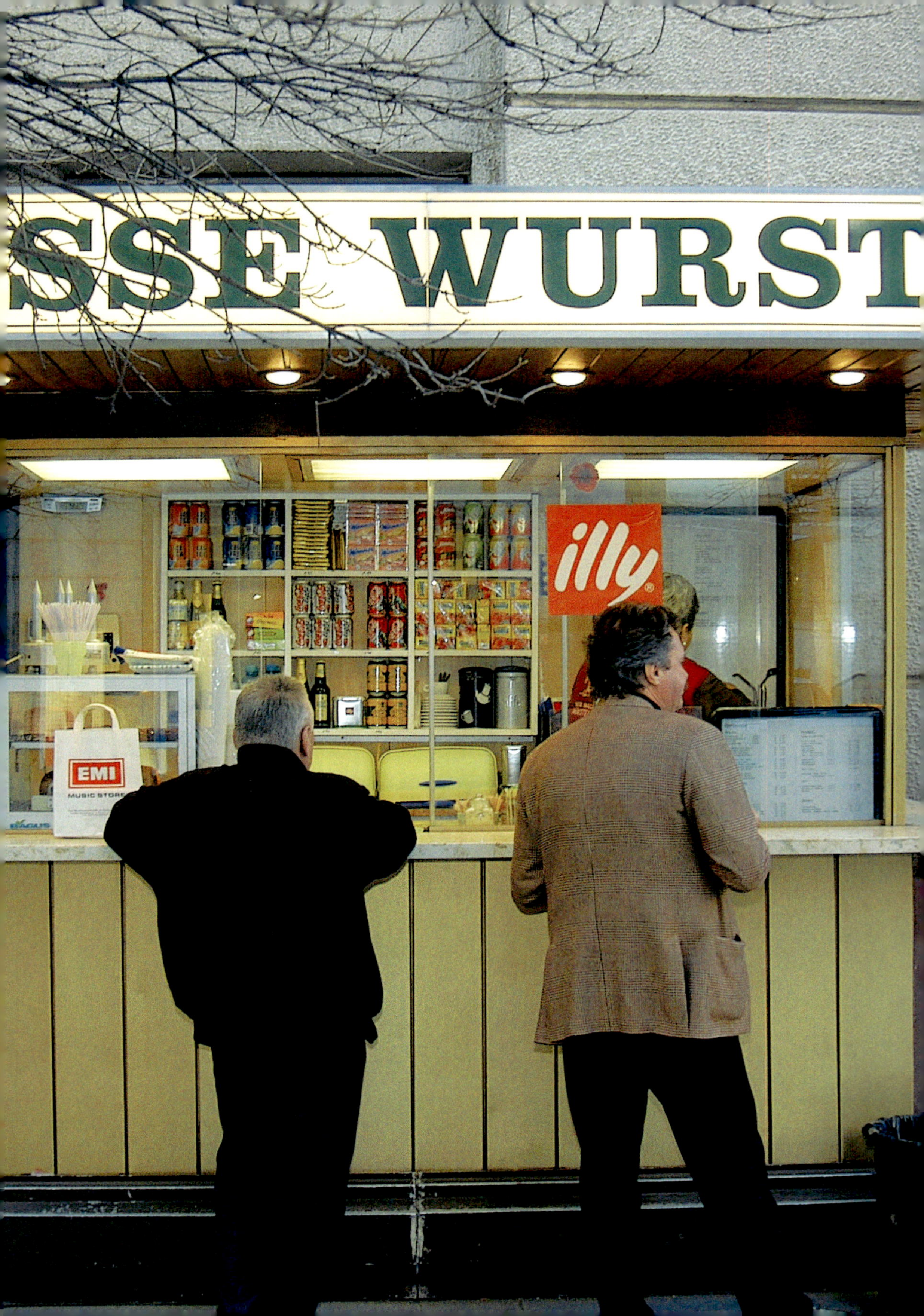
SSE WURST
illy
EMI
MUSIC STORE

Risikofaktoren – gelebte Gewohnheiten

Risikofaktoren sind Faktoren, die ein Risiko für die Gesundheit darstellen. Man könnte sie auch als schleichende Gefahr bezeichnen, denn in aller Regel sind sie fester Bestandteil unseres täglichen Lebens. So wie Gesundheit ein Prozess ist, für den man jeden Tag einen kleinen Beitrag zu leisten hat, genauso verursachen die täglichen kleinen Nachlässigkeiten langfristig Krankheit: der tägliche Mangel an Bewegung, das tägliche Zuviel an Essen, der tägliche Stress, der tägliche Konsum von Genussmitteln etc. Schleichend sind diese Risikofaktoren deshalb, weil sie sich in unserem Alltag etabliert haben und wir sie meist gar nicht mehr bewusst registrieren. Auf den Punkt gebracht: Risikofaktoren sind gelebte ungesunde Gewohnheiten!

Dass wir mit diesen Risiken so leichtfertig umgehen, rächt sich früher oder später, denn das ist sicher: Eines Tages bekommen wir die Quittung für den nachlässigen Umgang mit unserem Körper präsentiert – Bluthochdruck, Gelenk- und Rückenbeschwerden, Diabetes, Arteriosklerose, Schlaganfall und vieles mehr. Unsere Lebenserwartung sinkt, unser Lebensabend wird zur gesundheitlichen Farce.

»Wenn jemand um Gesundheit sucht, frage erst, ob er bereit ist, künftig die Ursachen von Krankheit zu vermeiden. Erst dann darfst du ihm helfen!«
Sokrates

Die Zeitbombe tickt

Gerade im Umgang mit den Risikofaktoren macht uns die ansonsten so geniale Anpassungsfähigkeit unseres Organismus einen Strich durch die Rechnung. Denn unser Körper passt sich auch ungesunden Belastungen an – er zeigt keine unmittelbaren Krankheitssymptome! Genau deshalb werden wir leicht nachlässig und unterschätzen die Risikofaktoren. Unser Körper vergibt uns viel zu lange unsere täglichen Sünden, indem er so lange wie möglich die Zähne zusammenbeißt und die entstehenden Schäden verdrängt, unterdrückt und kompensiert. »Ich fühle mich ja nicht krank, so schlimm kann's doch nicht sein!«, denken viele, doch genau das ist das Fatale! Denn irgendwann zückt der Körper plötzlich die rote Karte, meist erst dann, wenn schon ca. 70 Prozent (!) der Organfunktionen geschädigt sind. Erst wenn ein körperliches System nur noch zu ca. 30 Prozent funktioniert, bricht die Krankheit aus. Aus Kompensation wird Dekompensation, die jahrelang vor sich hin tickende Zeitbombe explodiert!

Sie können diese Gefahren jedoch leicht abwenden, indem Sie diese Risikofaktoren ganz einfach vermeiden. So gesehen, bekommen Sie schon fürs Unterlassen Pluspunkte auf Ihrem Gesundheitskonto gutgeschrieben!

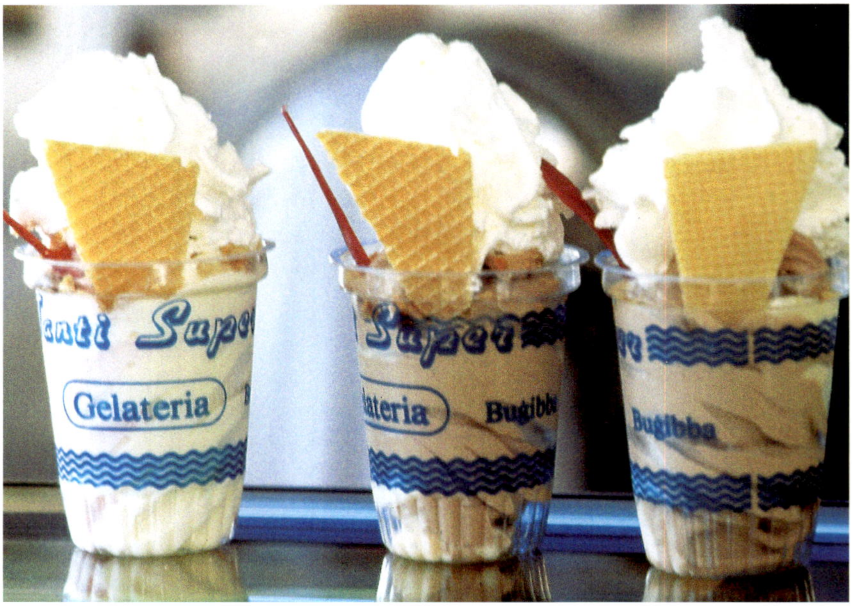

Übergewicht – ein wahrhaft schwerwiegendes Problem

Eines vorneweg: Übergewicht macht krank! Denn ein Zuviel an Körpergewicht unterstützt die Entstehung von anderen Krankheiten. Gefäßerkrankungen, Herzschwäche, Kurzatmigkeit, Gelenkerkrankungen bis hin zum Bandscheibenvorfall – sie alle hängen oft mit Übergewicht zusammen.

Ermitteln Sie Ihren BMI (Body-Mass-Index): Teilen Sie Ihr Körpergewicht in Kilogramm durch Ihre Körpergröße zum Quadrat. Ist das Ergebnis, der BMI, kleiner als 18,5, sind Sie untergewichtig. 18,5 bis 25 bedeutet Normalgewicht, 25 bis 30 Übergewicht, und über 30 liegt krankhafte Fettleibigkeit (Adipositas) vor.

Allein in Deutschland sind ca. 40 Prozent der Bevölkerung übergewichtig. Im Durchschnitt wiegt der Mensch im Jahr 2004 10 Kilo mehr als noch vor 100 Jahren. Gegen ein paar Kilo mehr auf den Rippen ist nichts einzuwenden, doch zum ernsten Risiko für die Gesundheit wird ein Zuviel an Gewicht, wenn ein bestimmtes Maß überschritten wird. Die Medizin nennt das Adipositas (Fettleibigkeit). Im Roche-Lexikon der Medizin heißt es dazu: »Fettleibigkeit; die generalisierte Vermehrung des Fettgewebes infolge positiver Energiebilanz; ... meist als Folge übermäßiger Nahrungsaufnahme.« Was eine positive Energiebilanz ist? Ganz einfach: eine elegante Umschreibung für zu viel Essen bei gleichzeitig zu wenig Bewegung.

Durch mangelnde Bewegung wird dem Körper keine Chance gegeben, die aufgenommenen Kalorien wieder zu verbrennen. So lässt sich die Entstehung von Übergewicht auch auf einen ganz einfachen Nenner bringen: Übergewicht entsteht durch zu viel und falsches Essen bei zu wenig Bewegung. Genau hier liegt auch der Ansatzpunkt, sein Fett wieder los zu werden. Die Kalorienaufnahme (also, das was wir essen) und der Kalorienverbrauch durch körperliche Bewegung müssen in einem ausgeglichenen Verhältnis zueinander stehen. Die Kalorienbilanz muss stimmen. Auch haben die neuzeitlichen Lebensbedingungen einen maßgeblichen Anteil daran. Wo früher Jagen und Sammeln angesagt war, gibt es heute Fastfood. Die Folge: Die am Imbissstand erlegte Beute wandert auf direktem Weg in unsere hungrigen Fettzellen, ohne dass wir uns vorher auch nur einen einzigen Schritt bewegen müssten. Wir haben uns keinen echten Anspruch auf Nahrungsaufnahme erarbeitet, indem wir gejagt, gesammelt oder anderweitig gearbeitet hätten, futtern aber trotzdem, als gäbe es kein Morgen mehr. So einfach ist das ...

»Sind sie übergewichtig? Wissen Sie auch, warum?«

Entspannung hilft

Dass Übergewicht oft mit einem Mangel an Selbstwertgefühl und Anerkennung einhergeht, liegt auf der Hand. Und das treibt die Fressspirale oft noch weiter an. Denn aus Frust wird ganz schnell Lust: auf Süßes, Fettes oder Alkoholisches – man gönnt sich ja sonst nichts!

Auch spielt die Unfähigkeit, mit Stress umzugehen und gezielt zu entspannen, eine nicht zu unterschätzende Rolle. Studien beweisen: Menschen, die gezielt entspannen – egal ob durch einfache Methoden »Marke Eigenbau«, wie z.B. Musik hören, Lesen oder Spazierengehen, oder durch erlernte Techniken wie autogenes Training, Yoga oder Meditation –, sind weitaus weniger vor Übergewicht gefährdet als diejenigen, die nicht systematisch entspannen (können). Essen als Ersatz für Entspannung – ein gefährliches Unterfangen! Die Folgen von Adipositas sind nicht allein optischer Natur. Wir werden nicht nur dick, sondern gleichzeitig auch träge, antriebslos und unkonzentriert.

Die Folgen von Übergewicht

- Doppelt erhöhtes Risiko für Bluthochdruck, Arteriosklerose und Herzinfarkt
- Gelenkerkrankungen (Arthrose), vor allem an Knie und Hüfte
- Rückenbeschwerden bis hin zu Bandscheibenleiden
- Diabetes Typ 2 (Altersdiabetes)
- Gicht
- Gallensteine (insbesondere bei Frauen)
- Zu viel Fett behindert den Informationsfluss zwischen den Gehirnzellen; mögliche Folgen sind: Konzentrationsstörungen, Müdigkeit, Passivität etc.

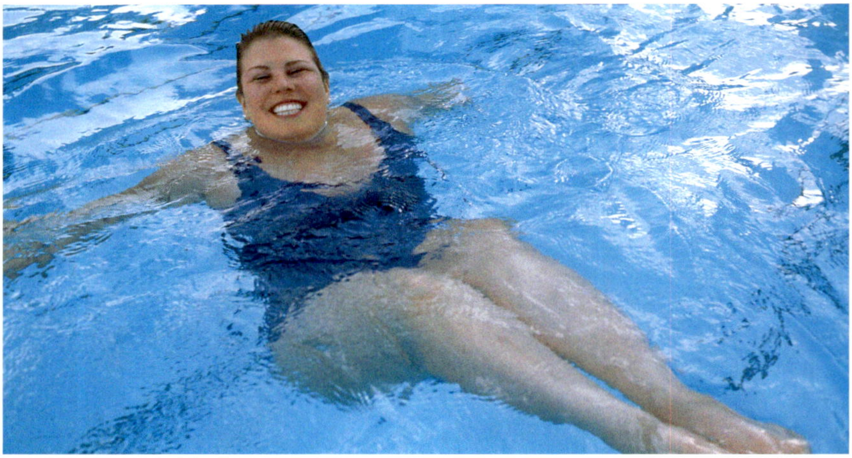

Bluthochdruck – Gefahr für die Gefäße

Permanent überhöhter Blutdruck schädigt die Innenwände der Arterien und lässt deren Muskelschicht krankhaft anschwellen. Resultat: Das Gefäß wird immer enger, bis es schließlich verstopft oder platzt – mit tödlichen Folgen!

Bluthochdruck ist ein Risikofaktor allererster Ordnung. Weltweit spricht man bereits von einer Epidemie, allein in Deutschland sind 10 bis 20 Prozent der Erwachsenen davon betroffen.
Wie der Begriff schon verrät, ist dabei der Druck, mit dem das Blut durch die Adern fließt, zu hoch. Aus noch ungeklärter Ursache sind vornehmlich die kleinen Arterien permanent eng gestellt. Die Folge: Da der Durchmesser des Blutgefäßes wesentlich enger ist, als von der Natur vorgesehen, kann das Blut nicht so schnell durchfließen wie durch ein gesundes, weites Gefäß. Dennoch erwarten die Körperzellen, dass sie vom Blut gleichmäßig und ausreichend mit Sauerstoff und Nährstoffen versorgt werden.

Das Herz versucht, diesen Missstand auszugleichen, indem es mit erhöhtem Druck gegen die verengten Gefäßdurchmesser anpumpt: Der (Blut-)Druck steigt! Langfristig ergeben sich daraus 2 fatale Konsequenzen für die Gesundheit: Erstens wird das Herz überlastet, da es pausenlos mit einem erhöhten Kraftaufwand schlagen muss, ähnlich einem Motor, der ständig mit überhöhter Drehzahl läuft. Zweitens schädigt der kontinuierlich erhöhte Blutdruck die Beschaffenheit der Gefäßinnenwände. Bei normalem Druck herrscht in unseren Blutgefäßen eine ebenmäßige Strömung vor, ähnlich einem Fluss, der mit gleichmäßigem Tempo durch sein Flussbett fließt. Ist der Druck – durch die fatale Kombination von erhöhter Schlagkraft des Herzens und Engstellung der Gefäße – zu hoch, so entwickelt sich aus dieser ursprünglich gleichmäßigen schnell eine turbulente Strömung. Da das Blut innerhalb des

Gefäßes nicht über die Ufer treten kann, wird verständlich, welch extreme Kraft auf die Gefäßwände einwirkt. Die Folge: Die Gefäßwände halten diese Vehemenz auf Dauer nicht aus – sie werden brüchig. In der Folge kommt es zu irreparablen Schäden. Vor allem in unmittelbarer Nähe der Gefäßverzweigungen entstehen so Verletzungen der feinen Gefäßinnenwände. Dem krankhaften Andocken von im Blut herumschwimmenden Nahrungsfetten und Ähnlichem ist Tür und Tor geöffnet – es bilden sich Ablagerungen, die nach Jahren einmal von der Wucht der Strömung mitgerissen werden können. So kommt es zu Arteriosklerose, der Körper wird in Richtung Schlaganfall oder Herzinfarkt programmiert und es kann zu Durchblutungsstörungen in den Beinen kommen, die bis zur Amputation führen können.

Die Folgen von Bluthochdruck

- Arteriosklerose
- Herzmuskelschwäche, Herzinfarkt, Schlaganfall
- Netzhautveränderungen aufgrund des erhöhten Druckes
- Nierenversagen

Der unbemerkte Feind

Das Tückische am Bluthochdruck ist, dass der Druck allein keine Beschwerden verursacht: Viele Menschen bemerken gar nicht, dass sie an Bluthochdruck leiden! Im Gegenteil, sie fühlen sich sogar außerordentlich wohl. So lebt man unter Umständen über Jahre hinweg mit einem zu hohen Blutdruck, ohne ihn zu bemerken. Meist bringt ein Routinecheck beim Arzt das Übel erst zum Vorschein. Und dann ist Eigenverantwortung angesagt: Denn auch wenn die Medizin bis heute noch keine Erklärung für die Ursache dieser Engstellung der Gefäße hat, die den Bluthochdruck verursachen, so ist doch sicher, welche Risikofaktoren dieses Übel definitiv verstärken: Übergewicht, Alkohol, Rauchen, Bewegungsmangel, Stress und Diabetes.

Kennen Sie Ihre Blutdruckwerte? Ist Ihr Blutdruck niedrig, normal oder zu hoch?

Sicher ist: Ein ungesunder Lebenswandel spielt eine zentrale Rolle. Die zwei maßgeblichen Übeltäter sind dabei Übergewicht und Bewegungsmangel. So wird der Blutdruck schon durch die Reduzierung des Körpergewichts um 1 Kilogramm spürbar gesenkt. Gesundes Abnehmen und die Rückführung des Körpergewichts in den Normalbereich kann unter Umständen die Einnahme von blutdrucksenkenden Medikamenten sogar völlig überflüssig machen. Da die langfristigen Folgen umso schlimmer sind, je höher der Blutdruck ist, ist die Vermeidung dieser genannten Faktoren ganz besonders wichtig. Sie sehen: Es gibt einige effektive Waffen, die Sie einsetzen können!

Bewegungsmangel – wer rastet, der rostet

Der menschliche Körper ist zur Bewegung geschaffen. Allein die Tatsache, dass wir überhaupt mit einem Bewegungsapparat ausgestattet sind, ist Beweis genug für dieses Naturgesetz. Ohne die Fähigkeit zur Bewegung hätte der Mensch bis heute nicht überleben können. Dieser biologisch begründete Bewegungsdrang – man kann schon fast von einer überlebenswichtigen Verpflichtung zur Bewegung sprechen, – ist nach wie vor in unseren Genen gespeichert. Allerdings stehen wir heute vor einem gewaltigen Problem: Unsere Lebensbedingungen haben sich in den letzten Jahrzehnten so drastisch verändert, dass man sich im Grunde nicht mehr bewegen muss. Man könnte fast dem Irrglauben verfallen, dass man auch (über)leben könne, ohne sich zu bewegen. Eine lebensbedrohliche Fehleinschätzung! Denn im Unterschied zu der Zeit noch vor wenigen Generationen, als körperliche Arbeit und die Fortbewegung zu Fuß selbstverständlich waren, hat die feindliche Bedrohung des 21. Jahrhunderts ein völlig neues Gesicht: Technik ersetzt körperliche Bewegung! Das Auto ersetzt den Fußweg, der Aufzug die Treppe, die Waschmaschine die Handwäsche. Doch Vorsicht, denn diese geheimen Verführer bergen eine große Gefahr.

Zu wenig Bewegung macht krank

Wieso? Ganz einfach: Weil unser Organismus von regelmäßiger körperlicher Betätigung abhängig ist, damit seine Systeme funktionsfähig und belastbar bleiben. Körperliche Betätigung ist eine Art Schutzprogramm gegen vorzeitigen Verschleiß. »Was nicht benutzt wird, verkümmert!«, wusste schon der griechische Arzt und Philosoph Hippokrates in der Antike. Ganz besonders bezieht sich das uneingeschränkt und zeitlos gültige Zitat auf das Herz-Kreislauf-System, die Lunge und den Bewegungsapparat. Wer sich nicht regelmäßig bewegt, bei dem treten die klassischen Folgen des Bewegungsmangels auf den Plan. Herzschwäche, Gefäßverkalkung, Kurzatmigkeit sowie degenerative Veränderungen des Skelettsystems und eine allgemeine Erschlaffung des Muskelapparats – alles verbunden mir einer erheblichen Einschränkung der Lebensqualität und einer drastischen Verringerung der Lebenserwartung. »Wer sich nicht um seinen Body kümmert, verkümmert!«, kann man salopp formulieren. Wenn Sie Ihre letzten Lebensjahre nicht als hoffnungsloser Pflegefall verbringen wollen, so sollten Sie heute Vorsorge treffen. Bereits heute verbringen Frauen die letzten 5 bis 8 Lebensjahre in völliger Abhängigkeit, weil sie gebrechlich sind. Übrigens: Naturvölker kennen keine Bewegungsmangelkrankheiten.

Für Senioren und Übergewichtige ist Walking die gesündeste, schonendste Form des Herz-Kreislauf-Trainings.

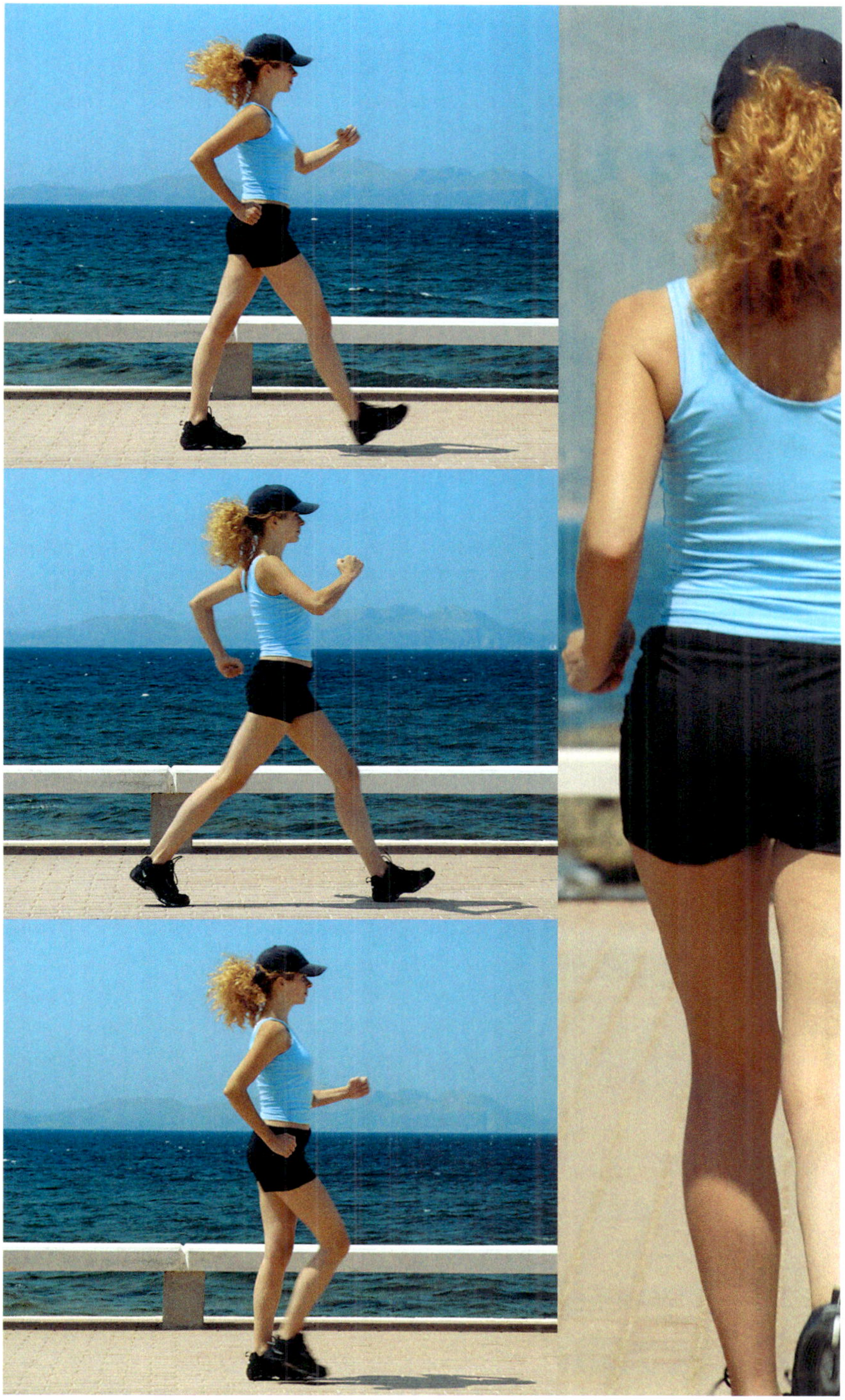

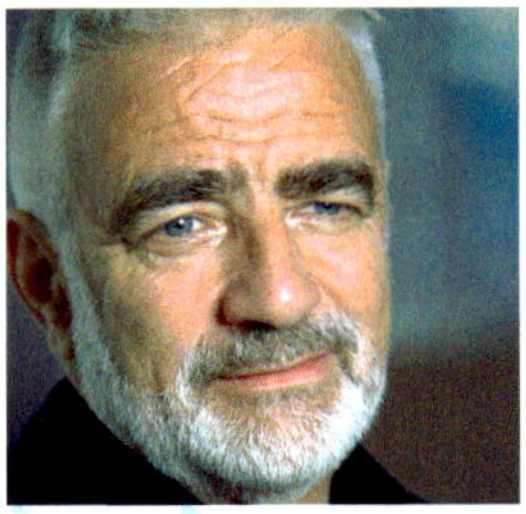

»Ein starker Rücken kennt keine Schmerzen! 80 Prozent aller Rückenbeschwerden sind auf eine zu schwache Muskulatur zurückzuführen. Gezieltes und wohldosiertes Krafttraining ist das Mittel der Wahl, seinen Bewegungsapparat bis ins hohe Alter schmerzfrei zu halten.«

Werner Kieser, Diplomtrainer, Autor und Begründer der Kieser-Methode für gesundheitsorientiertes Krafttraining

Muskeltraining beugt vor

Gezieltes Muskeltraining ist die einzig funktionierende Vorsorge und das einzig wirksame Wundermittel für eine Gesellschaft, die mehr und mehr am Krückstock geht. Knochenerweichung, Gelenkabnutzung, Verspannungen, Dysbalancen, Muskelschmerzen, Rückenschmerzen bis hin zum Bandscheibenvorfall, Veränderungen des Skelettsystems und eine allgemeine Erschlaffung des Muskelapparats sind mittlerweile Volkskrankheiten (Tendenz stark steigend), als Preis für die Bequemlichkeit und Inaktivität der Wohlstandsgesellschaft. Fast die Hälfte der Deutschen leidet ab dem 40. Lebensjahr unter Einschränkungen des Bewegungsapparats und einer damit verbundenen mehr oder weniger gravierenden Verminderung der Lebensqualität.

Im Durchschnitt verbrauchen wir heute ca. 600 Kilokalorien (kcal) weniger als in den 1970er-Jahren. Im Schnitt legen wir täglich lediglich eine Strecke von 500 Metern zurück, statt uns an die Longlife-Formel »Verbrenne jede Woche 2 000 kcal durch Bewegung und halte dein Herz-Kreislauf-System bis ins hohe Alter so auf dem Niveau eines 40-Jährigen!« zu halten. Der Bauplan der Evolution hat uns mit dem Körper eines Lauftiers ausgestattet, doch wir sind zum Sitztier mutiert. So lässt die Leistungskraft des Bewegungsapparats durch den schon im Kindesalter beginnenden, signifikanten Bewegungsmangel effizient nach. Wenn Sie sich vor Augen führen, dass die im Vergleich zu Männern 4 Jahre älter werdenden Frauen die letzten 7 Jahre ihres Lebens statistisch gesehen in körperlicher Gebrechlichkeit und personeller Abhängigkeit verbringen, dann sollten Sie sich zumindest jetzt fragen, wie Sie dieses Szenario verhindern können.

Die Folgen von Bewegungsmangel

- Herz- Kreislauf-Erkrankungen
- Arteriosklerose
- Übergewicht
- Bandscheibenvorfälle; Ischiassyndrom; Halswirbelsäulenbeschwerden
- Muskuläre Dysbalancen
- Arthrosen (v.a. Hüfte und Knie)
- Muskelerschlaffung
- Knochenerweichung
- Venenerkrankungen
- Kurzatmigkeit

Es gibt ein Rezept, das in jedem Alter, teilweise sogar rückwirkend, aber definitiv präventiv wirkt: den Gesundheitssport, in Form vielseitiger Bewegungen und Belastungen. Dazu gehören die Kategorien Kräftigungs-, Ausdauer- und Beweglichkeitstraining. Ideale Sportarten sind Spazierengehen, Joggen, Radfahren, Gymnastik, Schwimmen, Tennis, Inlineskaten und Skifahren.

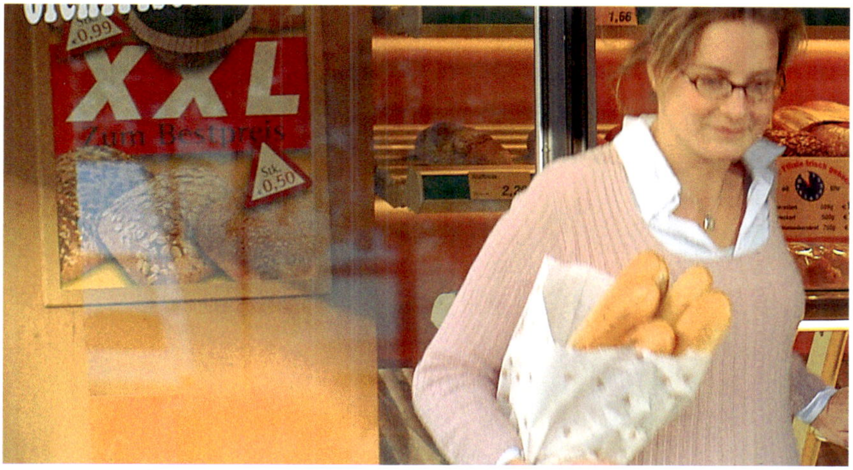

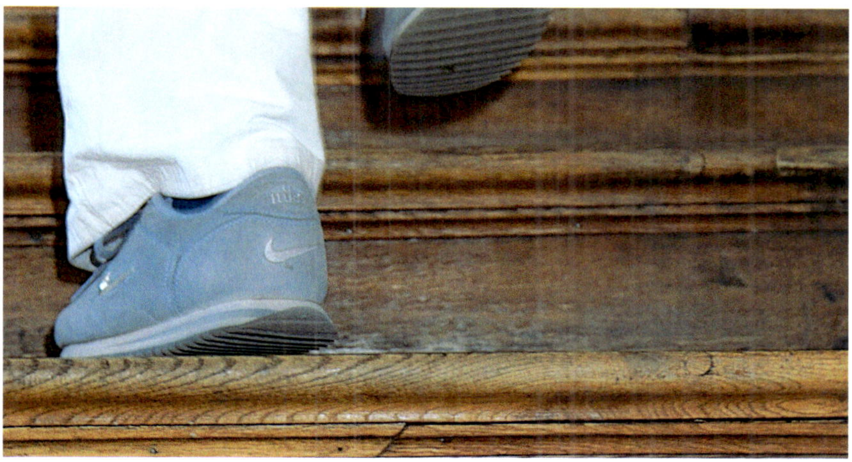

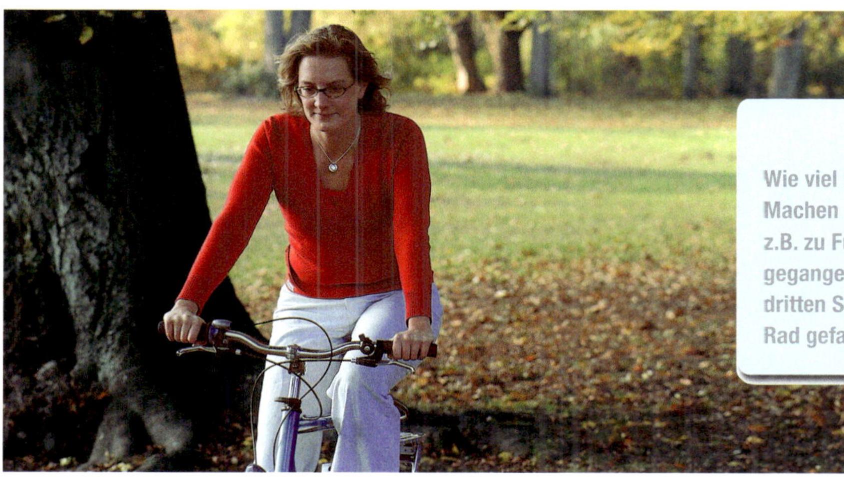

Wie viel bewegen Sie sich?
Machen Sie eine Liste:
z.B. zu Fuß zum Bäcker gegangen, Treppe in den dritten Stock benutzt, Rad gefahren ...

Diabetes mellitus (Zuckerkrankheit) – zu viel Zucker im Blut

In Deutschland gibt es rund 4 Millionen Diabetiker. Gerade bei älteren Leuten ist die im Volksmund einfach als »Zucker« bezeichnete Zivilisationskrankheit häufig anzutreffen, man kann schon fast von einer Epidemie sprechen. Neben der genetisch bedingten und eher selten auftretenden Form ist der Typ 2, auch Altersdiabetes genannt, oft eine klassische Folge des eigenen Lebensstils. Man hat sich die Suppe im wahrsten Sinn des Wortes selbst eingebrockt, und zwar in Form von zu viel an Süßem und Fettem – über Jahre hinweg, versteht sich. Über 80 Prozent der Altersdiabetiker sind übergewichtig. Die wörtliche Übersetzung von Diabetes mellitus lautet »honigsüßer Durchfluss«. Was damit gemeint ist? Ganz einfach, dass das chronische Zuviel an Süßem den Körper überfordert. Der Organismus schafft es nicht mehr, den permanent erhöhten Blutzuckerspiegel herunterzufahren. Denn das Blutzucker regulierende Hormon Insulin, das die Körperzellen wie mit einem Schlüssel aufsperrt, damit der Zucker eingeschleust werden kann, ist irgendwann aufgebraucht. Sprich, die Bauchspeicheldrüse, die das Insulin produziert, ist durch jahrelange Überforderung massiv geschwächt und kann dem überdimensionalen Bedarf nicht mehr nachkommen. Der Zucker bleibt somit in den Blutgefäßen und richtet dort seine Schäden an. Er zerstört vorwiegend die feinsten Gefäßabschnitte, also genau die, die ausschlaggebend für die Ernährung der Zellen sind. Somit gelangen keine Nährstoffe mehr in die Zellen – sie erleiden eine Unterversorgung, wodurch schwere Folgeschäden entstehen können. Das Gute: Was noch vor Generationen einem Todesurteil gleichkam, ist heute sehr erfolgreich behandelbar. Mit einem gut eingestellten Blutzuckerspiegel und einer entsprechenden Lebensführung lassen sich Folgeschäden vermeiden.

Wussten Sie, dass starkes Durstgefühl, vermehrtes Schwitzen, Müdigkeit und Antriebslosigkeit Frühsymptome der Zuckerkrankheit sind? Ist Ihnen bewusst, dass Fettleibige ein hohes Risiko haben, an Diabetes zu erkranken?

Die Folgen von Diabetes

- Durchblutungsstörungen
- Unterschenkelgeschwüre
- Nierenschädigung
- Stoffwechselstörungen
- Erkrankung der Augenarterien

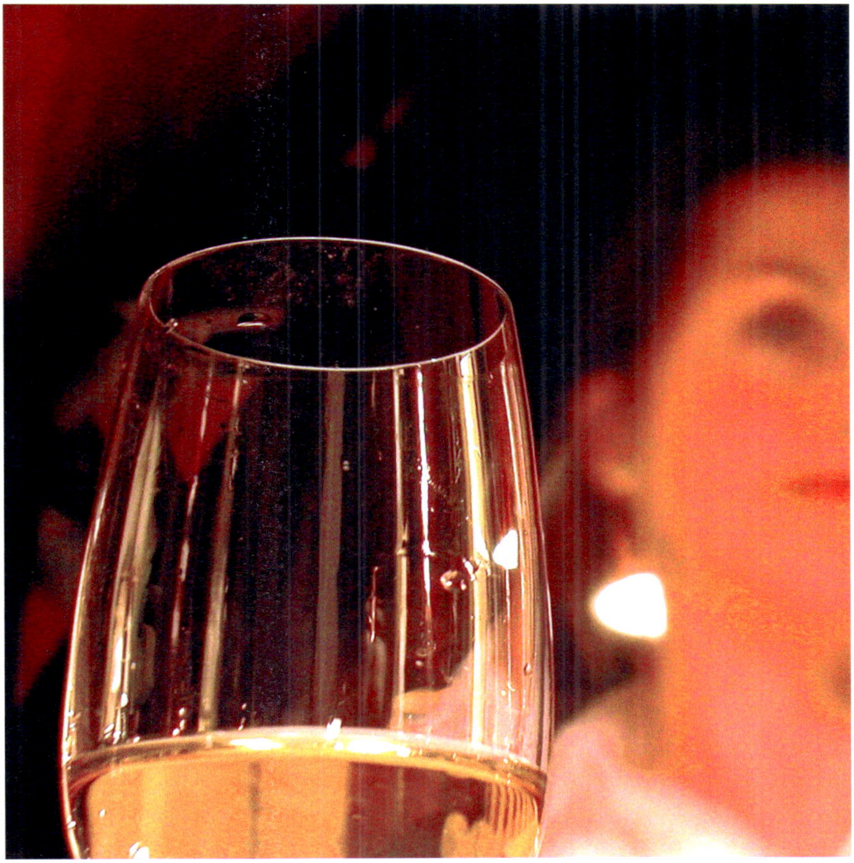

Gegen »ein Gläschen in Ehren« ist nichts einzuwenden. Gefährlich ist es, wenn Alkoholkonsum zur Gewohnheit wird.

Alkohol – die legalisierte Droge

Der Genuss von Alkohol hat sich in allen Gesellschaftsschichten etabliert, macht nicht einmal Halt vor der Jugend und gehört bei vielen Anlässen einfach dazu. Alkohol entspannt, verdrängt, macht kommunikativ, schafft Kontakte – und dennoch: Alkohol ruiniert Ihre Gesundheit!

Gegen Alkohol in Maßen, wie z. B. ein Bierchen am Abend, ein Glas Wein zum Essen oder einen Kräuterlikör danach, ist nichts einzuwenden. Es sind die Menge und die Regelmäßigkeit des Konsums, die gefährlich sind. Denn aus Genuss wird nur allzu schnell Missbrauch! Sie sollten sich vor Augen führen, zu welchen Gelegenheiten Sie Alkohol trinken. Oft sind nämlich die gleichen Faktoren ausschlaggebend wie beim Rauchen oder beim übermäßigen Essen: Stress, Überforderung, Frust, Ängste, zwischenmenschliche Konflikte oder Minderwertigkeitsgefühle. »Erst mal ein Bierchen zum Abschalten!« – und

Wie gehen Sie mit Alkohol um? Wann trinken Sie? Wie oft? Wie viel?

ehe man sich versieht, ist es zur Gewohnheit geworden. Abhängig von der aufgenommenen Menge sind die unmittelbaren Wirkungen. Alkohol hat eine toxische Wirkung und bringt eine ganze Reihe von geistigen und körperlichen Verfallserscheinungen mit sich. Psychisch macht er stimmungslabil, streitsüchtig, konzentrationsschwach, antriebslos und kann sogar zu Persönlichkeitsveränderungen führen. Körperlich führt regelmäßiger Alkoholkonsum zu Übergewicht, Bluthochdruck, Gefäßerkrankungen, Leberschäden, Schlaganfall oder Herzversagen. Von Langzeitwirkungen wie einem erhöhten Risiko für Krebs, Nervenschädigungen oder Impotenz ganz zu schweigen!

Die Folgen von übermäßigem Alkoholkonsum

- Bluthochdruck
- Schädigung der Gefäße und des Herzens
- Verdauungsprobleme
- Schädigung von Leber, Magen und Bauchspeicheldrüse
- Allgemeiner Leistungsabfall

Rauchen – Selbstmord auf Raten

Rauchen tötet jedes Jahr mehr Menschen als alle Verkehrsunfälle, Aids, Alkohol, Drogen, Morde und Selbstmorde zusammen. Statistisch gesehen verkürzt Zigarettenrauchen die Lebenserwartung um 8 Jahre. Der Durchschnittsraucher verqualmt in 1 Jahr eine Summe, die einem 1-wöchigen Urlaub in einem 3-Sterne-Hotel am Mittelmeer entspricht. »Rauchen entspannt!«, kann man oft den Rechtfertigungen von Rauchern entnehmen. Ein eher dünner Erklärungsversuch. Haben diejenigen noch nicht gehört, dass es auch andere (gesündere und billigere) Entspannungsmethoden gibt? Demaskiert sich in dieser Schutzbehauptung nicht die eigene Unfähigkeit, mit Stress umgehen zu können? Insofern ist eine ehrliche und selbstkritische Ursachenforschung, warum man überhaupt permanent zum Glimmstängel greift, der erste Schritt zur Entwöhnung. Denn wenn man die wahren Ursachen enttarnt und behebt, wird der blaue Dunst als Kompensation überflüssig. Dr. Michael Spitzbart beschreibt in seinem Buch »Fit forever« eindrucksvoll, wie schädlich Nikotin in den Arterien wirkt und die Sauerstoffversorgung im Körper reduziert: allein das Gehirn erhält bis zu einem Drittel weniger Sauerstoff!

Die Lebensqualität und Lebenserwartung von Nikotinkonsumenten sind erheblich schlechter als die von Nichtrauchern. Nikotin schädigt Herz und Gefäße und bewirkt eine chronische Sauerstoffunterversorgung des Organismus. Es zerstört das Lungengewebe und kann Krebs hervorrufen. Etwa

85 Prozent aller Lungenkrebspatienten sind Raucher. Dass die lebensbedrohlichen Folgen dieser Sucht so fahrlässig unterschätzt werden, hängt unter anderem damit zusammen, dass sich die krank machenden Wirkungen erst im Lauf der Zeit einschleichen. Außerdem besteht ja die Chance – so redet man es sich als Raucher zumindest gerne ein –, dass einen vielleicht doch keine Krankheit erwischt.

Warum rauchen Sie?
Zur Entspannung?
Aus Geselligkeit?
Aus Einsamkeit?
Gibt es andere Gründe?

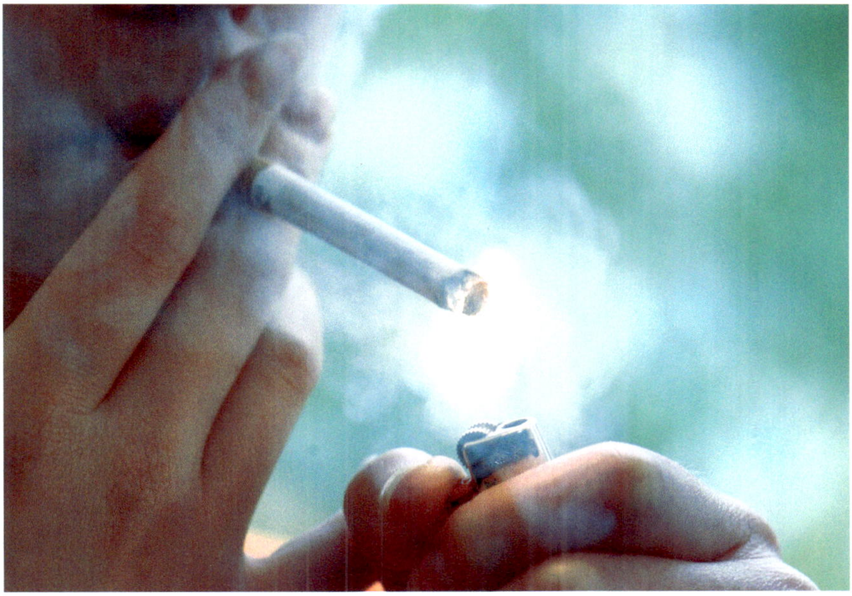

Die Folgen von übermäßigem Zigarettenkonsum

- Erhöhte Infektanfälligkeit, da Krankheitserreger durch die Schädigung der Flimmerhärchen in den Atemwegen leicht eindringen können.
- Bronchitis
- Arteriosklerose
- Herz-Kreislauf-Erkrankungen (Herzinfarkt, Schlaganfall)
- Chronische Magenschleimhautentzündung; Magen und Dünndarmgeschwüre
- Deutlich erhöhtes Krebsrisiko
- Lungenerkrankungen

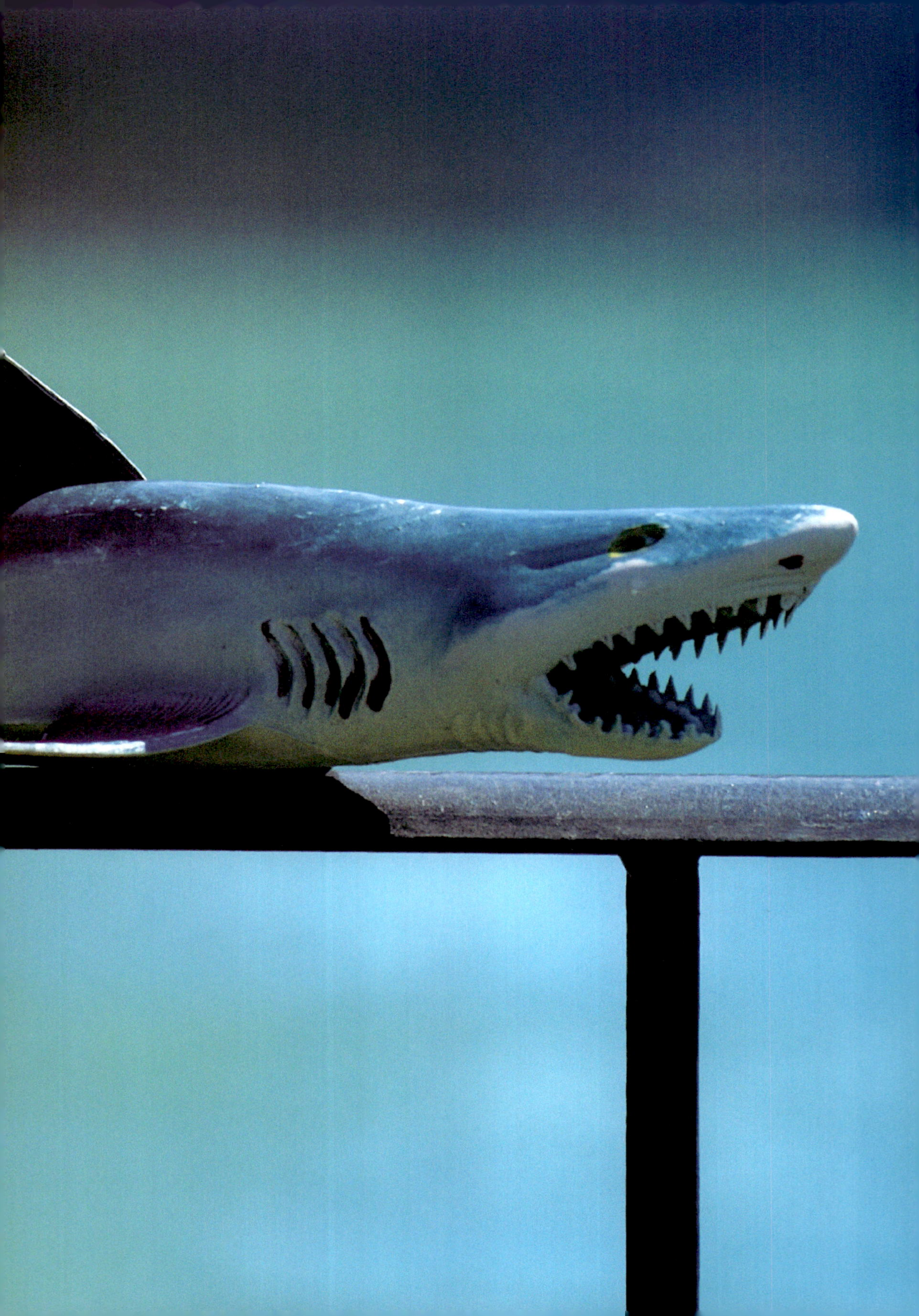

Effektives Stressmanagement

»Ich bin gestresst!«, geben in selten anzutreffender Übereinstimmung mehr als drei Viertel aller Deutschen bei Umfragen zu Protokoll. Stress ist das Synonym für Sorgen, Probleme, Angst, Frust, Druck und viele weitere Negativfaktoren. Stress ist im 21. Jahrhundert zur unsichtbaren Bedrohung aller geworden – unabhängig von Alter, Geschlecht und sozialem Status. Mediziner schätzen, dass die langfristigen Folgen von chronischem Stress weit mehr Todesfälle verursachen als alle Herz-Kreislauf-Erkrankungen sowie durch Bewegungsmangel und falsche Ernährung bedingten Krankheiten zusammen. Grund genug, dieses Phantom einmal gründlich unter die Lupe zu nehmen und ihm den Kampf anzusagen. Denn klar ist, dass es nur eine einzige wirklich wirksame Waffe gegen Stress gibt: »Werden Sie Ihr eigener Stressmanager!«

Was ist eigentlich Stress?

Der kanadische Pionier der Stressforschung Dr. Hans Selye hat bereits in den 1950er-Jahren die noch heute allgemein gültige Definition geprägt: Stress ist eine unspezifische Reaktion des Körpers auf innere und äußere Belastungen. Als Stressoren beschreibt Dr. Selye generell alle Ursachen, die diese verschiedenartigsten körperlichen Reaktionen auslösen. Unspezifische Reaktionen könnte man auch durch Krankheitssymptome ersetzen. Stress kann also Krankheitssymptome erzeugen – so viel schon mal vorneweg.

»Diese Definition bringt mich auch nicht weiter!«, mögen Sie jetzt denken, doch Sie werden gleich sehen, welch ausgezeichnete Strategie zum Stressmanagement sich daraus entwickeln lässt – wenn man diese Erklärung mit etwas Hintergrundwissen versieht und die Entstehungsmechanismen dieser ungesunden körperlichen Reaktionen im Zusammenhang mit dem eigenen Lebensstil sieht.

Die folgende »Ausbildung zum Stressmanager« verläuft in 3 aufeinander aufbauenden Schritten:

A. Wie chronischer Stress die Gesundheit ruiniert (Fragen & Antworten)
B. Basis-Know-how zum Stressmanagement (6 Fakten über Stress)
C. Stressmanagement-Strategien (Praxisstrategien & Tipps)

Bevor Ihre Stressmanagement-Ausbildung beginnt, wird der Frage nachgegangen, wieso das Phänomen Stress – im Folgenden ist ausschließlich von der negativen Form, dem Dysstress, die Rede – heutzutage ein so unvorstellbares Ausmaß angenommen hat und die Volksgesundheit bedroht wie keine andere Krankheit.

»Mindestens ein Drittel aller Krankheiten in den Industriestaaten ist auf Stress zurückzuführen.«
Dr. Hans Selye,
Pionier der Stressforschung

Unsere Konsumgesellschaft – wie geschaffen für Stress

Die weit verbreitet anzutreffende Lebensform der Menschen in den Industriegesellschaften des 21. Jahrhunderts bietet allen nur erdenklichen Formen und Ausprägungen von Stress breite Angriffsflächen. Warum? Weil das Leben in einer Gesellschaft, die in einem noch nie da gewesenen Maß auf Leistung und Konsum ausgerichtet ist, für die Entstehung von Stress geradezu prädestiniert ist: Sie zieht Stress magisch an. Wo das Haben weit mehr bedeutet als das Sein, wo (Lebens-)Erfolg weitgehend über Konsum, Geld, Statussymbole und Macht definiert wird, ist auch der Stress zu Hause. Man muss ja dies und jenes haben, hier und dort dazu gehören, auf dieser oder jener Stufe der Hierarchieleiter stehen, um Anerkennung und Akzeptanz zu bekommen.

Ist es nicht logisch, dass man umso mehr Stress erfährt, je enger, unflexibler und starrer die eigenen Vorstellungen, Toleranzgrenzen und Denkmuster sind? Stress ist sehr oft hausgemacht, auch wenn das auf den ersten Blick nicht immer so aussehen mag.

Im neu angebrochenen Jahrhundert scheint sich die Stressspirale noch schneller zu drehen. Eine wie derzeit noch nie da gewesene Zukunftsangst kann in der Tat Stress auslösen. Fehlende Perspektiven und geringe Möglichkeiten der Selbstbestimmung und Selbstverwirklichung sind permanent wirkende Stressoren, auch wenn den Betroffenen diese Beschränkungen nicht immer bewusst sind. Dazu der Alltagsstress: das Verkehrschaos auf den Straßen, der Ärger mit dem Chef, die Beziehungskrise zu Hause, die Schulden – immer im Schatten einer extremen Reiz- und Informationsüberflutung. Hinzu kommen permanente Hektik, Leistungsdruck, Midlifecrisis und Wechseljahre, nicht zu vergessen die Sinnfrage des Lebens. Stress steht unserem Lebensglück und unserer Gesundheit entgegen. Stress beeinträchtigt nicht nur die Lebensqualität und lässt uns früher altern, sondern wirkt auch definitiv lebensverkürzend!

Burnout-Syndrom – das »Ausgebranntsein« beschreibt den Zustand seelisch-emotionaler Erschöpfung in Kombination mit verringerter Leistungsfähigkeit, erhöhtem Infektrisiko und geht oft einher mit dem Verlust der Lebensfreude.

Ob Sie mit 50 schon zum alten Eisen gehören oder noch als Schwester Ihrer Tochter angesprochen werden, hängt zu einem sehr hohen Maß davon ab, wie Sie mit Stress umgehen. Insofern ist erfolgreiches Stressmanagement auch ein perfekter Jungbrunnen. Ein Grund mehr, sich mit der folgenden Ausbildung zum Stressmanager zu beschäftigen ...

Die wichtigsten Fragen und Antworten zum Thema Stress

Stress gilt im rein biologischen Sinn als positiv. Wieso?

Hinter dem neuzeitlichen Begriff Stress verbirgt sich ein uraltes, geniales System der Natur, das grundlegend nur einen einzigen Zweck erfüllt: das (Über-)Leben des Menschen in bedrohlichen Situationen zu sichern. Man könnte dieses System auch als eine Art biologisch verankertes Notfallsystem bezeichnen, das im Gehirn installiert ist und den Menschen in seiner Entwicklungsgeschichte erst überlebensfähig gemacht hat.

Unter akuter Bedrohung schaltet sich dieses Notfallsystem blitzschnell ein –aktiviert durch die Ausschüttung des Hormons Adrenalin – und lässt uns kurzzeitig Höchstleistungen vollbringen. Stress in seinem von der Natur vorgesehenen Sinn sorgt also dafür, dass wir zum Zeitpunkt einer akuten Bedrohung im Vollbesitz unserer Kräfte sind.

Die unmittelbare Stressreaktion wird vom »Reptilienhirn« gesteuert. Dieses ist evolutionsbiologisch einer der ältesten Gehirnabschnitte.

Wie sehen solche Notfälle aus?

Streiften unsere Vorfahren während der Jagd durch den Wald und blickten hinter einem Baum urplötzlich einem hungrigen Säbelzahntiger ins Gesicht, so war dies der klassische Extremnotfall – Lebensgefahr! Ein Beispiel erster Güte für das blitzartige Einsetzen unseres Notfallsystems. Jetzt gab es nur 2 Möglichkeiten fürs Überleben: Kampf oder Flucht – Jetzt war Superman gefragt! Und nur die stärksten Supermänner haben überlebt und konnten ihre Gene bis heute weitergeben.

Wie aktiviert sich das Notfallsystem?

Die Aktivierung des Notfallsystems verläuft im Bruchteil von 1 Sekunde, so, als würde jemand in unserem Kopf blitzartig auf einen Knopf drücken. Zeitgleich zur Entdeckung des Tigers verwandeln wir uns blitzschnell in Superman. Im Nu sind wir hellwach und hochkonzentriert, die Muskeln sind aktiviert, das Herz schlägt schneller, die Atmung ist tiefer. Plötzlich haben wir keine Angst, sind mutig und furchtlos. Unser Blickfeld wird größer, und sogar die Schmerzempfindlichkeit nimmt ab. Kurz: Wir sind bereit für den Kampf (oder die Flucht), um unser Überleben zu sichern. Denn eins ist in solchen Situationen klar: Es kann nur 1 Sieger geben!

Ausgelöst wird die blitzschnelle Verwandlung zur Kampfmaschine durch das Hormon Adrenalin. Jeder kennt die schlagartige Wirkung eines Adrenalinstoßes z.B. aus dem Straßenverkehr, wenn man einem auf die Fahrbahn laufenden Kind gerade noch ausweichen kann. Urplötzlich ist man in einer solchen Situation hellwach, hochkonzentriert und 100-prozentig leistungsfähig.

Welche Mechanismen laufen im Körper unter der Wirkung von Adrenalin ab?

Sieht man sich einer Bedrohung gegenüber, so setzt sich im Körper etwa folgender Prozess in Gang: Blitzschnell erteilt das Gehirn den Befehl zur Ausschüttung von Adrenalin. Das hat den Auftrag, den jetzt geforderten Körpersystemen zu sagen: »Gefahr in Verzug! Fertig machen zum Kampf!« Daraufhin werden blitzschnell all die Energiepotenziale aktiviert, die zum Kampf benötigt werden. »Herz, schlag schneller! Lunge, atme tiefer! Muskeln, spannt euch an!«, hallt es durch den Körper. Adrenalin ist sozusagen der Bote (Hormon heißt übersetzt Botenstoff), der auf dem Blutweg durch den Körper flitzt und den Befehl zu den Kampfvorbereitungen gibt. All diese Aktivierungsmechanismen laufen in unvorstellbar kurzer Zeit ab.

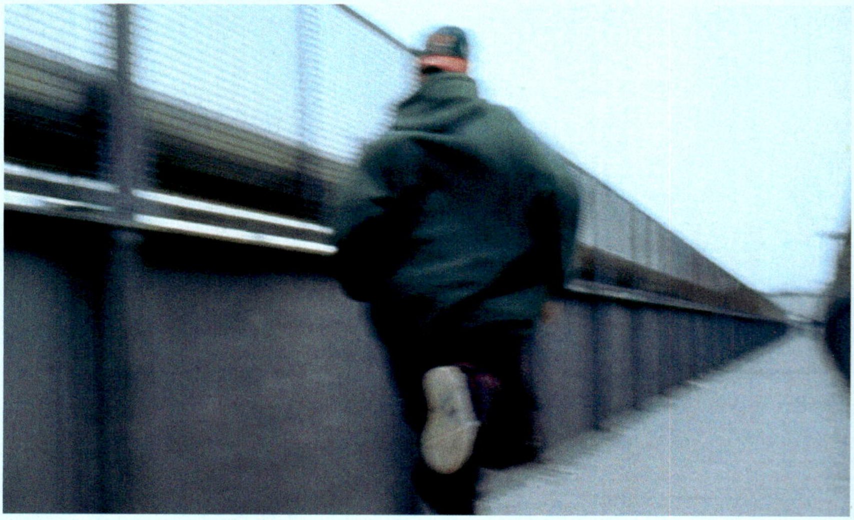

Heute gibt es im Alltag kaum noch lebensbedrohende Situationen. Hat dieses Notfallsystem damit nicht ausgedient?

In der Geschichte der Evolution gab es nie zuvor solch drastische Veränderungen wie in den letzten Jahrzehnten. Man kann sich das etwa so vorstellen, als wäre ein Steinzeitmensch mit einer Zeitmaschine ins 21. Jahrhundert mit all den so extrem veränderten Lebensbedingungen gebeamt worden. Der Urmann, noch gestern Abend völlig entspannt am Lagerfeuer vor seiner Höhle eingeschlafen, erwacht heute im Verkehrsstau auf dem Weg zum Büro! Die Konsequenz: Der Jäger und Sammler lebt mit seinem Notfallsystem im Zeitalter des »Homo consumens«, urplötzlich konfrontiert mit Anforderungen und Gefahren, die er noch nie gesehen und von denen er noch nie etwas gehört hat. Verständlich, dass er unter Stress gerät, oder?

Kann man also sagen, dass das »Notfallsystem« weiterhin vorhanden ist, aber sich das Profil der Bedrohung geändert hat?

Der Mensch im 21. Jahrhundert setzt sein Notfallsystem ein, obwohl es eigentlich kaum noch lebensbedrohliche Notfälle mehr gibt. Die Bedrohung hat heute einen ganz anderen Charakter, bedingt durch die Lebensbedingungen der Konsum- und Leistungsgesellschaft. Zukunftsängste, Statusdenken, Umweltbelastungen oder Zivilisationskrankheiten waren vor noch wenigen Jahrhunderten nicht bekannt. Diese modernen Bedrohungen sind vielschichtig, allgegenwärtig und chronisch statt einförmig, vereinzelt und akut. Das moderne Zeitalter bringt völlig neue Bedrohungen mit sich, auf die sich der Mensch in seinem Verhalten noch nicht eingestellt hat. Da er (noch) nicht weiß, wie er diesen neuzeitlichen Feinden erfolgversprechend begegnen kann, setzt er instinktiv sein altbewährtes Notfallsystem ein – mit dem Effekt, als würde man den ganzen Tag mit Kanonen auf Spatzen schießen. Er steht 24 Stunden unter Adrenalin, wenn auch in abgeschwächter Form. Aus diesem Blickwinkel wird auch sehr leicht verständlich, warum Stress Krankheitssymptome auslöst.

»Eine Standardstrategie zur Stressbewältigung, die jedem hilft, gibt es nicht. Lösungsversuche helfen nur dann, wenn sie maßgeschneidert sind«, sagt der Medizinpsychologe und Stressexperte Dr. Gert Kaluza von der Universität Magdeburg

Welche konkrete Auswirkungen hat Stress für die Gesundheit?

Die Kette der Symptome ergibt sich aus der chronischen Überbeanspruchung der durch Adrenalin aktivierten und in ständiger Alarmbereitschaft gehaltenen Körpersysteme. Die Folgen sind katastrophal: Die Blutgefäße werden geschädigt, da das permanent im Blut zirkulierende Adrenalin Risse in den Gefäßwänden verursacht. Das Gefäßsystem wird starr und brüchig, es bilden sich Ablagerungen (Arteriosklerose). Das Herz muss mit erhöhtem Druck arbeiten, da die Gefäße ständig verengt sind, und wird somit langfristig überbelastet – der klassische Nährboden für Herzinfarkt. Die kontinuierliche Überflutung mit Adrenalin unterdrückt die Produktion von Immunzellen. Die Konsequenz: eine erhöhte Anfälligkeit für Infektionen. Außerdem möglich: Muskelverspannungen bis hin zum Bandscheibenvorfall, da die Muskeln ständig aktiviert sind. Verdauungsstörungen bis hin zu Magengeschwüren und Darmentzündungen und einem erhöhten Risiko, an Krebs zu erkranken, sind ebenfalls eine Folge. Auch beim letzten Bezweifler des Zusammenwirkens von Körper, Geist und Seele sollte es jetzt klingeln: Geistig-emotionale Ursachen, wie Ängste, Leistungsdruck und Frust, führen zu körperlichen Symptomen.

Wirkt sich Stress auch auf das seelisch-emotionale Befinden negativ aus?

Auch hier hat der permanent erhöhte und somit auch in entsprechenden Arealen im Gehirn wirkende Adrenalinspiegel im Blut alarmierende Folgen.

»Vor allem wegen der Seele ist es nötig, den Körper zu üben!«
Rousseau

Man fühlt sich zunehmend getrieben, gereizt, streitsüchtig und aggressiv – Auswirkungen, die in Kampf- und Fluchtsituationen durchaus lebensrettend sein können. Unspezifische Anzeichen können auch ständiges Grübeln, irrationale Ängste, ein Gefühl der Isolation, Vergesslichkeit, Hilflosigkeit und schwerwiegende Depressionen sein. Außerdem leidet die Denk- und Konzentrationsfähigkeit, ausgelöst durch eine verminderte Gehirndurchblutung. Emotionale Ausgeglichenheit und seelisches Gleichgewicht? Fehlanzeige!

Wie merke ich persönlich, dass ich gestresst bin?

Deutliche Anzeichen sind Erschöpfung, Abgeschlagenheit, Lustlosigkeit, Gereiztheit, innere Unruhe, rastlose Aktivität, Konzentrations- und Schlafstörungen. Man glaubt, das Leben nicht mehr unter Kontrolle zu haben. Im Extremfall steigern sich die Symptome zu dem so genannten Burnout-Syndrom.

Spätestens nach diesem Horrorszenario stellt sich jetzt die Frage: »Um Himmels willen, was kann ich gegen Stress tun?«

Auch hier gibt uns die Natur die Antwort, denn wir müssen einfach das tun, was vom Bauplan der Evolution vorgesehen ist: Wir müssen uns bewegen und gezielt entspannen. Der Kopfarbeit muss körperliche Arbeit folgen, denn nur körperliche Bewegung baut den Adrenalinspiegel wieder ab. Bewegung und Entspannung sind zeitlos gültige und unumstößliche Naturgesetze. Wir müssen »lernen«, uns auszuruhen und zu entspannen. Nur dann bleiben wir von den negativen Stressfolgen verschont!

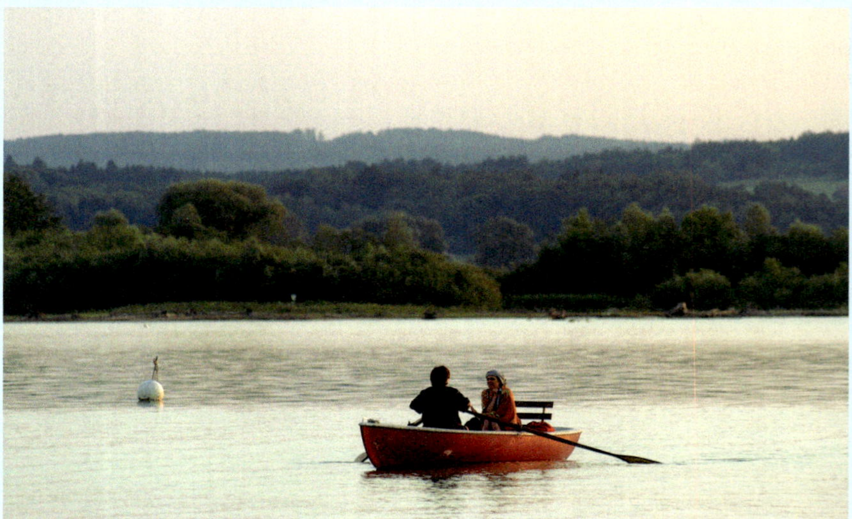

6 Fakten über Stress

1. Stress ist unvermeidbar!

Bei allen Vorzügen und Annehmlichkeiten unserer Zeit darf die Kehrseite der Medaille nicht übersehen werden: Persönliche Entwicklung, Erfolg und Selbstverwirklichung sind unvermeidlich mit Konkurrenz und Wettbewerb verbunden – beides Stressoren in Reinkultur. Ferner ist kein Mensch gefeit vor Schicksalsschlägen wie Krankheit, Trennung oder Verlust eines Angehörigen und auch niemand vor Enttäuschungen und Frust verschiedenster Art. Kurz: Stress gehört zum Leben, und daher kann der erste Ansatz nur lauten: »Akzeptiere den Stress!«

2. Stress ist immer individuell!

Abhängig von der Persönlichkeit und dem individuellen Umgang mit den Stressoren, reagiert jeder Mensch anders auf Stress. Ist es für den einen so schlimm, vor versammelter Abteilung eine Rede zu halten, dass ihm schon Tage zuvor der Atem stockt, so ist das für den anderen die erhoffte Chance: »Endlich kann ich allen zeigen was ich draufhabe!«. Der eine bricht unter Zeitdruck zusammen, der andere braucht ihn, um zu Höchstform aufzulaufen, der eine sieht in jedem Problem ein unüberwindbares Hindernis, der andere eine Gelegenheit, sich zu beweisen.

Immanuel Kants Ausspruch »Alle Stärke wird nur durch Hindernisse erweckt, die zu bewältigen sind!« belegt, dass die Einstellung, Probleme als Herausforderung zu sehen, ein effektives Mittel im Stressmanagement darstellt.

3. Stress ist abhängig vom Blickwinkel!

Lernen Sie, im wahrsten Sinn des Wortes mit einer »gesunden« Einstellung durch das Abenteuer Leben zu ziehen – lernen Sie Stressoren als Herausforderung zu sehen. Warum? Weil sich schon allein durch die Annahme der Herausforderung die richtigen Fragen auftun, nämlich konstruktive, ziel- und lösungsorientierte. Fragen wie »Was kann ich dagegen unternehmen?«, »Wie konnte es zu dieser Situation kommen?« oder »Was kann ich daraus lernen?« tragen schon allein durch die Fragestellung den Kern der Lösung in sich. Außerdem hat eine optimistische und positive Einstellung immer einen echten Energieschub, Hingabe und Durchhaltevermögen zur Folge.

Dagegen bewirken pessimistisch eingefärbte Denkmuster wie »Wieso trifft mich das schon wieder?«, »Dagegen kann man nichts machen!« oder »Ich bin einfach zu doof!« genau das Gegenteil. Angst lähmt, nicht nur körperlich, sondern auch geistig!

Übrigens ist längst bewiesen: Optimisten leben länger! Deshalb kann die Formel nur lauten: »Nimm den Stress als Herausforderung an!«

4. Stress entsteht durch Ihre Reaktion!

Stress entsteht erst durch Ihre Reaktion – nicht durch das Ereignis selbst! Machen Sie diese Aussage zum Leitsatz Ihres Lebens, und Sie werden den Nobelpreis für Stressmanagement gewinnen! Wenn Sie das nächste Mal einer Stresssituation gegenüberstehen, dann beobachten Sie einmal, wie in schneller Abfolge 3 Schritte hintereinander ablaufen:

1. Das Ereignis an sich
2. Ihre Wahrnehmung des Ereignisses
3. Ihre Reaktion

Auf das Ereignis an sich haben Sie wahrscheinlich keinen Einfluss. Wenn Sie Ihr Chef das dritte Mal an einem Tag als unfähig beschimpft (weil er auf diese Art seinen Frust rauslässt), können Sie dagegen nichts machen. Sie sind der Sündenbock.

»Es wäre dumm, sich über die Welt zu ärgern – sie kümmert sich nicht darum!«
Marc Aurel

Ihre Wahrnehmung unterliegt hingegen schon Ihrer Macht. Wenn Sie sich über irgendetwas aufregen, so heißt Wahrnehmung nichts anderes als sich aufrichtig einzugestehen: »O.K., das stresst mich. Da kochen ständig diese Hass- und Frustgefühle in mir hoch! Dazu muss ich stehen!«, gemäß dem Motto: »Einsicht ist der erste Schritt zur Besserung!« Stressmanagement bedeutet in diesem Zusammenhang, seine Emotionen zu akzeptieren und die Verantwortung zu übernehmen.

Erst nachdem dieser Schritt getan ist, kommen Sie in die Lage, die wirksamste aller Waffen gegen Stress einzusetzen: Ihre Reaktion auf das Stress auslösende Ereignis! Jetzt haben Sie die Freiheit der Wahl; Sie können sich aussuchen, wie Sie reagieren. Das ist der alles entscheidende Schritt für erfolgreiches Stressmanagement. Wie oft stellt sich schon nach kurzer Zeit die Erkenntnis ein: »Wie konnte ich nur so doof und unkontrolliert reagieren?« – Der Beweis dafür, dass die persönliche Reaktion immer flexibel ist. Stressmanagement bedeutet, flexibel zu reagieren. Gewöhnen Sie sich an, sich nicht über Dinge aufzuregen, die Sie nicht ändern können, und die, die Sie nicht ändern können, als Herausforderung zu sehen. Die Formel lautet: »Cool bleiben oder cool reagieren!«

5. Stress entsteht im Kopf!

Viele Sorgen, Ängste, Befürchtungen oder Ärgernisse sind nur in Ihrer Vorstellung lebendig. Sorgen und Ängste beziehen sich naturgemäß immer auf die Zukunft – und wer kann heute schon wissen, was morgen tatsächlich

geschieht?! Wissenschaftliche Studien haben gezeigt: Die möglichen Katastrophen, über die sich die Menschen den ganzen Tag den Kopf zerbrechen, treten in 90 Prozent aller Fälle in der Realität gar nicht ein. Mit anderen Worten: Ständige Sorgen, Zweifel, Ängste und Befürchtungen stressen Ihren Körper, auch wenn diese nur in Ihrem Geist vorhanden sind.
Dieses innere Spiel geht sogar noch weiter: Wer permanent von Sorgen, Ängsten und Pessimismus beherrscht wird, der strahlt das auch irgendwann aus. Der Typ Mensch, der zum Lachen in den Keller geht, hat in aller Regel eine andere Ausstrahlung als jemand, der von Zuversicht, Optimismus und Lebensfreude geprägt ist. Weltmeister in diesem inneren (Un-)Glücksspiel sind die so genannten Hypochonder, die es sogar schaffen, aufgrund Ihrer Einbildungskraft tatsächlich zu erkranken. Im Gegensatz dazu steht der berühmte Placebo-Effekt, der bewirkt, dass sich Menschen allein durch ihre Vorstellungskraft selber heilen. Der Körper folgt dem Geist – stichhaltigere Beweise könnte kein Staatsanwalt dieser Welt finden. Die Richtung bestimmen nur Sie! Entscheiden Sie sich für gesunde Gedanken- und Gefühlskontrolle. »Kontrolliere deinen Geist!«

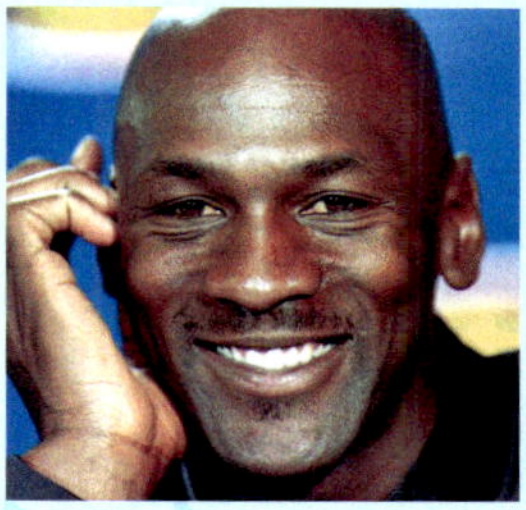

»Angst ist Einbildung. Man glaubt, etwas stünde im Weg, das in Wirklichkeit gar nicht existiert. Was es aber gibt, ist die Fähigkeit, seine Fähigkeiten so gut wie möglich einzusetzen. Wer vor einer Wand steht, darf nicht kehrtmachen und aufgeben, sondern sollte sich überlegen, wie er am besten darüber klettern oder darum herumlaufen könnte.«

Michael Jordan, erfolgreichster Basketballspieler aller Zeiten

6. Stressmanagement bedeutet Selbsterkenntnis

»Erkenne dich selbst!», lautet der berühmteste Ausspruch des griechischen Philosophen Aristoteles. Was das mit Stress zu tun hat? Erfolgreiches Stressmanagement heißt, sich permanent mit sich selbst auseinander zu setzen. Sein eigenes Tun und Handeln stets selbstkritisch und aufrichtig zu analysieren ist die Basis für einen gesunden Umgang mit Stress. Zu erkennen, dass in jedem Problem, in jeder Angst und in jeder Sorge auch der Keim zu persönlichem Wachstum liegt, ist ein zentraler Ansatzpunkt.

Zu verstehen, dass Erfolg, Zufriedenheit und Ausgeglichenheit sich von selbst einstellen, wenn man seine Stressoren in den Griff bekommt, ist die Motivation schlechthin, sich gewissermaßen auf Stress und Probleme zu freuen. Im Umgang damit stößt man unumgänglich an seine Grenzen, Schwächen und Unzulänglichkeiten – ein äußerst positiver und wichtiger Aspekt. Denn sich entwickeln kann man nur, wenn man seine eigenen Schwächen erkennt und lebenslang daran arbeitet. Nur wenn Sie sich aktiv mit Stress und Problemen auseinander setzen und eine entsprechend positiv motivierte Grundhaltung einnehmen, haben Sie die Chance, persönliche Pluspunkte bei der Entdeckung und Entfaltung Ihrer Persönlichkeit zu sammeln.

Stressmanagement-Praxis – Die 4-»A«-Formel

Wenn Sie das nächste Mal in Stress geraten, so versuchen Sie, der Situation mit den folgenden 5 Schritten der so genannten 4-»A«-Formel zu begegnen:

1. »A«-kzeptieren
Akzeptieren Sie die Stress auslösende Situation. Machen Sie sich klar und erkennen Sie an, dass es kein Leben ohne Stress gibt. Selbst wenn Sie sich durch eigenes Verschulden in diese Situation (z.B. unnötiger Zeitdruck durch schlechte Terminplanung) gebracht haben, so ändert es nichts, sich jetzt Vorwürfe zu machen.

2. »A«-ufmerksamkeit
Achten Sie auf die in Ihnen aufsteigenden Gefühle, wie z.B. Zorn, Ärger, Wut, Frust oder Enttäuschung. Nehmen Sie diese Gefühle an, gestehen Sie sich ein, dass Sie gestresst sind. Unangebracht ist es in jedem Fall, diese hochkochenden Gefühle zu ignorieren und zu übergehen. Vergessen Sie nicht, dass genau diese unterdrückten Emotionen die unsichtbaren Verursacher für Krankheit sind.

3. »A«-ntwort auswählen
Machen Sie sich bewusst, dass Sie die freie Wahl haben, wie Sie reagieren. »Re-aktion« bedeutet letztendlich Antwort. Im übertragenen Sinn stellt Sie die eingetretene Stresssituation vor die Frage: »Na, wie sieht's aus? Kriegst du mich in den Griff, oder lässt du dich von mir fertig machen?« Dann sind Sie an der Reihe mit der entsprechenden Antwort. Bedenken Sie, dass dies der Augenblick der Wahrheit ist: Wollen Sie sich tatsächlich von so einem lächerlichen Problem bedrohen lassen? Die Kunst, sich selbst in dieser Situation mit den Augen eines anderen zu betrachten, kann wahre Wunder bewirken. Hilfreich ist auch die so genannte Mentortechnik. Überlegen Sie einfach, wie Ihr Vorbild oder Ihr Mentor in einer solchen Lage reagieren würde, und übernehmen Sie die für Sie beste Lösungsmöglichkeit. Seien Sie sich bewusst, dass Flexibilität Trumpf ist, und vergessen Sie nicht: Wenn die Situation oder die Menschen, die Sie in Rage bringen, bestimmen, wie Sie reagieren, dann geben Sie Ihre Macht ab! Dann sind Sie im wahrsten Sinn des Wortes fremd- statt selbstbestimmt.

4. »A«-nalyse
Die Analyse nach den Ursachen, die zur Entstehung der Stresssituation beigetragen haben, ist die Voraussetzung dafür, dass dieses Problem beim nächsten

»Überdenken Sie die folgenden, häufig anzutreffenden und permanent Stress erzeugenden Einstellungen. Kreuzen Sie auf der Skala von 1 bis 10 an, inwieweit diese für Sie zutreffend sind. Prüfen Sie, inwieweit Sie durch die Veränderung Ihrer inneren Einstellung Stressfaktoren vermeiden können.«

Alles-oder-nichts-Denken

Typisch: »Sekt oder Selters!«; nur Sieg oder Niederlage zählen. Alles muss perfekt sein. Stress entsteht, wenn etwas nicht 100-prozentig gelungen ist. Man sieht sich schnell als Verlierer.

1	2	3	4	5	6	7	8	9	10

Übertriebene Verallgemeinerungen

Typisch: »Ich bin der geborene Verlierer!« Stress entsteht, weil eine einmalig erlittene Niederlage als unveränderbare Charakterschwäche angesehen wird, die in Zukunft immer vorhanden sein wird.

1	2	3	4	5	6	7	8	9	10

Voreilige Schlussfolgerungen

Typisch: »Das klappt sowieso nicht!« Stress entsteht, weil man beim ersten kleinen Widerstand schon resigniert und aufgibt.

1	2	3	4	5	6	7	8	9	10

Fehlende Anerkennung von Zwischenerfolgen

Typisch: »Na, das ist ja doch das Mindeste!« Stress entsteht, weil man Zwischenerfolge nicht beachtet und dadurch keine neue Motivation und positive Energie aufbaut.

1	2	3	4	5	6	7	8	9	10

Wunschaussagen

Typisch: »Es sollte doch wenigstens möglich sein, dass …!« Stress entsteht, weil durch Aussagen wie »Man muss …« oder »Es gehört sich, dass …« leicht Teilnahmslosigkeit und Resignation gefördert werden.

1	2	3	4	5	6	7	8	9	10

Übertriebenes Leistungsdenken

Typisch: »Ich werde nur anerkannt, wenn ich die oder jene Stellung habe!« Stress entsteht, weil man denkt, als »Produkt« und nicht nach seinen menschlichen Eigenschaften beurteilt zu werden.

1	2	3	4	5	6	7	8	9	10

Stark ausgeprägtes Konkurrenzdenken

Typisch: »Ich darf auf keinen Fall zulassen, dass mein Kollege besser ist als ich!« Stress entsteht, weil man sich von anderen ständig angegriffen und bedroht fühlt. Man verschwendet seine Energie auf das Verhalten anderer, anstatt diese für sich und seine Ziele einzusetzen.

1	2	3	4	5	6	7	8	9	10

Versagensängste

Typisch: »Das schaffe ich sowieso nicht!« Stress entsteht, weil man sich von Anfang an überfordert und überlastet fühlt und von vornherein davon überzeugt ist, dass man die Aufgabe sowieso nicht meistern kann.

1	2	3	4	5	6	7	8	9	10

Zu hoch gesteckte Ziele

Typisch: »Mit 30 möchte ich Millionär sein!« Stress entsteht, weil durch unrealistische Ziele schnell Frust und Resignation entstehen.

1	2	3	4	5	6	7	8	9	10

Geringes Selbstwertgefühl

Typisch: »Ich bin es eigentlich nicht wert, dies oder jenes zu erreichen!« Stress entsteht, weil man dazu neigt, alles persönlich zu nehmen, und sich angegriffen fühlt.

1	2	3	4	5	6	7	8	9	10

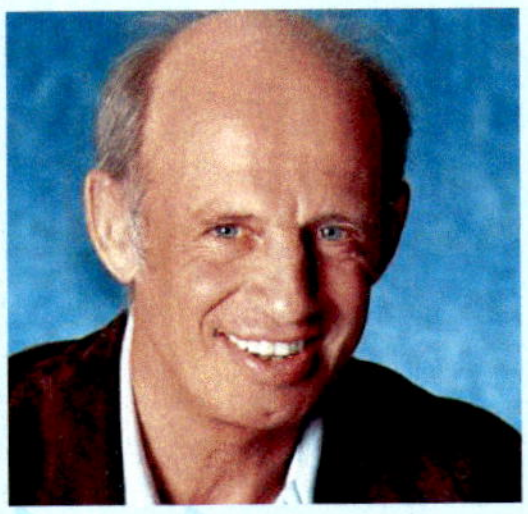

»Es fängt mit der Definition an: Stress kann man auch Herausforderung nennen, dann wirkt es eher positiv, vergleichbar mit einer sportlichen Betätigung, wo Bewegung und Belastung des Systems zu positivem - Lebensgefühl führt. Und genau dies hilft in Phasen hoher Belastung – mit Bewegung, die man selbst kontrolliert – das Gefühl der Unabhängigkeit herzustellen, nicht fremdbestimmt zu hohen Anforderungen ausgeliefert zu sein!«

Willi Bogner, Unternehmer, Filmregisseur und Ski-Olympiateilnehmer

Mal nicht mehr auftreten kann. Was habe ich mir selbst zuzuschreiben, damit diese Situation entstehen konnte? Inwieweit bin ich selbst verantwortlich? Gerate ich in Zeitnot, weil ich die zu bewältigende Aufgabe unterschätzt habe? Wählt der Chef gerade immer mich für die ungeliebten Aufgaben aus, weil ich morgens regelmäßig zu spät komme?

Ursachenforschung ist eine der wirksamsten Waffen überhaupt, denn sie verhindert, dass Stress überhaupt entsteht. Die Fragen »Was kann ich aus dieser Situation lernen?« und »Wo sind meine Schwächen?« dienen auch der persönlichen Entwicklung.

Der deutsche Philosoph Reinhold Niebuhr formulierte schon vor ein paar Jahrhunderten die folgende Erkenntnis, die perfekt zusammenfasst, was erfolgreiches Stressmanagement im 21. Jahrhundert ausmacht: »Gott schenke uns die Gelassenheit, die Dinge zu akzeptieren, die wir nicht ändern können, den Mut, die Dinge zu ändern, die verändert werden müssen, und die Weisheit, das eine von dem anderen zu unterscheiden.«

Strategien, die Ihr Leben stressfrei machen

Entspannung verstehen

Anspannung und Entspannung sind 2 Seiten derselben Medaille. Es ist ein Naturgesetz, dass Entspannung Stress abbaut und neue Energie freisetzt. Ab Seite 147 erhalten Sie eine Fülle von Praxistipps zum Entspannen.

Körperliche Bewegung

Körperliche Bewegung ist die wirksamste Waffe, um aktivierte Stresspotenziale abzubauen. Den langfristigen gesundheitsschädlichen Wirkungen eines chronisch erhöhten Adrenalinspiegels kann nur durch regelmäßige körperliche Bewegung entgegengetreten werden.

Persönliche Ziele

Persönliche Ziele bringen Ordnung und Übersicht ins Leben. Das Setzen von Prioritäten sorgt dafür, dass Sie sich nicht mit Unwichtigem aufhalten. Außerdem bringt jedes erreichte Ziel einen Schub für das Selbstvertrauen.

Um-Denken

Das Leben ist ein Prozess, der von ständigem Wandel geprägt ist. Machen Sie sich bewusst, dass es Ihre persönliche Wahrnehmung mit Ihrer Innenwelt ist, mit der Sie die Ereignisse in der Außenwelt interpretieren. Durch die eigene Brille gesehen wird alles relativ. Worüber Sie sich vor einem Jahr noch aufgeregt haben, darüber können Sie heute nur noch lächeln. Seine innere Einstel-

Folgende Gliederung soll Ihnen dabei helfen, Übersicht und Ordnung in Ihre persönlichen Stressoren zu bringen. Gehen Sie die einzelnen Punkte in aller Ruhe durch und schreiben Sie auf, was Ihnen spontan in den Sinn kommt.

a. Job

- z. B. täglich lange Fahrt zur Arbeit.
- z. B. ständig vorhandene gereizte Stimmung, da man mit einem Kollegen »einfach nicht kann«.
- ....
- ....

b. Familie

- z. B. Frust mit dem Ehepartner, weil man zu wenig Zeit miteinander verbringt.
- z. B. Ärger mit dem Partner wegen der Finanzen.
- z. B. Ärger mit dem Sprössling, weil er nicht einsehen will, dass er um 22 Uhr zu Hause sein muss.
- ....
- ....

c. Freundschaften/Beziehungen

- z. B. offener Konflikt mit Geschwistern (»Wer kümmert sich um die Eltern im Krankheitsfall?«).
- z. B. Unmut, weil ein guter Freund die geliehenen 100 Euro nicht zurückgibt.
- ....
- ....

d. Freizeit

- z. B. Unverständnis der Ehefrau, wenn man das ganze Wochenende an seinem Auto bastelt.
- z. B. schlechtes Gewissen, weil man in seiner Freizeit keinen Sport treibt und sich gehen lässt.
- ....
- ....

Persönliches Verhalten (»typisch ich!«.)

- z. B. immer alles auf den letzten Drücker machen.
- z. B. abends bis zum Sendeschluss fernsehen und morgens unausgeschlafen sein.
- z. B. im Straßenverkehr wegen jeder Lappalie aus der Haut fahren.
- z. B. bei einer Diskussion immer die beleidigte Leberwurst spielen.
- ....
- ....

»Erstellen Sie anhand der folgenden 4 Bereiche Ihr persönliches Stressprofil.«

lung ständig weiterzuentwickeln und zu erkennen, dass diese Weiterentwicklung ein nie endender Reifungsprozess ist, ist schon ein effektives Mittel gegen Stress.

Kritikfähigkeit

Seien Sie dankbar für Kritik, die an Sie von außen herangetragen wird. Nur so können Sie sich weiterentwickeln. Üben Sie gleichzeitig auch in einem gesunden Maß Selbstkritik. Fragen Sie sich, was Sie besser machen können, übernehmen Sie die Verantwortung für Fehler und Schwächen.

Selbstgesprächs-Kontrolle

Machen Sie sich klar, dass in Ihrem permanent stattfindenden inneren Dialog genau die Energie für die Entstehung Ihrer Realität liegt. »Der Mensch ist das Produkt seiner Gedanken!«, wusste schon der römische Kaiser Marc Aurel. Seien Sie also nicht negativ, ungeduldig und abwertend mit sich selbst.

Vertraute haben

»Sich den Frust von der Seele reden!«, ist hier die treffende Maxime, im Gegensatz zu dem weit verbreiteten »In-sich-hinein-Fressen«. Allein die Tatsache, dass man sich jemandem anvertrauen kann, ist ein hocheffektives Mittel gegen Stress.

Mentor/Vorbild

Die Frage »Wie würde mein Vorbild in dieser Situation handeln oder reagieren?« kann bereits eine beruhigende und positive Wirkung haben und einen gedanklich auf den richtigen Weg bringen. Wenn man kein reales Vorbild hat, so lässt sich dieses fiktiv ersetzen, wie z.B. »Was würde der Dalai Lama dazu sagen?« oder »Was meint die Philosophie zu so einem Problem?«.

Das Altern akzeptieren

Es macht keinen Sinn, sich gegen das Altern zu wehren. Nehmen Sie sich Menschen zum Vorbild, die wegen ihrer Reife, ihrer Erfahrung und ihres Charismas bewundernswert sind. So arbeiten Sie mit der Natur und nicht gegen sie.

Sinnfindung

Machen Sie sich bewusst, was Sie vom Leben wirklich wollen. Vergessen Sie nicht, dass glückliche Beziehungen, Lebensfreude, Selbstverwirklichung, Zufriedenheit und Gesundheit nicht mit Konsum und äußerer Leistung zu erreichen sind. Schon Einstein wusste: »Dinge, die wirklich zählen, sind nicht zu zählen, während Dinge, die zählbar sind, nicht wirklich zählen!«

Tipps und Tricks für den Alltag

Nein sagen

Sagen Sie Nein, wenn Sie Nein meinen – freundlich, nett und trotzdem mit dem Verweis auf generelle Hilfsbereitschaft. Werden Sie nicht zum gutmütigen Jasager.

Zeitmanagement
Planen Sie Ihren Tagesablauf und die zu erledigenden Aufgaben. Nichts stresst mehr als Zeitdruck und unerledigte Aufgaben.

Ordnung halten
Wer ständig seine Schlüssel sucht, nicht weiß, wo die gerade benötigte Telefonnummer aufgeschrieben steht, macht sich nur selbst Stress. Mit ein bisschen Ordnung und Überblick sind viele Stressoren zu vermeiden.

Entspannungspausen einplanen
Bauen Sie feste Entspannungspausen in Ihren Tagesablauf ein. Machen Sie diesen inneren Urlaub zu einem festen Ritual in Ihrem Leben.

Ruhe bewahren
Warten Sie erst einmal ab, um Gelassenheit und Ruhe für Ihre Reaktion zu bekommen. 10-mal tief ein- und ausatmen, bevor man reagiert, oder ein Blick in den Spiegel kann wahre Wunder bewirken.

Ausreichend Schlaf
Nichts stresst langfristig mehr (vor allem Ihr Immunsystem) als ein permanent vor sich hergeschobenes Schlafdefizit. Machen Sie sich klar, dass der Schlaf das Mindeste ist, womit Sie sich für das reibungslose Funktionieren bei Ihrem Körper bedanken können.

1 Stunde Faulenzen
Halten Sie sich mindestens 1 Stunde am Tag frei, in der Sie das machen, was Ihnen wirklich Spaß und Freude bereitet. Schalten Sie dabei ganz bewusst Ihre Aufmerksamkeit von den sonstigen Verpflichtungen ab.

Natur und frische Luft
Suchen Sie jeden Tag den Kontakt zur Natur, schon allein wegen der frischen Luft.

Seien Sie nett
»Wie man in den Wald hinein ruft, so schallt es zurück!« Das trifft ganz speziell auf uns Menschen zu. Behandeln Sie Ihre Mitmenschen so, wie Sie gerne behandelt werden wollen. Dann entsteht kein zwischenmenschlicher Stress.

Lächeln Sie
Lächeln entspannt und schafft Sympathie. Dem gibt es nichts hinzuzufügen.

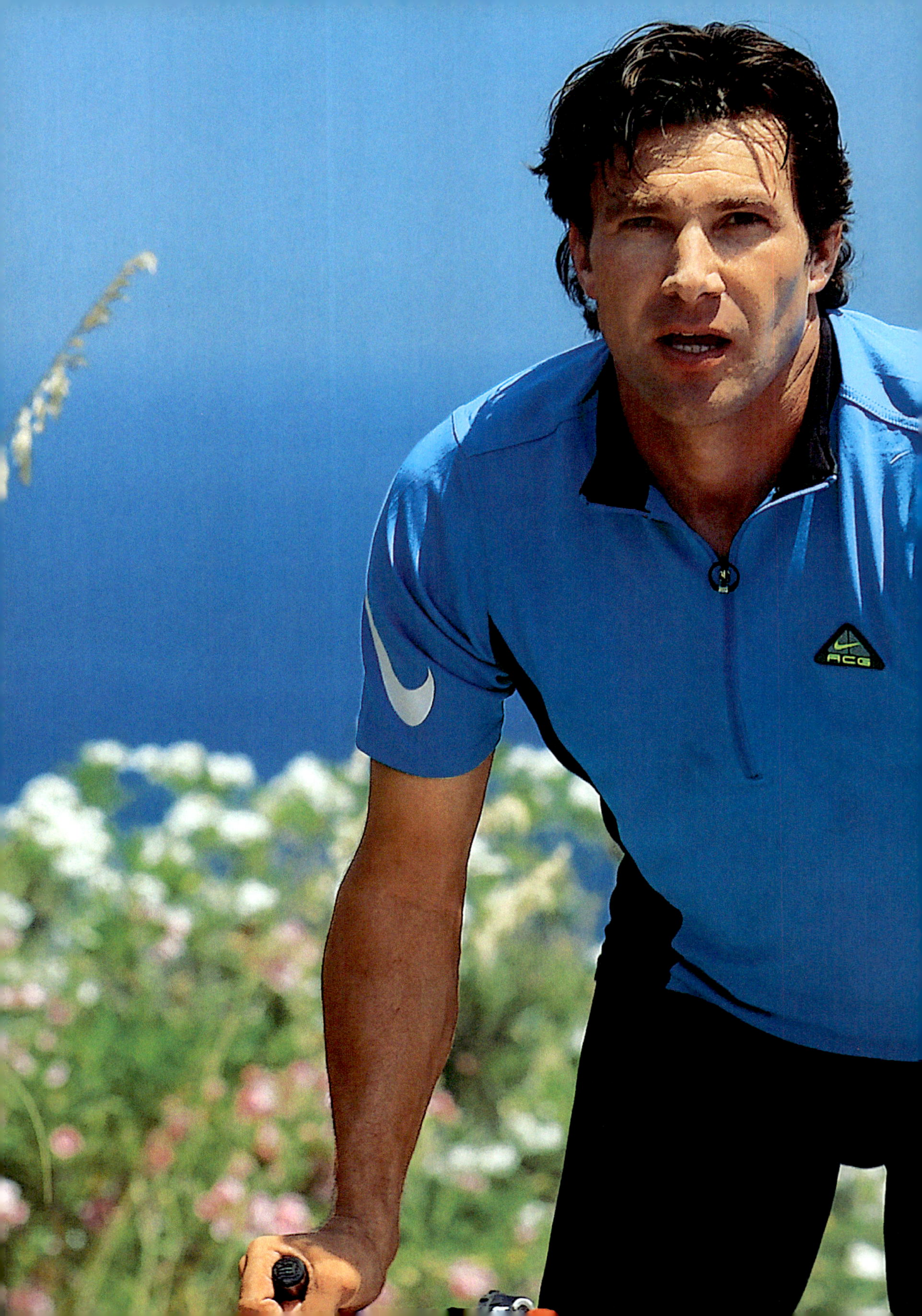
ACG

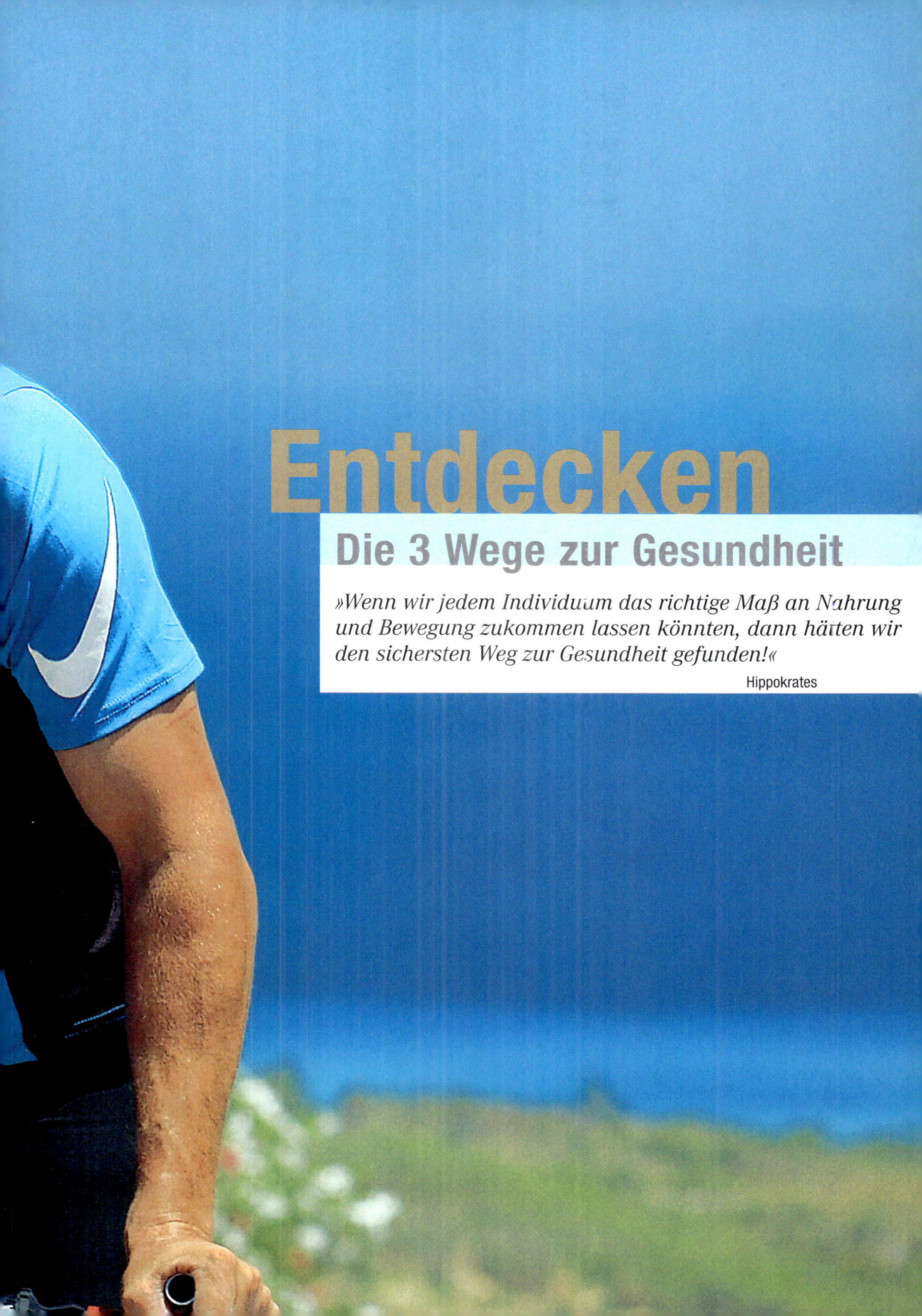

Entdecken

Die 3 Wege zur Gesundheit

»Wenn wir jedem Individuum das richtige Maß an Nahrung und Bewegung zukommen lassen könnten, dann hätten wir den sichersten Weg zur Gesundheit gefunden!«

Hippokrates

Die Gesundfaktoren

Bewegung, Ernährung und Entspannung sind die 3 maßgeblichen Faktoren, durch die Gesundheit entsteht – jeden Tag aufs Neue. Alle 3 Eckpfeiler ruhen auf der Säule des Bewusstseins. Was das heißt? Nichts anderes, als dass Ihnen auch wirklich bewusst ist, was Sie wie zu tun (und zu lassen!) haben, um vor Gesundheit, Vitalität und Lebensenergie nur so zu strotzen. Die notwendige Erkenntnis, dass Gesundheit zum größten Teil in Eigenregie, sprich durch Ihren ganz persönlichen Lebensstil, entsteht, sollte mit dem Studium des vorangegangenen Kapitels erwacht sein. Sie wissen nun: »Gesundheit ist machbar!«

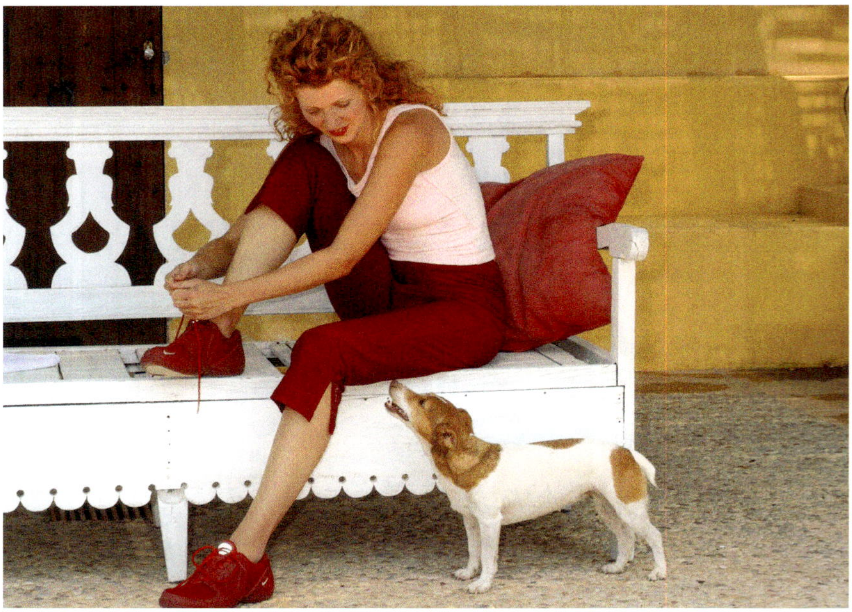

Das folgende Kapitel umfasst Anleitungen für körperliches Training, Ernährung und Entspannung und vermittelt Ihnen die Grundlagen, wie Sie Ihren Lebensstil im tagtäglichen Leben auf Gesundheit ausrichten können. Sie stellen die zeitlos gültigen Spielregeln der Natur dar – die Gesundheits-Urprinzipien –, lassen Ihnen jedoch einen persönlichen Spielraum in der Umsetzung.
Übernehmen Sie die Verantwortung und überlassen Sie Ihr Wohlergehen nicht dem Schicksal, denn Sie wissen spätestens jetzt: Ihre Gesundheit ist die Folge Ihrer tagtäglichen Entscheidungen!

Der Zeitsprung der Evolution

Unseren Lebensstil auf Gesundheit auszurichten ist einfacher als man denkt, denn die Natur hat uns eine Überlebenssicherung mitgegeben: Sie hat die entsprechenden (Überlebens-)Programme bezüglich Bewegung, Ernährung und Entspannung in unseren Genen gespeichert – doch leider ist uns der Instinkt abhanden gekommen. Über Jahrtausende war der Mensch in seiner Geschichte ein so genanntes Laufwandertier. Dahinter verbirgt sich die Natürlichkeit einer Lebensweise, die auf direktem Weg zu umfassender Gesundheit, Vitalität und Jugendlichkeit führt – denn eines steht fest: Zivilisationskrankheiten gab es in den ersten 99 Prozent der Menschheitsgeschichte nicht.

Die Bewohner der Insel Kreta sind die mit Abstand gesündesten Menschen in Europa. Sie haben 95 Prozent weniger Herzerkrankungen als andere Europäer und werden im Schnitt weit über 90 – weil sie naturbelassene Lebensmittel (Getreide, Gemüse, Früchte, Fisch) bevorzugen, sehr viel zu Fuß gehen, zum Teil mit 5 Generationen unter einem Dach leben und weder Stress noch Umweltbelastungen kennen.

Die meiste Zeit war der Mensch gezwungen, zu jagen und zu sammeln, wenn er überleben wollte. Dafür legte er im Durchschnitt für Jagd und Nahrungssuche 20 bis 30 Kilometer pro Tag zurück und gelangte so zu einer natürlichen Lebensweise, die sich durch den Rhythmus von Bewegung – Hungern – Nahrungsaufnahme – Entspannung auszeichnete. Kurz: Der Steinzeitmensch brauchte sich keine Gedanken über seine Gesundheit zu machen, denn in seinem Lebensraum gab es keine unnatürlichen Feinde wie Bewegungsmangel, Überernährung und Stress. Aus dem Laufwandertier von einst ist ein Sitzmensch und Dauerfresser geworden, dem sein natürlicher Instinkt für eine gesunde Lebensweise abhanden gekommen ist.

Lernen Sie, auf Ihre innere Stimme zu hören

Es ist schon eine groteske Situation: Zwar beschert uns die Zivilisation eine Menge Annehmlichkeiten, Bequemlichkeiten und Erleichterungen, doch wenn wir wirklich langfristig gesund bleiben wollen, sollten wir leben wie unsere Vorfahren vor vielen Jahrhunderten. Um es nochmals unmissverständlich auf den Punkt zu bringen: Das Leben in einer Wohlstands- und Überflussgesellschaft ist mit einem gesunden Lebensstil nur dann vereinbar, wenn wir uns an ein paar ganz einfache Grundregeln halten.

Der moderne Mensch kommt nicht umhin, seine zweifellos große Intelligenz dafür zu nutzen, die naturgegebenen Instinkte für einen gesunden Lebensstil (wieder) zu entdecken, und die bereits vorhandenen Programme zu reaktivieren. Das Gute ist: Schon nach relativ kurzer Zeit wird dieser Schritt belohnt, indem Ihre Gesundheitsintuition erwacht. Was das heißt? Dass Ihre innere Stimme Ihnen die richtigen Impulse gibt, sich ausreichend zu bewegen, ausgewogen zu ernähren und gezielt zu entspannen.

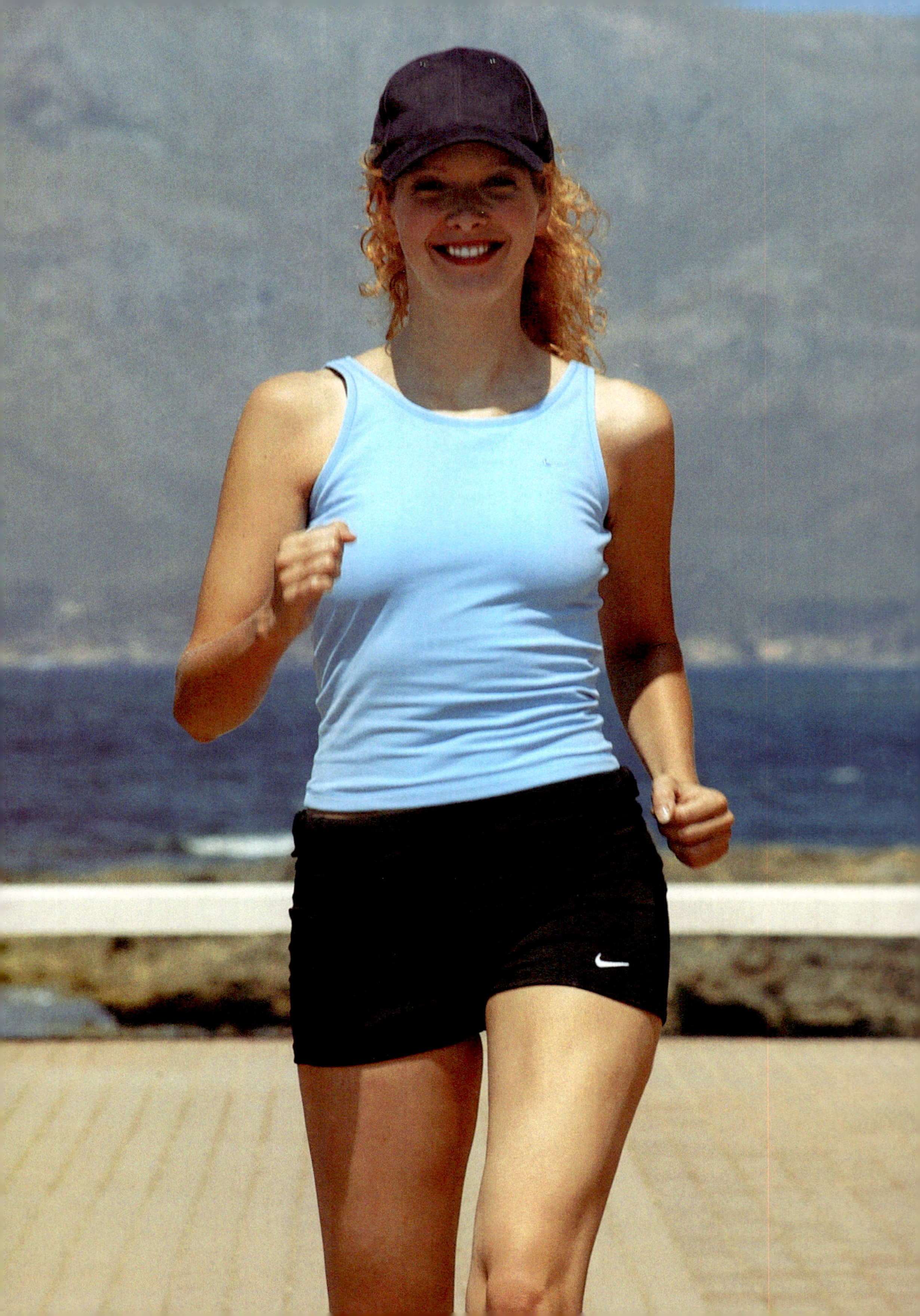

Körperliches Training – eine Investition in Ihre Gesundheit

Ein Mensch, der sich kaum bewegt, wird schnell unbeweglich. Die Schlagkraft des Herzens lässt nach, die Sauerstoffaufnahme in der Lunge sinkt, das Blut fließt schlechter, Muskeln verkümmern und Knochen erweichen, Sehkraft, Gedächtnis und Konzentration nehmen ab.
Ihr Körper leistet sich nicht den Luxus, ein System aufrechtzuerhalten, das nicht benutzt wird. Die gute Nachricht: Schon mit wenig Aufwand an regelmäßiger körperlicher Betätigung lassen sich all diese durch Trägheit und Nachlässigkeit vorzeitig verursachten körperlichen Verfallserscheinungen stoppen, oftmals sogar umkehren – Ihre allgemeine Leistungsfähigkeit wird bis ins hohe Alter auf einem beachtlichen Niveau gehalten. Körperliches Training ist nicht nur die Wunderwaffe zur Vermeidung von Zivilisationskrankheiten, sondern auch das einzig wirksame Anti-Aging-Mittel: Mit körperlichem Training lässt sich Gesundheit produzieren. Schließlich kommt es nicht darauf an, wie alt man wird, sondern wie man alt wird, oder?

Die Stiftung Warentest stellte fest: Bislang konnte keine Studie bestätigen, dass die Einnahme von Präparaten wie Melatonin oder DHEA die natürlichen Alterungsprozesse tatsächlich verzögert.

Heutzutage ist körperliche Bewegung wichtiger denn je. Warum? Weil die viel gepriesenen zivilisatorischen Errungenschaften und der technische Fortschritt uns natürliche Bewegungsfähigkeit nehmen. Die auf den ersten Blick augenscheinliche Entlastung wird langfristig zu einer echten Belastung! Wo im Alltag noch vor wenigen Jahrzehnten Bewegung war, herrscht heute Stillstand. Täglich 8 Stunden sitzende Tätigkeit, das Auto anstatt zu Fuß, der Aufzug anstatt die Treppe, das Computerspiel anstatt der Bolzplatz – alles Gift für unsere Gesundheit.

Unser Körper ist zur Bewegung gemacht

Alle körperlichen Systeme sind nur dann optimal funktions- und leistungsfähig, wenn sie bewegt werden. Das so genannte Prinzip der Anpassung besagt, dass biologische Systeme – allen voran das Herz-Kreislauf-System und der Bewegungsapparat – ein bestimmtes Maß an Beanspruchung benötigen, um ihre Funktionsfähigkeit überhaupt zu entwickeln und aufrechtzuerhalten. Genau dies meint Hippokrates mit seinem Grundsatz »Was genutzt wird, entwickelt sich – was ungenutzt bleibt, verkümmert!«, der heute mit dem englischen Motto »Use it or lose it!« (Gebrauche oder verliere es!) übersetzt

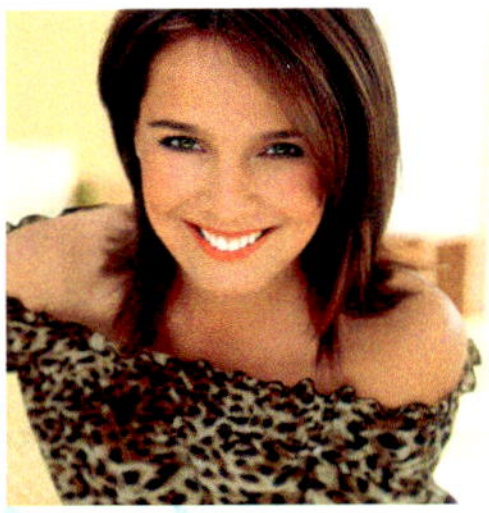

wird. Letztendlich ist körperliches Training heute der künstliche Ersatz für die durch die Technisierung wegrationalisierten, natürlichen Bewegungsmöglichkeiten. Unsere Vorfahren kamen beim Jagen und Sammeln sowie später bei der Arbeit auf dem Feld und bei ihren Völkerwanderungen auf natürliche Art zu ihrer Bewegung. Zivilisationskrankheiten waren zu dieser Zeit unbekannt.

»Fit ist ein englisches Wort und heißt ›es passt‹. Bei mir passt's, wenn ich für meinen Körper am Morgen 1 Stunde um den Lake Hollywood laufe, dann für meinen Geist ein wenig in mich gehe. Und Fitness für meine Seele heißt: Lachen, bis der Bauch weh tut!«
Desirée Nosbusch, Moderatorin und Schauspielerin

Was verbirgt sich hinter dem Begriff »Training«?

Laut Roche-Lexikon der Medizin ist Training das regelmäßige und systematische Wiederholen von Maßnahmen, die zur Steigerung der körperlichen und geistigen Leistungsfähigkeit dienen. Der Körper reagiert also auf Training – hervorgerufen durch die biologische Anpassungsfähigkeit seiner Systeme – mit einer Erhöhung seiner Leistungsfähigkeit. Diese erworbene Leistungsfähigkeit wird allgemein als Kondition oder Fitness bezeichnet.
Exakt diese durch das Training hervorgerufenen Anpassungserscheinungen sind es, die unseren Gesundheitszustand so positiv beeinflussen. Die Dosierung und die Strategie des Trainings bilden die beiden zentralen Steuergrößen, die in der Konsequenz die einzelnen gesundheitlichen Anpassungserscheinungen bedingen.

Was ist Gesundheitstraining?

Gesundheitstraining zielt darauf ab, körperliche Leistungsfähigkeit und damit Gesundheit zu verursachen, Krankheiten vorzubeugen und ein hohes Maß an Lebensqualität zu erreichen. »Möglichst gesund alt zu werden«, lautet die Formel, die sich hinter Gesundheitstraining verbirgt – und keinesfalls die Erlangung einer Meisterschaft in irgendeiner Sportart gemäß dem olympischen Motto: höher, schneller, weiter!

Gesundheitssport als Lebensbereicherung

- So heißt die Maxime des sanften Gesundheitstrainings.
- Körperliche Leistungsfähigkeit setzt sich prinzipiell aus den 5 verschiedenen Teilbereichen Ausdauer, Kraft, Schnelligkeit, Koordination und Beweglichkeit zusammen.
- Im Rahmen eines effektiven Gesundheitstrainings sind speziell die Bereiche Ausdauer, Kraft und Beweglichkeit von Bedeutung.

Mit MOVING sind Sie in der Lage, sich selbstständig und problemlos ein individuelles Trainingsprogramm zusammenzustellen, das leicht und ohne großen Aufwand zu Hause oder von zu Hause aus umgesetzt werden kann. Mit einem Minimum an Aufwand soll ein Maximum an Nutzen erzielt werden, ohne dass Training zu einem zusätzlichen Stressfaktor ausartet.

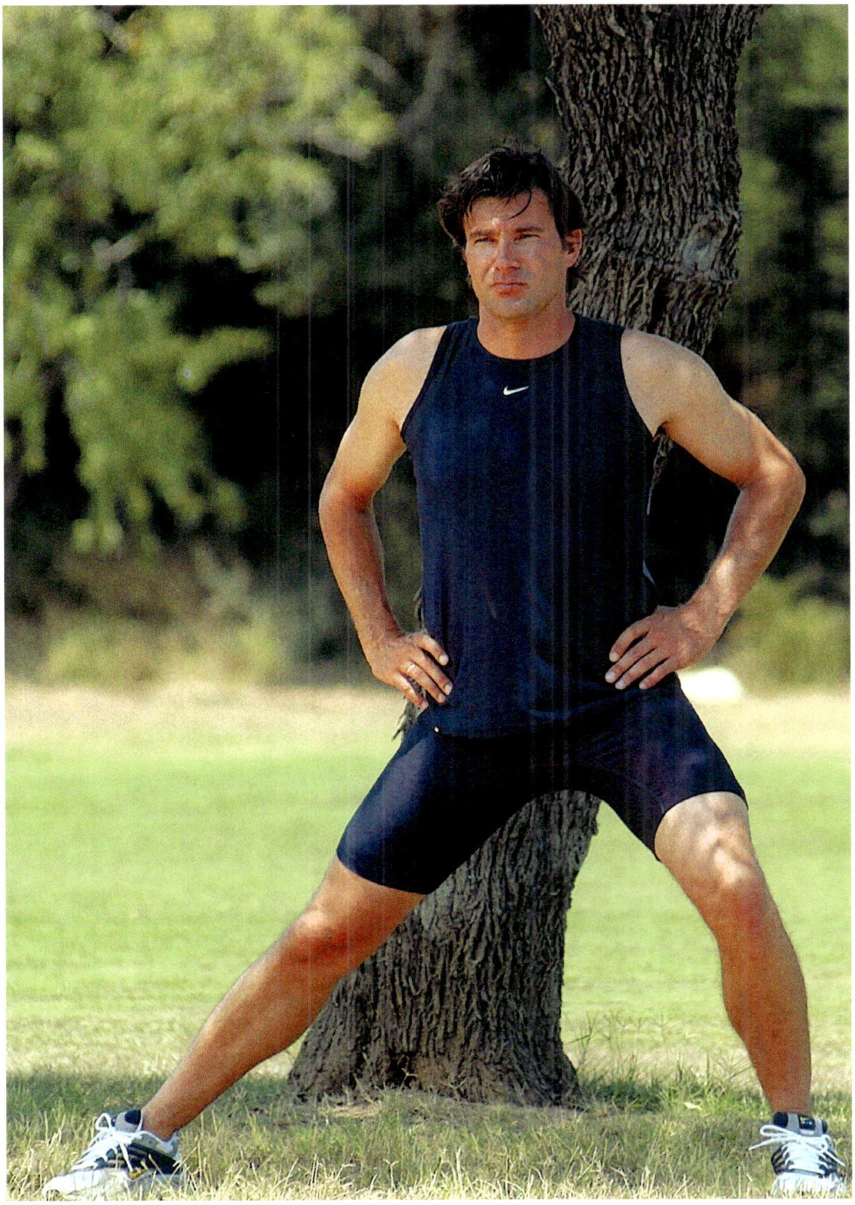

Prävention ist Trumpf – Ziel der MOVING-Strategie ist es daher, den Nährboden für viele Krankheiten gar nicht erst entstehen zu lassen.

Ausdauertraining macht Ihr Herz leistungsfähig

Ihre Lebenspower und Gesundheit sind zu einem sehr hohen Maß abhängig von dem Zustand Ihres inneren Motors, der die Energie für alle körperlichen Prozesse erzeugt. Ihre Ausdauer-Leistungsfähigkeit bestimmt die PS-Zahl Ihres Herzens. Ob Sie nach 20 Treppenstufen nur noch hecheln und nach Luft japsen, ob Sie anfällig für Krankheiten sind, ob Sie bei jedem Bissen zu viel sofort zunehmen, ob Sie schnell regenerieren oder ob Ihre maximale Konzentrationsfähigkeit schon nach kurzer Zeit verbraucht ist – all das hängt zu einem großen Teil von der Leistungskraft Ihres Herzens ab. Auch auf Ihren emotionalen Zustand, ob Sie depressiv oder enthusiastisch, voller Tatendrang oder schnell gelangweilt sind, hat die Leistungskraft Ihrer inneren Maschine einen maßgeblichen Einfluss. Mit dem Niveau Ihrer Ausdauer-Leistungsfähigkeit bestimmen Sie selbst, ob Sie mit einem klapprigen VW-Käfer oder mit einem Porsche durch das Leben düsen.

Fett wird ausschließlich in den so genannten Mitochondrien in den Muskelzellen verbrannt. Ein willkommener Effekt des Ausdauertrainings: der Muskel vermehrt seine Mitochondrienanzahl – das Fett schmilzt nur so dahin!

Ausdauertraining ist die beste Medizin

Kein Medikament dieser Welt könnte die Wirkungen von Ausdauertraining ersetzen! Und dieses natürliche Medikament gibt es noch dazu gratis, frei von Risiken und Nebenwirkungen! Insofern kann man zweifelsohne sagen: Ausdauertraining ist die beste Medizin – es ist legales Doping!

Und zu guter Letzt noch ein Vorteil, der Sie freuen wird: Ausdauertraining bringt Ihren Fettstoffwechsel auf Touren. Sie halten mühelos bis ins hohe Alter Ihr Idealgewicht, ohne dass Sie gleich aus allen Nähten platzen, wenn Sie in Sachen Ernährung mal über die Stränge schlagen!

Durch die übliche Überernährung im 21. Jahrhundert hat Ihr Organismus sozusagen »vergessen«, wie man überhaupt Fett verbrennt. Auch hier gilt: Ein System, das nicht benutzt wird, verkümmert! Wer den ganzen Tag in sitzender Tätigkeit vor dem Schreibtisch verbringt und sich gleichzeitig 3 warme Mahlzeiten (Pausensnacks nicht mitgerechnet!) reinzieht, ist biologisch gar nicht (mehr) in der Lage Fett zu verbrennen. Das Gute ist: Man kann seinem Körper diese vergessene Kunst wieder beibringen. Wie?

Durch Nachhilfetraining in Form von regelmäßigem sanftem Ausdauertraining! Dadurch wird die naturgegebene Fettverbrennungsmaschine sozusagen entrostet und wieder aktiviert! Zur Fettverbrennung bedarf es bestimmter Enzyme, die der Körper nach einiger Zeit des Ausdauertrainings wieder zu produzieren lernt. Er erinnert sich sozusagen an ein altes genetisches Programm. Erst durch die Produktion dieser Enzyme sind die Muskelzellen (wieder) in der Lage vermehrt Fett zu verbrennen. Effizienz und

Wirkungen von Ausdauertraining

Ausdauertraining ist das Herz-Kreislauf-Training. Damit verbessern Sie die Ermüdungswiderstandsfähigkeit Ihres Körpers gegen lang andauernde, gleichmäßige Belastungen.

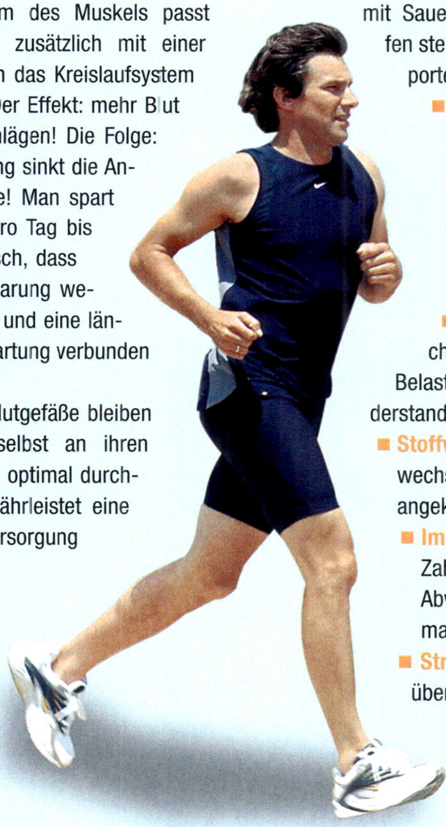

- **Herz:** Wie alle anderen Muskeln reagiert auch der Herzmuskel mit Wachstum. In den Hohlraum des Muskels passt mehr Blut, das zusätzlich mit einer größeren Kraft in das Kreislaufsystem gepumpt wird. Der Effekt: mehr Blut mit weniger Schlägen! Die Folge: Für mehr Leistung sinkt die Anzahl der Schläge! Man spart Schläge ein – pro Tag bis zu 30000! Logisch, dass mit dieser Einsparung weniger Abnutzung und eine längere Lebenserwartung verbunden sind.
- **Kreislauf**: Die Blutgefäße bleiben elastisch und selbst an ihren dünnsten Stellen optimal durchlässig. Das gewährleistet eine bestmögliche Versorgung der Zellen. Die Gefäßinnenwände sind auch noch im Alter glatt und geben krankhaften Ablagerungen keine Chance. Ausdauertraining ist das Muskeltraining für die Gefäße.
- **Lunge:** Die Aufnahmekapazität für Sauerstoff steigt, d.h. pro Atemzug kann mehr Sauerstoff aufgenommen werden.
- **Blut:** Die Produktion der Blutkörperchen steigt. Für die Versorgung des Körpers mit Sauerstoff und Nährstoffen stehen also mehr Transporter zur Verfügung.
- **Muskeln:** Alle Muskelzellen werden aktiviert: Der Muskel ermüdet bei lang andauernden Beanspruchungen nicht frühzeitig.
- **Knochen:** Die Knochen werden durch die Belastung härter und widerstandsfähiger.
- **Stoffwechsel:** Die Stoffwechselprozesse werden angekurbelt.
- **Immunsystem:** Die Zahl der körpereigenen Abwehrzellen nimmt massiv zu.
- **Stress:** Bewegung baut überschüssiges Adrenalin im Blut ab.
- **Gehirn:** Durch eine bessere Sauerstoffversorgung steigt die Leistungsfähigkeit von Gedächtnis und Konzentration.
- **Emotionen:** Durch Ausschüttung bestimmter Hormone steigen Laune und Lebensgefühl.

Wirkungsgrad Ihrer Fettverbrennungsmaschine steigern sich im Verlauf des Trainings. Nach ca. 12 Wochen hat sie sich auf einem so hohen Niveau eingependelt, dass Sie sich auch einmal ohne schlechtes Gewissen eine süße Sünde gönnen können. Denn diese sündigen Kalorien werden jetzt sofort verbrannt und nicht – wie dies ohne regelmäßiges Ausdauertraining der Fall ist – sofort in den Fettdepots eingelagert.

»Zu schön, um wahr zu sein!«, denken Sie? Keinesfalls, denn Sie können sich all diese Gesundheitsgaranten selbst verschaffen. Schon 3-mal 40 Minuten Ausdauertraining in der Woche sind Erfolg versprechend – optimal sind ca. 3 bis 3 ½ Stunden in der Woche in Kombination mit ein paar einfach anzuwendenden Ernährungsregeln. Einfacher (und billiger) geht's nicht, oder? Sie werden nicht nur körperlich gesünder, sondern fühlen sich auch geistig frischer, vitaler und ausgeglichener. Und vergessen Sie nicht: Gleichzeitig wirken Sie den körperlichen Verfallsmechanismen entgegen – mit anderen Worten: Sie bleiben länger jung!

Eine Studie von Prof. Dr. Herbert Löllgen vom Sana-Klinikum Remscheid kommt zu dem Ergebnis: »Wer regelmäßig und ausgiebig – ideal sind wöchentlich 3 bis 4 Einheiten von etwa 45 Minuten – seine Ausdauer trainiert, schützt sich am besten vor Zivilisationskrankheiten!« (Quelle „Focus" 18/2003)

Die Natur gibt die Marschroute vor, lässt Ihnen jedoch einen gewissen individuellen Spielraum in der Umsetzung. Daher ist es völlig unerheblich, ob Sie Joggen, Walken, Fahrradfahren, Schwimmen oder Skaten oder die Sportarten miteinander mischen. Wichtig ist nur eins: Sie brauchen das richtige Rezept, ähnlich einem Medikament, das nur in einer bestimmten Zusammensetzung seine optimale Wirkung entfaltet. Sie werden gleich sehen: Diese Formel ist kinderleicht, denn es sind lediglich 2 Steuergrößen, die Sie im Griff haben müssen, um Ihre Gesundheit Woche für Woche neu zu produzieren.

Die 2 Basissäulen des Ausdauertrainings

Entscheidend für den gesundheitlichen Erfolg des Ausdauertrainings sind die beiden folgenden Grundregeln.

2000 Kilokalorien pro Woche: mehr muss es nicht sein

Die Energie, die im Körper verbraucht wird, wird in Kilokalorien gemessen. Körperlich abgearbeitete Kilokalorien stellen im übertragenen Sinn die Währungseinheit dar, mit der Sie Gesundheit erwerben können. Anders gesagt: Die Investition bzw. die Miete, die Sie für ein optimal funktionierendes Herz-Kreislauf-System zu entrichten haben, beläuft sich auf ca. 2 000 Kilokalorien (kcal) pro Woche. Damit lässt sich Ihr Antriebssystem bis zum Lebensende nicht nur auf einem hohen Niveau halten, gleichzeitig bleibt sein Leitungssystem auch frei von Störungen und Verschleiß.

Sportmediziner haben längst bewiesen, dass das Herz-Kreislauf-System eines 40-Jährigen durch diese 2000 kcal/Woche-Formel für 20 Jahre problemlos auf

dem gleichen Niveau gehalten werden kann. Mit 60 kann Ihr Herz also mühelos noch die Kraft eines 40-Jährigen haben. Ungefähr ab 60 greifen die biologischen Alterungserscheinungen, doch in so einem langsamen und gemächlichen Tempo, dass Sie mindestens 100 Jahre alt werden müssen, damit sich dies nachdrücklich auf Ihre Lebensqualität auswirkt.
Diese 2 000 kcal durch sanftes Ausdauertraining zu verbrauchen, ist mit weniger Aufwand verbunden, als Sie denken. Die Kunst beim Training besteht eher darin, sich selbst zu bremsen, als sich anzutreiben. Übertriebener

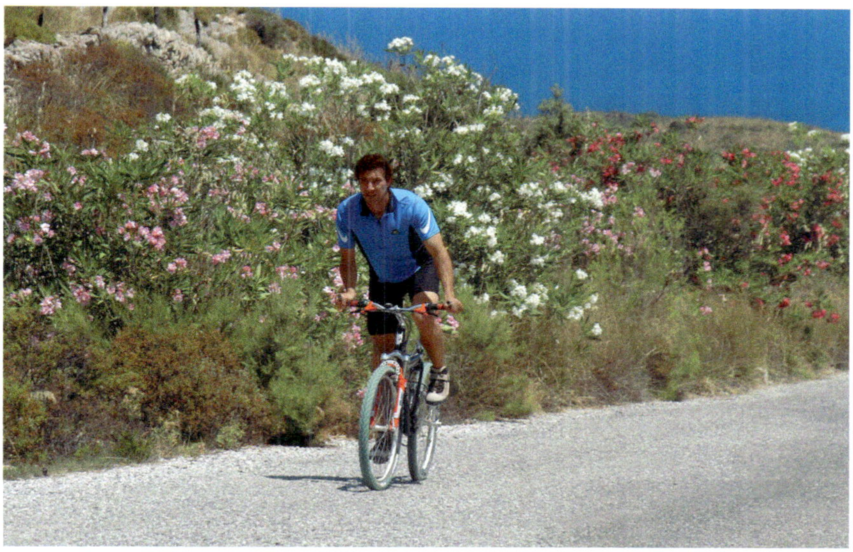

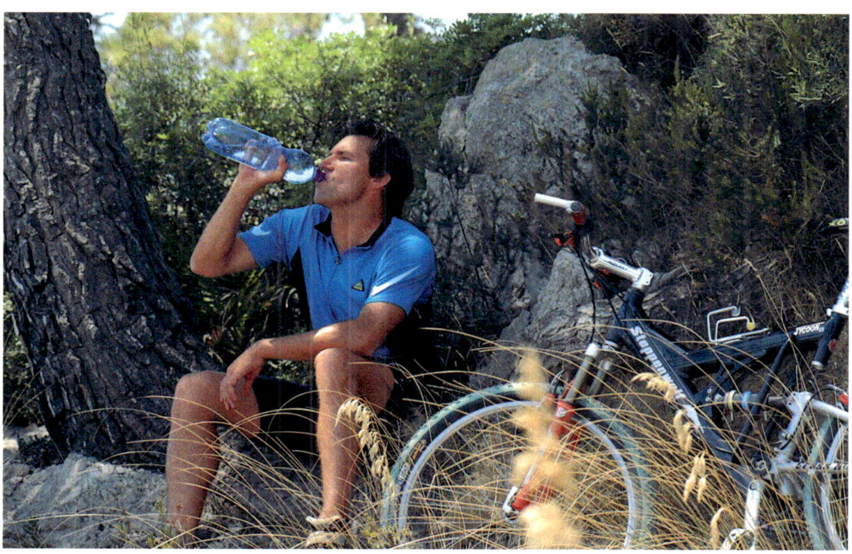

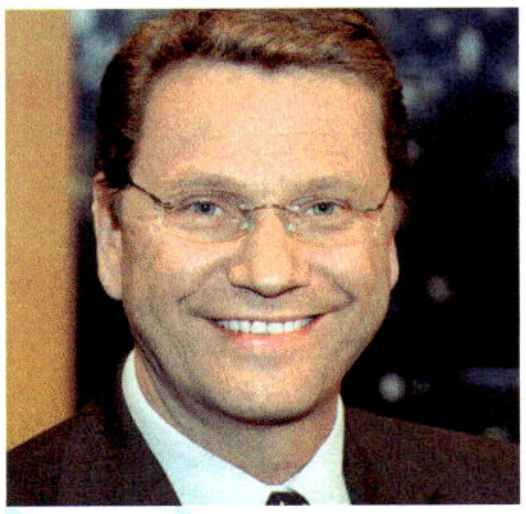

»Ab 30 soll man Sport machen, ab 40 muss man. Die Zeit, die man sich dafür nicht nimmt, wird einem hinten abgezogen. Nach anstrengenden Tagen am Schreibtisch freue ich mich richtig darauf zu laufen. Mindestens viermal in der Woche bin ich unterwegs. Wenn das Wetter gar nicht mitspielt, dann gehe ich eben aufs Laufband!«
Guido Westerwelle, FDP-Politiker [1]

Ehrgeiz ist beim Gesundheitstraining unangebracht, ein Zuschnell und Zuviel schadet mehr, als es nutzt. Es sind nicht die Olympiasieger und Weltmeister, die 100 Jahre alt werden, sondern eher die, die es gemächlich angehen lassen. Deshalb gilt: Weniger ist mehr! Weniger als 1000 kcal pro Woche durch Ausdauertraining zu verbrennen, erzielt allerdings keinen nennenswerten Gesundheitseffekt, deutlich über 3 000 kcal sind hingegen eher schädlich.

Die Formel »Auf Dauer immer mehr Power« der Körperkultjunkies und Fitnessfreaks ist der Gesundheit sogar abträglich. Der Körper gerät bei einem Zuviel an Training unter Stress, und die negativen Folgen sind dabei dieselben, die bei psychischem Stress entstehen – ergo: die Dosierung macht es! Damit stellt sich die Frage, wie man es schafft, ca. 2 000 kcal pro Woche zu verbrennen. Ganz einfach: Diese magische Zahl ergibt sich aus der Summe der Kalorien, die Sie während eines etwa 3-stündigen wöchentlichen Ausdauertrainings verbrauchen. Wenn man davon ausgeht, dass Sie bei einer gemütlichen Joggingrunde in 1 Stunde ca. 600 kcal verbrauchen, dann können Sie sich leicht ausrechnen, dass Sie etwas mehr als 3 Stunden in Ihr Herz-Kreislauf-Training investieren müssen, um in der Summe auf die angestrebten 2 000 kcal zu kommen.
Nicht unerwähnt bleiben soll in diesem Zusammenhang, dass auch schon ein 3-mal wöchentliches ca. 45-minütiges schnelles Gehen einen sehr positiven Effekt auf das Herz-Kreislauf-System hat, auch wenn dabei in der Summe noch keine 2 000 kcal verbraucht werden. Dies ist sozusagen ein Minimum an Training, mit dem auch Sportmuffel ein sehr gutes Verhältnis von Aufwand und Nutzen erzielen.

Welche Sportarten sind geeignet?

Doch mit welchen Sportarten soll man sich auf den Weg machen, um diese 2 000 kcal abzuarbeiten? Geeignet sind dafür prinzipiell alle Sportarten, mit denen Sie Ihren Körper über einen längeren Zeitraum in Bewegung halten: Joggen, Walken, Radfahren, Schwimmen oder Inlineskaten sind dabei die gängigsten. Folgende Richtwerte, die abhängig vom Durchführungstempo sind, geben Ihnen einen groben Überblick, wie viele Kilokalorien Sie im Durchschnitt in 1 Stunde verbrennen.

Durchschnittlicher Kalorienverbrauch pro Stunde

- Jogging: ca. 600 kcal
- Walken: ca. 300 bis 400 kcal
- Radfahren: ca. 350 bis 450 kcal
- Schwimmen: ca. 350 kcal
- Inlineskaten: ca. 500 bis 600 kcal

[1] *in Men's Health, 5/03*

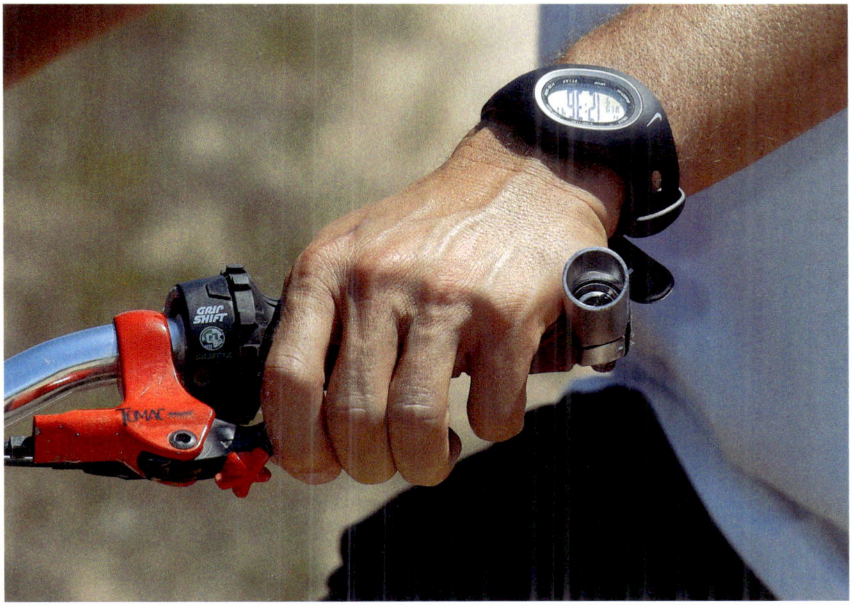

Die Pulszahl: Ihr natürlicher Drehzahlbegrenzer

2000 kcal sind das eine – mit welcher Drehzahl diese verbrannt werden, das andere. Über den Puls ist die Drehzahl bzw. die Schlagkraft Ihres Herzens sehr einfach messbar. Der Puls ist der Takt, in dem Ihr Herz schlägt, und es leuchtet ein, dass dieser nicht zu hoch sein sollte, wenn man sich das übergeordnete Ziel vor Augen hält: ein möglichst (lebens)langes einwandfreies Funktionieren! Die optimale Schlagzahl für ein langes Leben ist dabei allerdings geringer, als Sie wahrscheinlich denken. Eine Untersuchung von Professor Völker an der Universität Münster zeigt, dass fast drei Viertel aller Jogger im Lande zu schnell unterwegs sind. Per Laktattest wurde ermittelt, dass die meisten Läufer mit einer Pulszahl von mehr als 140 pro Minute durch die Parks düsen. Die Folge: Auch wenn die Motivation stimmt, arbeiten sie mit überhöhter Drehzahl und erfüllen demnach nicht den Sinn des Gesundheitstrainings, nämlich eine möglichst lange Aufrechterhaltung des Herz-Kreislauf-Systems. Ihre Maschine arbeitet sozusagen permanent im erhöhten Drehzahlbereich – eigentlich logisch, dass das auf Kosten der Lebensdauer geht. Genau an dieser Stelle setzt die ultimative Formel des Ausdauer-Gesundheits-Trainings an, die lautet: Weniger ist mehr! Für die Praxis bedeutet das: Der Herzschlag bestimmt die Intensität – und nicht umgekehrt! Und noch einen hocherfreulichen Zusatzeffekt liefert ein wohl dosiertes Ausdauertraining. Sie bleiben nicht nur für immer fit, sondern auch für immer schlank!

Wenn das Training ganz von selbst läuft und Sie gar nicht (mehr) merken, dass Sie sich bewegen, dann können Sie sicher sein, dass Sie im richtigen Bereich (zwischen 120 und 140 Pulsschläge pro Minute) trainieren.

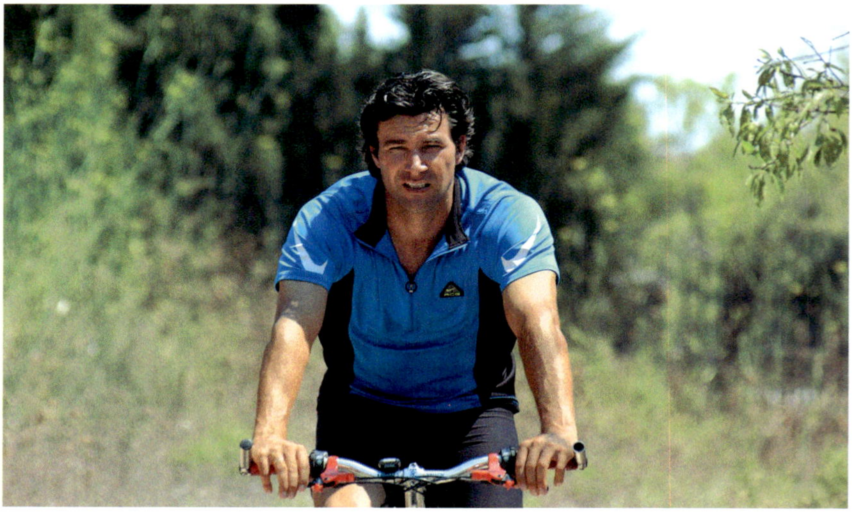

Warum das so ist?
Kohlenhydrate sind im übertragenen Sinn das Superbenzin für die Muskeln. Ein Sprinter, Fußballer oder Tennisspieler deckt seinen Energiebedarf fast ausschließlich durch die Verbrennung von Kohlenhydraten. Kohlenhydrate sorgen dafür, dass Sie Ihre Muskeln schnell und intensiv bewegen können. Ein mit zu hoher Intensität durchgeführtes Ausdauertraining trägt jedoch nicht zum Effekt der Gewichtsreduzierung bei. Denn wer zu schnell unterwegs ist, der verbrennt für seinen Energiebedarf überwiegend Kohlenhydrate. Doch Sie trainieren nur dann gesund (und nehmen ab), wenn Sie Fett verbrennen, das heißt wenn Sie Ihren Drehzahlbegrenzer Herzfrequenz so einstellen, dass die Fettreserven zur Energiegewinnung herangezogen werden. Das ist nur dann der Fall, wenn die Intensität relativ gering ist, wenn also Ihre Drehzahl unter ca. 140 pro Minute liegt. Und noch was bringt das langsame Tempo mit sich: Dadurch, dass Sie überwiegend Fett verbrennen, sinkt auch der Blutzuckerspiegel während des Trainings nicht in den Keller. Die berühmten Heißhungerattacken nach dem Sport bleiben aus, und der Hunger ist schneller gestillt.

Der Muskel verfügt über die geniale Fähigkeit, je nach Belastung 2 unterschiedliche Brennstoffe zur Energiegewinnung zu verwerten. Für intensive Belastungen verbrennt er Zucker (also gleichsam Superbenzin) – für weniger intensive und länger andauernde Fette (Diesel).

Wenn Sie diese einfachen Gesetze der Natur beherzigen, dann schlagen Sie nicht nur die berühmten 2, sondern sogar 3 Fliegen mit 1 Klappe: »Forever fit« und »forever schlank« – plus »forever relaxed!« Denn Ausdauertraining ist auch ein sehr effizientes Entspannungstraining. Während Sie Ihr Herz trainieren, bewirken Sie ganz nebenbei noch einen Entspannungseffekt. Nach einer gewissen Zeit werden im Gehirn sogar Glückshormone, die so genannten Endorphine freigesetzt. Das ist wahrscheinlich der Grund dafür, dass so viele Jogger süchtig nach ihrer Bewegung sind.

So ermitteln Sie die richtige Drehzahl während des Trainings

- **Pulsuhr:** Die Uhr, die Sie am Handgelenk tragen, übermittelt Ihnen die präzise Taktzahl Ihres Herzens. Diese wird über einen Sensor ermittelt, der in einem Gurt eingebaut ist, den Sie um die Brust tragen.
- **»Sich unterhalten können«:** Wenn Sie mit einem Partner trainieren, sollten Sie sich mit ihm während der ganzen Zeit problemlos unterhalten können. Funktioniert dies nicht, weil Sie beim Sprechen außer Atem kommen, können Sie sicher sein, dass Sie zu schnell sind.
- **»Dreier-Atemrhythmus«:** Wenn Sie joggen, dann ist der Atemrhythmus ein guter Parameter, um Ihren Puls zu steuern. Atmen Sie im Verlauf von 3 Schritten 1-mal ein und im Verlauf der nächsten 3 Schritte wieder aus. Dann können Sie sicher sein, dass Sie nicht zu schnell sind. Fortgeschrittene verwenden den Vierer-Atemrhythmus.
- **»Subjektives Belastungsempfinden«:** Prinzipiell sollte es Ihnen relativ leicht fallen, sich entspannt zu bewegen.

Der gleichmäßige Bewegungsrhythmus versetzt Sie in einen tranceähnlichen Zustand: Man vergisst den Alltag um sich herum und findet seine Mitte – Meditation in Reinkultur!

Der Ruhepuls als Gesundheitsindikator

Generell ist Ihr Ruhepuls ein guter Indikator für Ihren allgemeinen Fitnesszustand. Messen Sie Ihren Puls morgens, direkt nach dem Aufwachen, während Sie noch im Bett liegen. Am besten gelingt das, indem Sie Zeige- und Mittelfinger auf der von Ihnen aus gesehenen linken Seite des Halses zwischen Kehlkopf und Halsmuskel anlegen. Zählen Sie die Schläge in 15 Sekunden und multiplizieren Sie diesen Wert mit 4, und Sie haben einen guten Richtwert für den Trainingszustand Ihres Herzens. Je geringer der Wert, desto besser: Ein geringer Wert sagt aus, dass der Herzmuskel kräftig genug ist, um

Richtwerte für den Ruhepuls

- Ca. 50 Schläge pro Minute: Topzustand! Gratulation!
- Ca. 60 Schläge pro Minute: gute Effizienz. Ziel sollte sein, diesen Wert aufrechtzuerhalten!
- Ca. 70 Schläge pro Minute und höher: Sie neigen dazu, Ihr Herz ein wenig zu vernachlässigen. Nehmen Sie diesen Wert als Motivation, um etwas für Ihr Herz-Kreislauf-System zu tun!
- Deutlich über 80 Schläge pro Minute und höher: Alarmsignal für ungesunde Lebensweise. Machen Sie einen ärztlichen Check und lassen Sie sich von Ihrem Arzt beraten – sonst sieht es nicht gut aus mit Ihrer Lebenserwartung!

den Blutbedarf des Organismus mit relativ wenigen Schlägen abzudecken. Umgekehrt besagt ein hoher Wert, dass sich das Herz bereits in Ruhe ziemlich anstrengen muss, was nicht für die Leistungskraft spricht.

Die richtige Trainingsstrategie

Halten Sie sich an die folgenden Regeln und Sie werden schnell feststellen, dass Sie schon bald nicht mehr ohne Ausdauertraining leben können.

Lächelnd, leicht und locker

Gesund zu trainieren heißt langsam zu trainieren – langsamer, als die meisten glauben. Nur der Puls gibt individuell Auskunft über die richtige Belastung. Der so genannte Gesundheitspuls sollte zwischen 120 und 140 Schlägen pro Minute liegen. Übersteigt er diesen Wert, können Sie sicher sein, dass Sie zu schnell trainieren und nicht den gezielten Effekt erreichen. Übertriebener Ehrgeiz kann in diesem Zusammenhang ungesund sein. Also: nicht verbissen, angestrengt und übermotiviert trainieren! Ihren Ehrgeiz sollten Sie eher stillen, indem Sie über einen Zeitraum von wenigstens 6 Wochen durchhalten und nicht durch zu viel Power bei einem einzelnen Training.

»Ungeübte sollten zuerst ihre Muskulatur aufbauen – mit Walking, Kraftgymnastik, sanfter Aerobic oder Aqua-Jogging.«, rät der Orthopäde und ehemalige 5 000-Meter-Europameister Thomas Wessinghage.

Je länger, desto besser

Die Effektivität einer Trainingseinheit steigt mit zunehmender Dauer. Anfänger sollten mit Walken oder Radfahren beginnen, da dies zu Beginn weniger anstrengend und die Verletzungsgefahr geringer ist. Für Untrainierte sind 30 Minuten die unterste Grenze. Geübte sollten mindestens 1 Stunde anstreben. Die Dauer macht's, nicht die Intensität!

Mindestens 3-mal in der Woche

Nur mit einer entsprechenden Anzahl von Trainingseinheiten ruft man entsprechende Wirkungen hervor. Optimal ist es, jeden zweiten Tag zu trainieren. Den dazwischen liegenden Tag benötigt Ihr Organismus zur Regeneration. Außerdem schafft man durch 3 bis 4 Trainingseinheiten pro Woche die beste Voraussetzung dafür, dass das Training zur Gewohnheit wird. Haben Sie erst einmal 6 Wochen durchgehalten, so können Sie gar nicht mehr ohne Ihr Ausdauertraining sein.

Kontinuierlich steigern

Gerade zu Beginn stellen sich relativ schnell Trainingserfolge ein. Sie werden sich freuen, wenn Sie nach 2 Wochen schon deutlich länger durchhalten. Das gibt Ihnen einen zusätzlichen Motivationsschub. Nutzen Sie diesen, indem Sie versuchen, jede Woche etwas länger und weiter zu laufen.

Nur so steigern Sie die PS-Zahl Ihres Herzens. Gleich bleibende Belastungen bringen auf Dauer keinen Leistungszuwachs. Faustregel: 5 bis 10 Prozent Steigerung pro Monat.

Keine Monotonie

Mit welcher Sportart Sie Ihr Ziel, 2 000 kcal pro Woche zu verbrennen, erreichen, ist nicht entscheidend. Sie können die Ausdauersportarten jederzeit kombinieren, z. B. durch abwechselndes Joggen, Radfahren oder Schwimmen.

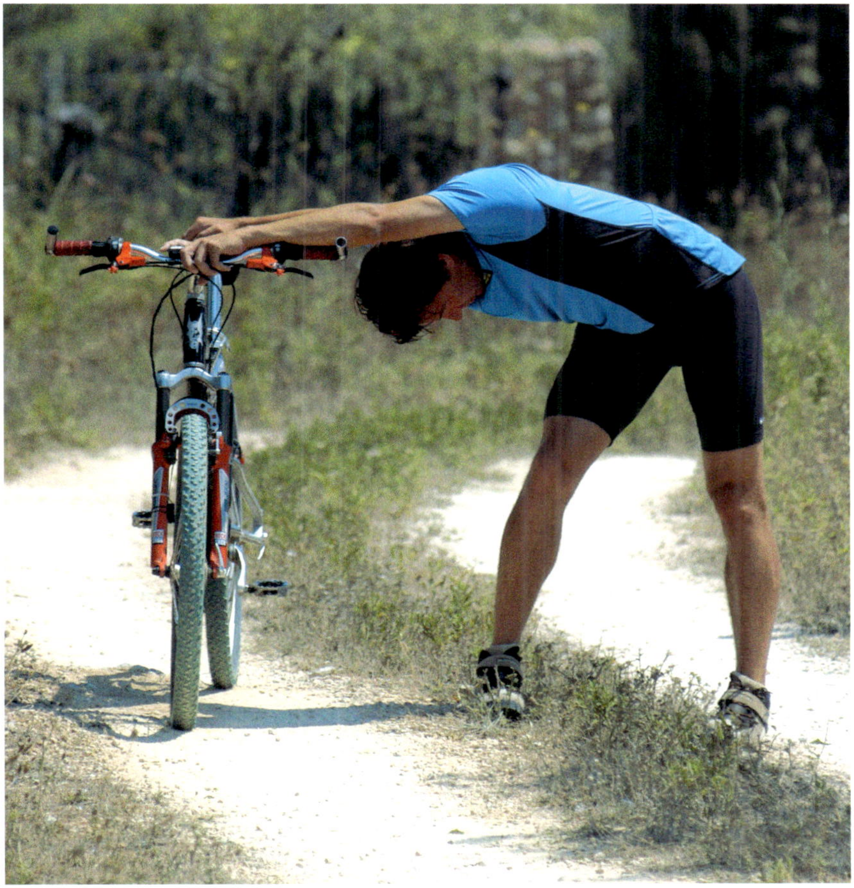

Entspannen und Genießen

Lassen Sie während des Trainings Ihren Gedanken freien Lauf. Gönnen Sie Ihrem Verstand eine Pause. Setzen Sie sich nicht mit Problemen oder anstehenden Terminen auseinander, sondern genießen Sie den Abstand zu Alltag, Stress und Hektik.

Praxis-Tipps

Die folgenden Tipps gelten für die ganze Palette der verschiedenen Ausdauersportarten. Egal ob Sie Joggen, Walken, Biken, Schwimmen oder Inlineskaten: So kommen Sie in Form!

Warm-up

Dehnen Sie die beanspruchten Muskelgruppen, bevor Sie starten. Fangen Sie langsam an und sehen Sie die ersten 10 Minuten Ihres Trainings als Eingewöhnungsphase für Ihren Körper an. So vermeiden Sie Verletzungen.

Wasser trinken

Nehmen Sie vor dem Training ausreichend Flüssigkeit zu sich. In 1 Stunde schwitzen Sie bis zu 1 Liter aus. Beugen Sie dem vor, indem Sie bereits vor dem Start ein großes Glas Wasser trinken.

Am besten morgens auf nüchternen Magen!

Trainieren Sie am besten unmittelbar nach dem Aufstehen. Denn:

- Ihr Organismus schaltet schnell auf den gewünschten Fettverbrennungsmodus um, da noch keine Nährstoffe im Blut sind, wenn Sie noch nichts gefrühstückt haben.
- Sie nehmen zu Beginn des Tages eine Menge Sauerstoff auf – dadurch werden Sie leistungsfähiger und außerdem steigt Ihre Laune.
- Das Training wird leichter zu einem festen Bestandteil des Tagesablaufes und somit schnell zu einer Gewohnheit.

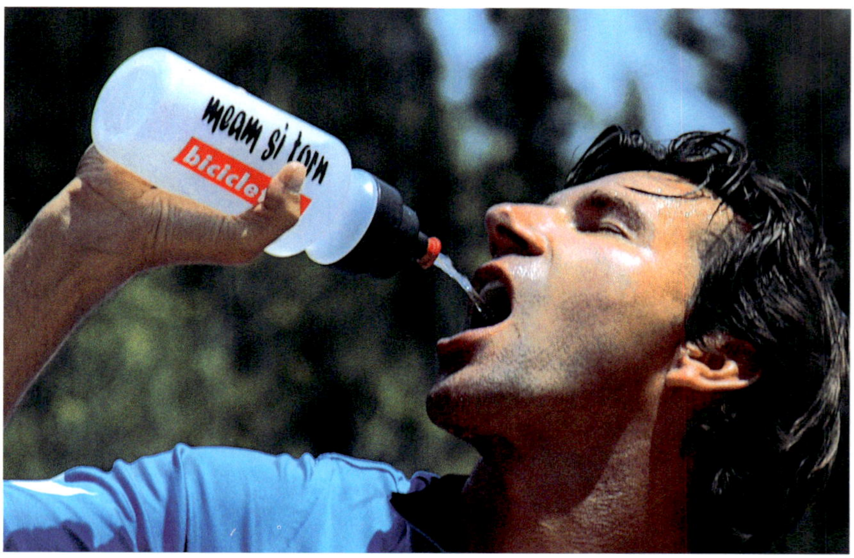

Cooldown statt Endspurt

Verlangsamen Sie in den letzten 10 Minuten gezielt Ihr Tempo. Dies signalisiert dem Körper das bevorstehende Ende der Trainingseinheit und ist der erste Schritt der Regeneration. Dehnen Sie die beanspruchten Muskeln nochmals für 5 Minuten.

Geeignete Ausdauersportarten

Für das Ausdauertraining bieten sich nicht nur die bisher erwähnten Sportarten an. Ebenfalls gut eignen sich Skilanglauf, Inlineskating, Aerobic und Wandern. Weniger empfehlenswert sind die klassischen Ballsportarten wie Fußball, Handball, Volleyball oder Basketball. Auch Tennis ist als Gesundheitssport im Sinne eines Herz-Kreislauf-Trainings nicht geeignet.

Radfahren

Radfahren ist vor allem für Übergewichtige als Einstiegssportart geeignet, da es gelenkschonender ist als z.B. Jogging. Außerdem ist es durch das schnelle Vorankommen und die Möglichkeit zur Auswahl verschiedener Strecken sehr abwechslungsreich.

Schwimmen

Schwimmen hat den Vorteil, dass es auch die Muskelgruppen des Oberkörpers mittrainiert. Es ist sehr gelenkschonend. Nachteil: Man muss sich immer zuerst ins Schwimmbad begeben.

Joggen

Joggen ist die einfachste, natürlichste und unkomplizierteste Ausdauersportart. Zum Laufen benötigen Sie lediglich ein Paar vernünftige Laufschuhe, sonst nichts. Laufen kann man überall und jederzeit: zu Hause, vom Büro aus, im Urlaub oder auf Geschäftsreise.

Walken

Walken ist schnelles Gehen. Es eignet sich vor allem für ältere Einsteiger, die wenig sportliche Erfahrung mitbringen. Es ist gelenkschonend und leicht steuerbar, da der Puls in der Regel nicht zu weit nach oben schnellen kann. Gleichzeitig ist es eine gute Vorbereitung für das Joggen, wie das nachfolgende Trainingsprogramm für absolute Einsteiger zeigt.

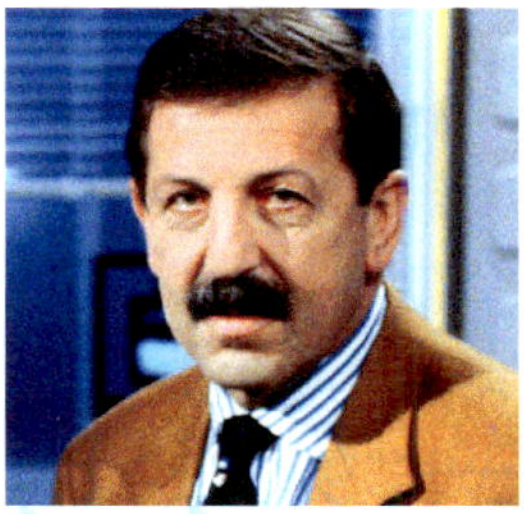

»Nach dem ersten Infarkt stellte man fest, dass mein Blutdruck und der Cholesterinwert viel zu hoch waren. Weil ich mir nie Zeit für einen Arztbesuch genommen hatte, wusste ich nicht, wie hoch mein Infarktrisiko schon war. Ein fataler Fehler! Ich habe aufgehört zu rauchen und gehe die Dinge langsamer an. Mittlerweile bin ich begeisterter Powerwalker. Mit meiner Frau Inge marschiere ich jeden Abend 2 Kilometer am Rhein entlang. Das macht sogar richtig Spaß!«

Ulrich Kienzle
Journalist und
TV-Moderator
In BamS, 2. Nov. 03

Trainingsplan für Laufanfänger in Kombination mit Walking

Der folgende Trainingsplan richtet sich an absolute Laufanfänger oder Wiedereinsteiger, die seit Jahren keinen Sport betrieben haben. Das Ziel ist, dass sie nach ca. 4 bis 6 Wochen in der Lage sind, 3-mal wöchentlich jeweils 45 Minuten in relativ langsamem Tempo ohne Unterbrechung zu joggen.

Dazu bietet sich ein so genanntes Intervalltraining an, in dem sich Phasen aus langsamem Laufen (Joggen) und schnellem Gehen (Walken) systematisch abwechseln. Mit Zunahme der Trainingseinheiten werden die Laufintervalle immer länger und die Gehintervalle gleichzeitig kürzer, bis die Gehpausen schließlich völlig verschwinden.

Laufen Sie im Durchschnitt 4-mal pro Woche. Sollte es Ihnen anfangs schwer fallen, so trainieren Sie jeden dritten, ansonsten jeden zweiten Tag. Allerdings sollten Sie nicht täglich trainieren, da Ihr Körper 1 Tag zur Regeneration benötigt. Bereits ab der zweiten Woche merken Sie deutlich, wie schnell Sie sich verbessern und wie viel wohler Sie sich fühlen. Versprochen!

Pro Trainingstag erhöht sich das Laufpensum um 1 Minute, die Minute Walking bleibt konstant. Im Normalfall werden Sie feststellen, dass Sie schon früher als im Plan angegeben auf die Walkingphasen verzichten können. Tun Sie's dann einfach, denn das Ziel lautet ja, irgendwann 45 Minuten ohne Pause laufen zu können. Merken Sie hingegen, dass Ihnen Walking generell mehr liegt, so walken Sie – wichtig ist nur eins: dass Sie sich überhaupt bewegen!

4-Wochen-Trainingsplan für Intervalltraining

Tag	Intervall (Joggen/Walken)	Wiederholungen (Häufigkeit)	Dauer (in Minuten)
Tag 1:	1/1	8	16
Tag 3:	2/1	6	18
Tag 5:	2/1	7	21
Tag 7:	3/1	5	20
Tag 9:	3/1	5	20
Tag 11:	4/1	5	25
Tag 13:	5/1	5	30
Tag 15:	6/1	4	28
Tag 17:	7/1	4	32
Tag 19:	8/1	4	36
Tag 21:	9/1	4	40
Tag 23	10/1	4	44
Tag 25:	11/1	4	48
Tag 27:	12/1	4	52

Darauf sollten Sie beim Lauftraining achten

- »Langsam laufen« bedeutet: Während des Laufens müssen Sie sich ruhig und flüssig unterhalten können – wenn nicht, sind Sie zu schnell!
- Setzen Sie beim Walking (schnelles Gehen) die Oberarme und Schultern dynamisch ein, und achten Sie dabei auf eine aufrechte Körperhaltung (gerader Rücken).
- Je fitter Sie sich fühlen, desto früher können Sie die Gehpausen weglassen.
- Planen Sie die Trainingszeiten fest in Ihren Tagesablauf ein. Am schnellsten wird Ihr Programm zur Gewohnheit, wenn Sie morgens direkt nach dem Aufstehen trainieren.

Führen Sie die folgenden 4 Stretchingübungen vor und nach jeder Trainingseinheit für wenigstens 5 bis 10 Minuten durch (siehe Seite 134).

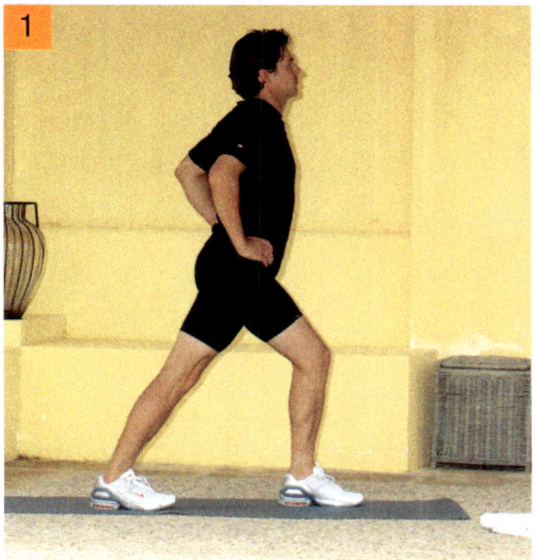

1 Wade

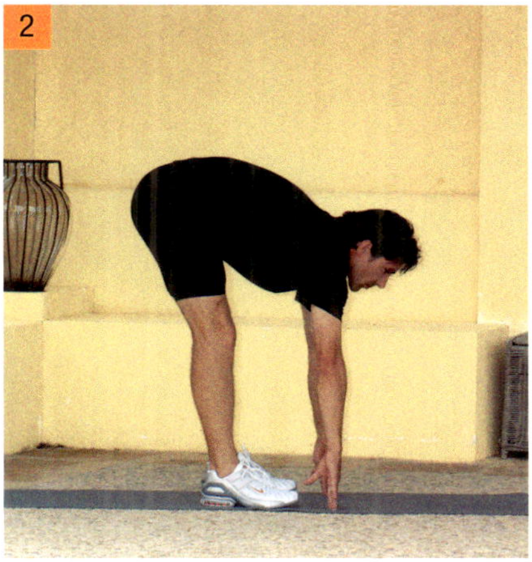

2 Rückseite Oberschenkel

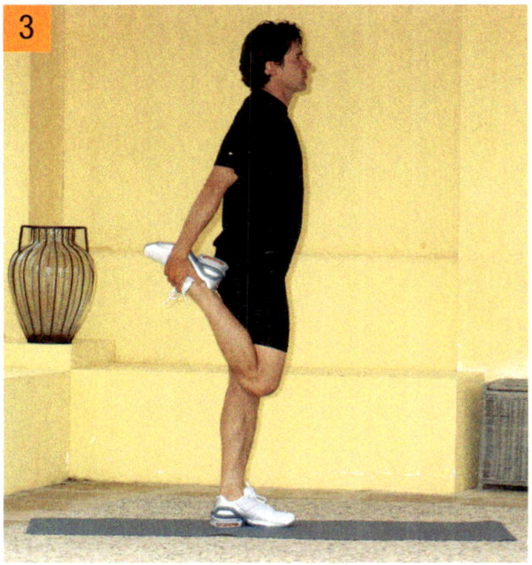

3 Vorderseite Oberschenkel

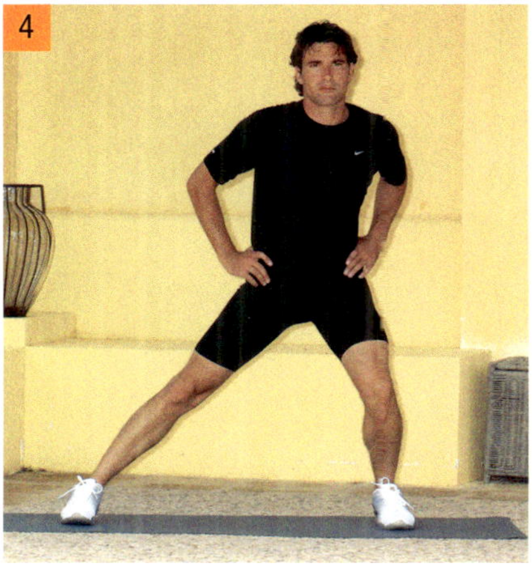

4 Innenseite Oberschenkel

Übung 1

Ausgangsposition: Schrittstellung, vorderes Bein gebeugt, hinteres gestreckt.
Anleitung: Gewicht auf das vordere Bein verlagern; hintere Ferse bleibt am Boden.
Typische Fehler: hinteres Bein gebeugt; hintere Ferse nicht am Boden.

Übung 2

Ausgangsposition: aufrechter Stand, Füße hüftbreit auseinander, Knie gestreckt.
Anleitung: aus der Hüfte nach vorn beugen, mit den Fingerspitzen den Boden berühren.
Typische Fehler: Knie gebeugt; Rundrücken.

Übung 3 und 4 Anleitungen

siehe Seite 134.

Kräftigungstraining light

Die Genialität des menschlichen Organismus macht es möglich: Sie können wegen Nichtgebrauchs vorübergehend stillgelegte Muskeln wieder reaktivieren. Dies weiß jeder, der schon einmal einen Arm oder ein Bein in Gips hatte.

Ihr Körper ist Ihr Vehikel, mit dem Sie durchs Leben fahren. Wie Sie seinen Motor bzw. sein Antriebssystem ein Leben lang auf einem hohen Niveau halten, wissen Sie bereits. Nun kommt es darauf an, dass Sie auch mit Ihrer Karosserie regelmäßig durch den Muskel-TÜV kommen. Denn was nützt der stärkste Motor, wenn das Gehäuse klapprig und verrostet ist? Das geradezu Unglaubliche an der menschlichen Muskulatur ist, dass sie keinem Verschleiß unterworfen ist. Ein Muskel kann sich nicht abnutzen, er verbraucht sich nicht! Er bildet sich zurück, wenn er nicht genutzt wird, doch auch nach einem jahrelangen Nichtgebrauch können Sie das Kraftpotenzial Ihrer Muskulatur jederzeit wieder durch entsprechendes Kräftigungstraining reaktivieren. Dies ist der Grund, warum auch Senioren im fortgeschrittenen Alter mit ausgewogenem Kräftigungstraining noch beachtliche Erfolge erzielen können.

So wirkt Krafttraining auf Ihren Körper

- **Leistungsfähigkeit:** Das volle Kraftpotenzial wird entfaltet und bis ins hohe Alter aufrechterhalten.
- **Körperhaltung:** Die Körperhaltung wird stabilisiert, das gesamte Erscheinungsbild verbessert.
- **Dysbalancen:** Muskulären Dysbalancen, hervorgerufen durch einseitige Bewegung, wird entgegengewirkt.
- **Rückenbeschwerden:** Bandscheibenleiden und Rückenschmerzen werden vermieden.
- **Arthrose:** Ein kräftiger Muskelapparat stützt die Gelenke und beugt Abnutzungserscheinungen (Arthrose) vor.
- **Straffung:** Figur, Bindegewebe und Haut werden gestrafft.
- **Fettverbrennung:** Fett verbrennt nur im Muskel. Je mehr Muskelmasse, desto leichter kann der Körper überschüssiges Fett verbrennen. Der Körperfettanteil sinkt.
- **Stoffwechsel:** Die Stoffwechselprozesse in den Muskeln verbessern sich.
- **Ausgleich:** Kompensation von einseitigen Sportarten (z. B. Tennis/Golf).
- **Körperbewusstsein:** Die Körperwahrnehmung wird entwickelt und verbessert.
- **Knochen:** Die Knochen werden gestärkt. Dem Volksleiden Knochenerweichung (Osteoporose) wird vorgebeugt.

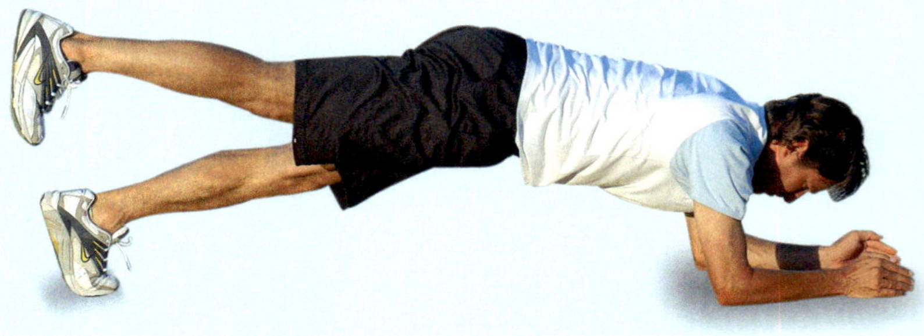

Die Natur gibt uns also die Möglichkeit in die Hand, ein Leben lang mit einem starken Muskelpanzer durch das Leben zu düsen. Noch erfreulicher ist: Mit einem Aufwand von lediglich 3-mal 20 Minuten pro Woche lässt sich dieser auf hohem Niveau halten.

Eine Investition, die sich lohnt

Bedenken Sie: Ein starker Körper kennt keine Schmerzen! Neben diesem gesundheitlichen Nutzen erhalten Sie von der Natur zusätzlich noch ein Dankeschön für den verantwortungsbewussten Umgang mit Ihrem Körper: Ihr äußeres Erscheinungsbild verbessert sich! Ihre Körperhaltung strahlt die Kraft aus, die in Ihrem Körper steckt. Ihr Auftreten wird beeindrucken, Sie gewinnen an Selbstsicherheit und Selbstbewusstsein. Ab etwa dem 30. Lebensjahr entwickeln sich die Muskeln langsam, aber stetig zurück. Wer seine Muskeln nicht regelmäßig benutzt, sorgt so selbst für seinen eigenen Muskelschwund. Gleichzeitig beginnt der Körper dort Fett einzulagern, wo ursprünglich Muskeln waren. Übrigens: 1 Kilogramm reines Fett hat ein Vielfaches mehr an Volumen als 1 Kilogramm Muskelfleisch. Fett macht (optisch) fett! – Muskeln machen schlank!

Lassen Sie sich, bevor Sie Ihren erwachten Ehrgeiz befriedigen, auf jeden Fall von Ihrem Hausarzt durchchecken – das ist Pflicht!

Wenn Sie also nicht durch gezieltes Kräftigungstraining dem natürlichen Muskelabbau entgegenwirken, verändert sich das Verhältnis zwischen Körperfett- und Muskelanteil nachteilig. Immer weniger Muskelkraft muss einen ständig schwerer werdenden Körper durchs Leben tragen. Logisch, dass es da zu Problemen kommt. Vor allem für die Statik des Körpers hat dieses Ungleichgewicht gravierende Folgen. Für unseren aufrechten Gang und unsere Körperhaltung ist eine so genannte Streckschlinge verantwortlich. Hinter diesem Begriff verbirgt sich das Prinzip, dass unsere Körperhaltung von einem exakten Zusammenspiel der Muskelgruppen untereinander abhängig ist. Die kräftemäßige Feinabstimmung vom Scheitel bis zur Sohle (Fußsohle – Wade – Oberschenkel – Gesäß – Bauchmuskeln – Rückenstrecker – Brust und Schulter) muss statisch perfekt im Gleichgewicht sein.

Muskelkraft und Muskelkoordination verbessern sich

Unser Körper ist nicht nur von der Kraft einzelner Muskeln oder Muskelgruppen abhängig, sondern auch von der Koordination der Muskeln untereinander. Wie bei einer Kette kann man auch hier im Prinzip feststellen, dass die beschriebene Muskelschlinge immer nur so stark sein kann wie ihr schwächstes Glied. Egal ob wir stehen, sitzen oder uns bewegen – es ist immer eine ganze Kette von Muskeln im Rahmen einer einzigen Bewegung beteiligt.

Vergessen Sie nicht, dass an unserem Skelett aus über 600 Muskeln ansetzen. Insofern sollte ein Kräftigungstraining im Sinne eines Gesundheitstrainings auch immer die Koordination – sprich die Kommunikation zwischen den Muskeln – mittrainieren. Es wird verständlich, dass eine kräftemäßige Unterentwicklung eines Kettengliedes bzw. die Überbelastung einer Muskelseite zu negativen gesundheitlichen Konsequenzen führt: Verspannungen, Dysbalancen und Atropien über Muskelschmerzen bis hin zu Arthrosen und Bandscheibenvorfällen. Letztendlich gehen sehr viele muskuläre Probleme auf dieses aus dem Gleichgewicht geratene Kraft-Körpergewicht-Verhältnis zurück. Dies ist auch der Grund dafür, weshalb all die von außen angewendeten Maßnahmen der Physiotherapie wie Fango, Reizstrom oder Massagen niemals die wirkliche Ursache beheben (können). Im akuten Fall sorgen diese Methoden zwar für Schmerzlinderung, doch langfristig bringen sie keinen Effekt.

Kräftigungstraining stärkt den Rücken

Speziell das Sorgenkind Nummer 1 unserer Nation, der Rücken, kann durch gezieltes Kräftigungstraining in den Griff bekommen werden. »80 Prozent aller Menschen mit Rückenschmerzen leiden, weil ihre Muskeln ungenügend trainiert sind.«, berichtet der Sportwissenschaftler Dr. Michael Despeghel-Schöne in einem Interview des Focus. Denn gerade die Wirbelsäule spielt eine tragende Rolle für unser muskuläres Wohlbefinden. Dass sie so gefährdet ist, wird klar, wenn man ihren Aufbau betrachtet.

Ein Muskel wächst am Widerstand, das heißt nur, wenn er trainiert und belastet wird. Insofern ist langfristig nur Muskelaufbautraining das Mittel der Wahl, vor allem bei immer wiederkehrenden Schmerzen durch Dysbalancen, Haltungsschäden oder die typischen Muskelschwächen (Nacken, Rücken), hervorgerufen durch 8 Stunden sitzende Tätigkeit.

Sie ist keine durchgehende Konstruktion vom Kopf bis zum Steißbein. Vielmehr besteht die Wirbelsäule aus vielen kleinen Wirbelkörpern, die jeweils durch gallertartige Bandscheiben voneinander getrennt sind, die wie ein Stoßdämpfer wirken. Aus den Wirbelkörpern treten die Nerven aus, die die gesamten Skelettmuskeln des Körpers versorgen – insofern wird auch verständlich, dass ein Schmerz wie beim Hexenschuss über die ganze Rückseite des Beines ausstrahlen kann. Die Ursache: 2 benachbarte Wirbelgelenke verschieben sich (der Kern der Bandscheibe verschiebt sich in Richtung Nerv), wodurch ein Druck auf den Nerv verursacht wird, der den Schmerz dann entlang seines Verlaufs auf den entsprechenden Muskel überträgt. Diese Verschiebung des Bandscheibenkerns ist jedoch nur möglich, weil die umgebende Muskulatur nicht stark genug ist, um die Wirbelkörper in ihrer richtigen Position zu halten. Und dann ist eine ungeschickte Bewegung oft der Beginn eines langen Leidensweges: chronische Rückenschmerzen, Ischiassyndrom bis hin zum Bandscheibenvorfall!

Warum sich die Natur so ein kompliziertes System ausgesucht hat? Ganz einfach deshalb, damit Sie sich bewegen können. Die Beweglichkeit Ihrer Wirbelsäule benötigen Sie nicht nur beim Sport, sondern auch für die

Krümmung, die Sie gerade beim Sitzen einnehmen oder für die unabhängige Beweglichkeit Ihres Kopfes. Damit dieses wacklige Konstrukt dennoch wirksam geschützt ist, hat es die Natur mit einem eng anliegenden Muskelkorsett ausgestattet, den so genannten tiefer liegenden Muskeln. Insofern wird verständlich, dass Kräftigungstraining für Ihren Rücken vorwiegend zum Ziel hat, diese tiefer liegenden Rückenmuskelgruppen zu trainieren. Durch Gymnastik und Stretching halten Sie Ihre Wirbelsäule beweglich. Die Gesundheitsformel für Ihren Rücken lautet deshalb: kräftigen und dehnen!

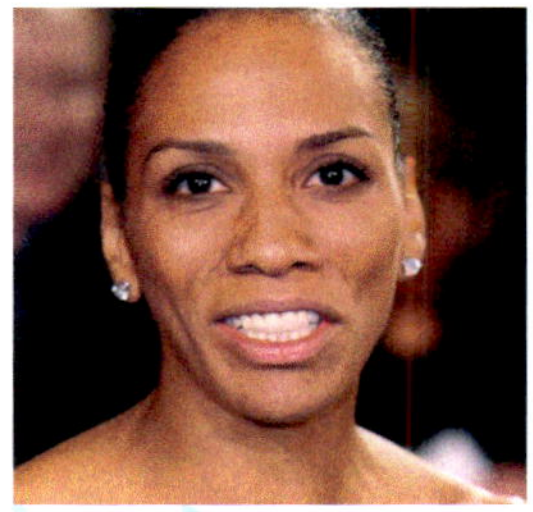

»Gesunder Körper - gesunder Geist. Über den Sport, ob Joggen, Spinnen, Yoga etc., finde ich meine Ruhe und Balance im Leben. Wenn ich bewusst an meine körperlichen Grenzen gehe und sie beim nächsten Mal überwinde, bemerke ich, wie ich auch im Geiste beweglicher werde. Ich entwickle mich dadurch ständig weiter, innerlich und körperlich. Mit Disziplin und Regelmäßigkeit etwas für meinen Körper zu tun, stärkt meinen Willen und mein Selbstbewusstsein.«

Barbara Becker
Designerin

Schmerzfreier Rücken für immer – das Powerhouse

Egal ob Sie sitzen, stehen oder gehen, die Muskulatur Ihres Haltungsapparats ist unentwegt aktiviert. Diese permanente Belastung spielt eine Schlüsselrolle bei der Entstehung von Haltungsschäden. Mit Ihrer Körperhaltung stellen Sie schon in jungen Jahren zu einem maßgeblichen Teil die Weichen dafür, ob Sie im fortgeschrittenen Lebensalter von der Volkskrankheit Rückenleiden verschont bleiben. Insofern sollten Sie Ihre Körperhaltung einmal kritisch unter die Lupe nehmen. Das maßgebliche Kraftzentrum, das für unsere aufrechte Haltung verantwortlich ist, befindet sich in unserem Körperkern, »geografisch« gesehen zwischen Brustkorb und Becken. Dabei sind vor allem folgende Muskelgruppen beteiligt:

Diese Muskeln werden durch das Powerhouse trainiert

- Der quer verlaufende Bauchmuskel: Er ist der innerste der Bauchmuskeln, schützt die inneren Organe und wird durch die so genannte Bauchpresse aktiviert. Legen Sie die Hände auf den Bauch, die Handballen an die Taille und die Finger Richtung Bauchnabel. Sie spüren ihn, wenn Sie jetzt lachen oder husten.
- Die Beckenbodenmuskulatur: Sie trägt das ganze Gewicht der inneren Organe. Stellen Sie sich vor, Sie müssen dringend auf die Toilette, während Sie im Stau stecken. Bis zur nächsten Raststätte sind es noch 5 Kilometer. Spüren Sie jetzt Ihren Beckenboden? Er ist dafür verantwortlich, dass Sie bis zum nächsten WC durchhalten.
- Die oberen und unteren schrägen Bauchmuskeln.
- Die tief liegenden Rückenmuskeln.

Das Powerhouse, das man auch als gesunde Körperhaltung beschreiben kann, bedeutet, dass all diese Muskelgruppen aktiviert sind. Im Rahmen einer gesunden Körperhaltung sollte das Powerhouse während des gesamten Tages permanent aktiviert werden. Es muss zu einer Selbstverständlichkeit werden. Ein aktiviertes Powerhouse hält den Bauch flach und damit Rumpf und Rücken stabil. Übrigens: Sie strahlen damit auch Selbstbewusstsein und Souveränität aus.

Grundregeln für ein gesundes Kräftigungstraining

Bevor Sie mit dem Kräftigungstraining beginnen, vergessen Sie nicht: Gesundheit wirkt immer präventiv. Wenn Sie in Ihrem wohlverdienten Ruhestand noch ein bewegtes und schmerzfreies Leben führen wollen, dann sollten Sie heute dafür den Grundstein legen. Kräftigungstraining ist die einzig wirksame Gesundversicherung für Ihren Bewegungsapparat.

Gerade bei der Volkskrankheit Rückenleiden sind es insbesondere die tiefer liegenden Muskelgruppen, die für Statik und Widerstandsfähigkeit Ihres Körpers verantwortlich sind. Insofern sehen auch die Übungen etwas anders aus als die von Arnold Schwarzenegger.

Belasten, aber nicht Überlasten

Beim Kräftigungstraining geht es nicht um maximale Kraftentwicklung, sondern um eine Aktivierung und gesunde Kräftigung der Muskulatur. Selbstüberschätzung und falscher Ehrgeiz sind hier fehl am Platz. Die zu überwindende Kraft sollte das eigene Körpergewicht sein. Beim Training mit Gewichten sollten 50 Prozent der maximalen persönlichen Leistungskraft nicht überschritten werden. Für Einsteiger liegt der optimale Belastungsgrad zwischen »nicht leicht« und »nicht anstrengend«.

Pausen zwischen den Übungen

Kräftigungstraining ist intensiv, die Belastung jedoch relativ kurz. Die Pause zwischen den Übungen benötigt der Muskel zur Regeneration. Lockern Sie deshalb die trainierte Muskulatur in den Pausen durch entsprechende Übungen.

Die letzten Wiederholungen soll man spüren

Führen Sie z.B. eine Übung mit 10 Wiederholungen durch, so sollten Ihnen die letzten beiden Wiederholungen schon relativ schwer fallen. Wären Sie in der Lage, ganz locker auch 20 Wiederholungen auszuführen, so ist der Widerstand (das Gewicht) zu gering.

Jeder dritte Tag reicht

Nach dem Kräftigungstraining benötigt die Muskulatur eine Regenerationspause von wenigstens 48 Stunden. Insofern schaden Sie Ihrer Leistungsfähigkeit, wenn Sie aus übertriebenem Ehrgeiz öfter als jeden dritten Tag trainieren.

Kontinuierliche Steigerung

Steigern Sie den Widerstand im Lauf der Zeit. Eine Steigerung von 10 Prozent alle 2 Monate sollte das Ziel sein.

Praxis-Tipps

Die folgenden Tipps sorgen für eine Erfolg versprechende Strategie im Rahmen eines Gesundheitstrainings:

Warm-up

Bringen Sie Ihren Kreislauf vor Trainingsbeginn auf Touren. Springen Sie 5 Minuten auf der Stelle, machen Sie Kniebeugen etc. Fangen Sie nicht an, bevor Sie leicht angeschwitzt sind. Dehnen Sie die zu trainierenden Muskelgruppen, bevor Sie mit dem Kräftigungstraining beginnen.

Die Technik macht es

Führen Sie die Bewegungen schwunglos, nicht ruckartig und langsam aus. Beachten Sie die 3-2-3-Regel: Langsam beugen und strecken: 3 Sekunden heben – 2 Sekunden halten – 3 Sekunden in die Ausgangsposition zurückführen. Achten Sie auf eine eine stabile und sichere Körperposition während des Trainings.

Locker bleiben

Achten Sie darauf, dass wirklich nur die gewünschten Muskelgruppen trainiert werden. Halten Sie vor allem Nacken, Gesichtsmuskeln und Hände locker.

Vorsicht: Rücken

Der Rücken sollte immer stabil bleiben. »Brust und Po raus« ist eine Orientierungsformel. Achten Sie besonders auf die Stabilität im Bereich der Lendenwirbelsäule, indem Sie das Powerhouse aktivieren.

10 Minuten pro Muskelgruppe!

Für die Stabilisierung und im Sinne des Gesundheitssports reichen 10 Minuten pro Muskelgruppe aus. Unterteilen sie diese in 5 bis 8 Serien mit einer Regenerationspause, die mindestens genauso lang ist wie die Belastung.

Atmen sie tief durch

Atmen Sie tief und ruhig. Am besten bei der Belastung aus- und bei der Entlastung einatmen.

Konzentration

Konzentrieren Sie sich auf die Muskeln. Lenken Sie Ihre Aufmerksamkeit sowohl körperlich, geistig als auch seelisch voll auf das Training. Lassen Sie sich nicht durch Störungen wie Fernseher oder Telefon ablenken.

Wie soll Ihr persönliches Kräftigungstrainingsprogramm für die nächsten 6 Wochen aussehen? Erstellen Sie einen Plan!

Kräftigungstraining: das Einsteigerprogramm

Die folgenden Übungen bringen Ihre Muskeln in Form. Bedenken Sie, dass es nicht darum geht, auszusehen wie Arnold Schwarzenegger. Nein, das Ziel lautet: Für immer schmerzfrei – keinerlei Verspannungen, Bandscheibenprobleme, Muskel- oder Gelenkschmerzen. Als Bonus obendrauf: ein wahrlich starkes optisches Erscheinungsbild!

Durchführung

Aktivieren Sie bei allen Übungen das Powerhouse (siehe Seite 125). Damit bleibt der Hals locker, der Nacken entspannt und der Rücken geschont. Absolvieren Sie von jeder Übung 3 Serien zu je 8 bis 12 Wiederholungen.

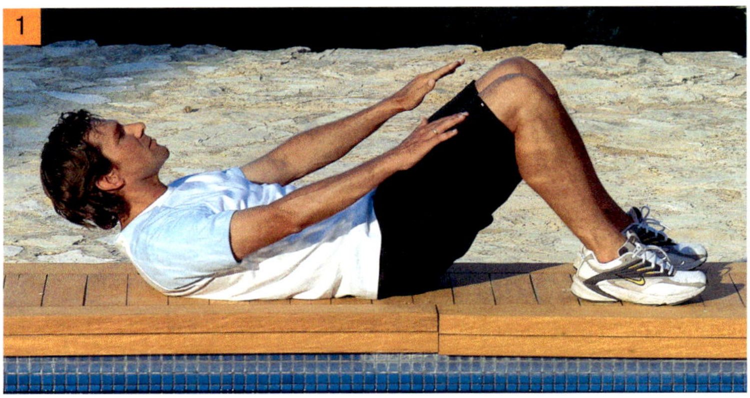

Übung 1

Ausgangsposition
Rückenlage, Füße hüftbreit auseinander, Arme gestreckt (parallel zum Körper), Hände neben den Oberschenkeln.

Anleitung (siehe Abb.)
Oberkörper anheben, dabei ziehen die gestreckten Arme in Richtung Knie. Hals bleibt in der Verlängerung der Wirbelsäule.

Für Fortgeschrittene
Hände hinter dem Kopf verschränken.

Typische Fehler
Hals ist abgeknickt.

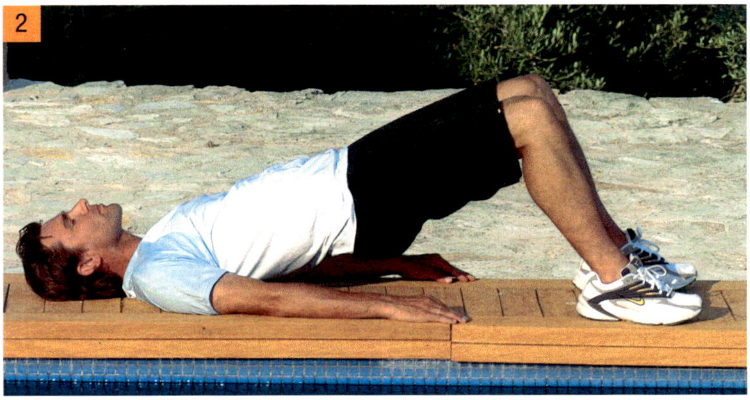

Übung 2

Ausgangsposition
Rückenlage, Füße hüftbreit auseinander, Arme gestreckt (parallel zum Körper), Hände neben den Oberschenkeln.

Anleitung (siehe Abb.)
Becken so weit wie möglich anheben. Gerade Linie von den Schultern bis zu den Knien.

Für Fortgeschrittene
Ein Knie mit den Händen an die Brust ziehen.

Typische Fehler
Hohlkreuz (Powerhouse nicht aktiviert).

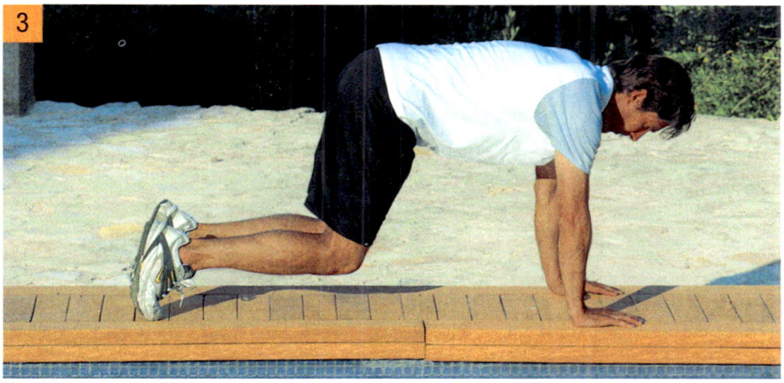

Übung 3

Ausgangsposition
Kniestand; Knie hüftbreit auseinander, Oberschenkel im rechten Winkel zum Körper; Ellbogen direkt unter den Schultern, Fußspitzen aufgesetzt.

Anleitung (siehe Abb.)
Knie 2 cm vom Boden anheben, Position ca. 20 Sekunden halten.

Fortgeschrittene
Zusätzlich einen Fuß vom Boden abheben.

Typische Fehler
Hohlkreuz oder Rundrücken.

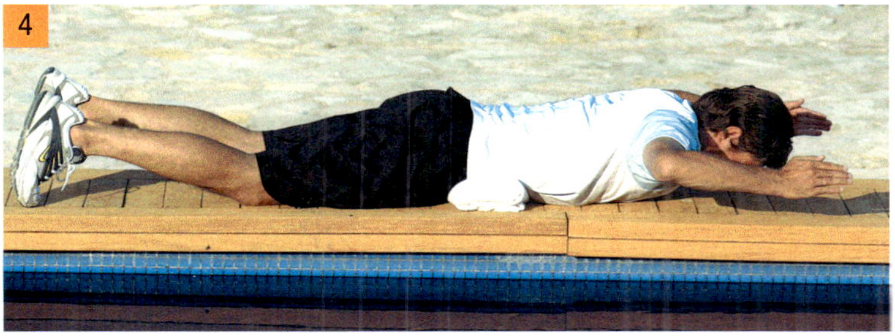

Übung 4

Ausgangsposition
Bauchlage, evtl. mit aufgerolltem Handtuch unter dem Becken; Füße hüftbreit auseinander, Fußspitzen aufgestellt; Blickrichtung zum Boden, Arme seitlich neben dem Körper, Unterarme neben dem Kopf, Ellbogen im 90°-Winkel gebeugt.

Anleitung (siehe Abb.)
Arme auf Schulterhöhe anheben, Unterarme bleiben parallel zum Boden; Schulterblätter in Richtung Wirbelsäule ziehen.

Fortgeschrittene
Oberkörper vom Boden abheben.

Typische Fehler
Ellbogen nicht auf Schulterhöhe; Unterarme hängen.

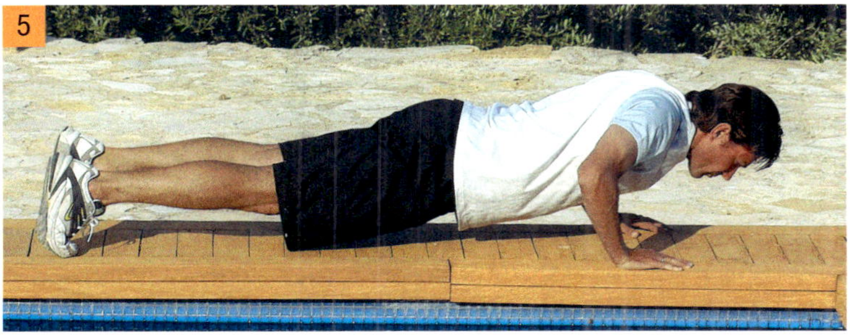

Übung 5

Ausgangsposition
Kniestand, Knie zusammen; Arme gestreckt, Hände unter den Schultern aufgesetzt.

Anleitung (siehe Abb.)
Ellbogen beugen, Brustbein so tief wie möglich zum Boden senken.

Fortgeschrittene
Beine strecken (siehe Abb. 1)

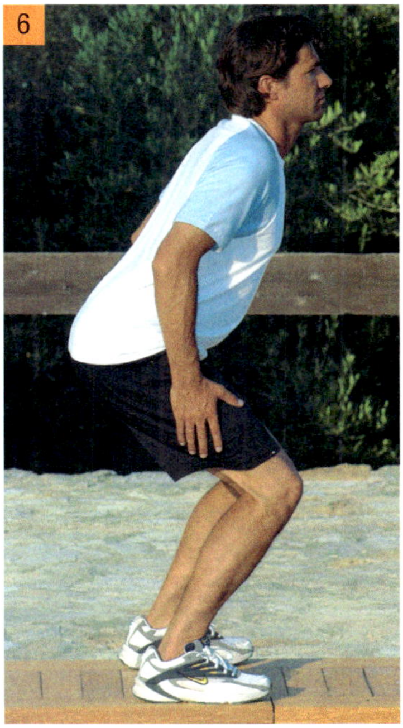

Übung 6

Ausgangsposition
Aufrechter Stand, Füße hüftbreit auseinander, Knie locker.

Anleitung (siehe Abb.)
Körpergewicht auf die Fersen verlagern, Knie beugen. Endposition ist spätestens dann erreicht, wenn der Po fast auf Höhe der Knie ist.

Typische Fehler
Gewicht nicht auf den Fersen; Oberkörper nicht gerade; Po zu tief abgesenkt.

Kräftigungstraining mit dem Gymnastikball

Die folgenden Übungen mit dem Gymnastikball stellen eine Erweiterung zu dem Kräftigungstraining mit dem eigenen Körpergewicht (siehe Seite 128/129) dar. Neben der Kraft verbessern Sie auch Ihr Gleichgewicht. Mit den folgenden 4 Übungen kräftigen Sie Ihren ganzen Bewegungsapparat. Wichtig wie immer: Aktivieren Sie bei jeder Übung Ihr Powerhouse.

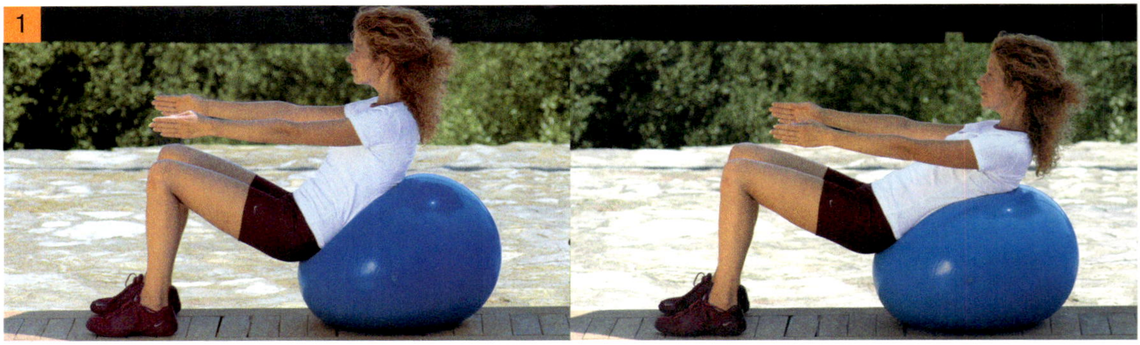

Übung 1

Ausgangsposition (siehe Abb. 1a)
Sitz auf dem Ball.
Anleitung (siehe Abb. 1b)
Beginnen Sie langsam nach vorne zu laufen, bis der Rücken mit seiner ganzen Fläche auf der Oberfläche des Balls aufliegt. Den Oberkörper dabei so weit wie möglich anheben, die Arme parallel zum Boden strecken. Der Rücken bleibt gestreckt.
Für Fortgeschrittene
Anstatt nach vorne nach hinten laufen. Die Übung wird umso anspruchsvoller, je weiter Sie nach hinten laufen.
Typische Fehler
Hohlkreuz.

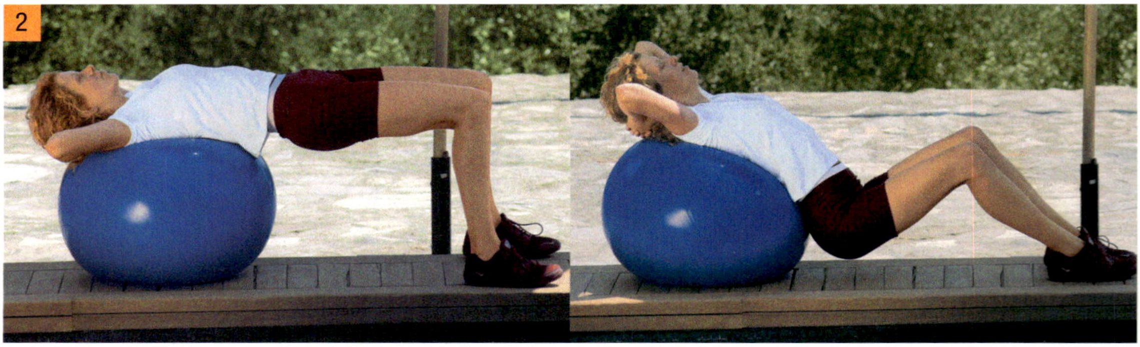

Übung 2

Ausgangsposition (siehe Abb. 2a)
Rückenlage mit Schultergürtel auf dem Ball, Füße hüftbreit auseinander unter den Knien.
Anleitung (siehe Abb. 2b)
Po in Richtung Boden senken und wieder anheben.
Für Fortgeschrittene
Ein Fuß vom Boden abheben.
Typische Fehler
Zu wenig Rumpfstabilität.

Fortgeschrittene steigern den Trainingseffekt, indem sie die Dauer der einzelnen Übungen verlängern. Je länger es Ihnen gelingt die Anspannung – bei entsprechend sauberer Ausführung – der zu trainierenden Muskelgruppe aufrechtzuerhalten, desto effektiver die Wirkung.

Durchführung

Absolvieren Sie von jeder Übung 3 Serien zu je 8 bis12 Wiederholungen.

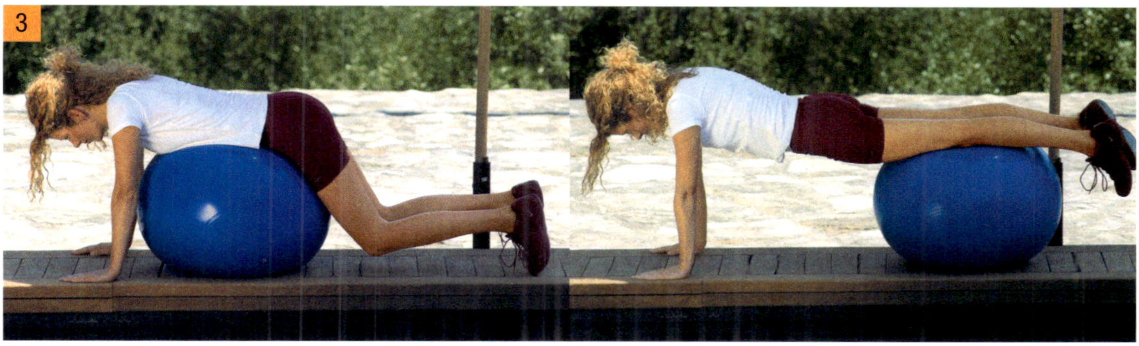

Übung 3

Ausgangsposition (siehe Abb. 3a)
Bauchlage auf dem Ball, Hände und Zehenspitzen der angezogenen Füße berühren den Boden.

Anleitung (siehe Abb. 3b)
Laufen Sie auf den Händen so weit wie möglich nach vorne. Wichtig: Achten Sie dabei auf einen geraden Rücken.

Für Fortgeschrittene
Je weiter nach vorne gelaufen wird, desto anspruchsvoller.

Typische Fehler
Körper hängt durch.

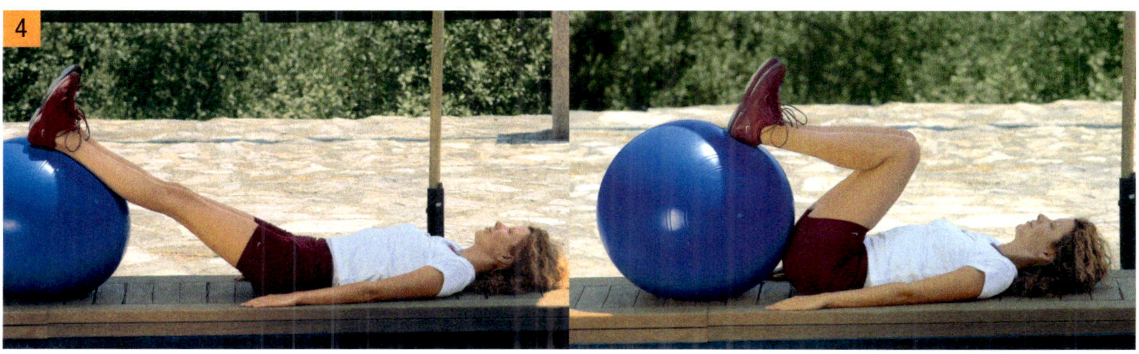

Übung 4

Ausgangsposition (siehe Abb. 4a)
Rückenlage, Arme seitlich neben dem Körper; Beine gestreckt, Fersen auf dem Ball.

Anleitung (siehe Abb. 4b)
Fersen auf den Ball drücken und den Ball vor und zurück rollen.

Typische Fehler
Zu wenig Rumpfstabilität.

Für Fortgeschrittene
Anheben des Beckens während der Ausführung.

Beweglichkeitstraining für Mobilität und Gelenkigkeit

Ob Sie sich mit 80 noch selbst die Schnürsenkel binden können oder locker die Treppe hochmarschieren, hängt in hohem Maß von Ihrer Beweglichkeit ab. Die Muskeln bleiben durch Beweglichkeitstraining geschmeidig, der Bewegungsspielraum der Gelenke bleibt auf einem hohen Niveau. Beweglichkeitstraining ist das Gegengewicht zu sitzenden, stehenden und einseitigen Tätigkeiten in Beruf und Alltag. Es wirkt Abnutzung, Verschleiß und Schmerz entgegen. Insofern kann man getrost sagen: Beweglichkeit macht mobil!

So wirkt Beweglichkeitstraining auf Ihren Körper

- **Funktionsfähigkeit:** Es hält die reibungslose Funktionsfähigkeit von Muskulatur und Gelenken bis ins hohe Alter aufrecht.
- **Verspannungen:** Es beugt Verspannungen, ausgelöst durch sitzende und stehende Tätigkeit, vor – speziell im Problembereich Rücken!
- **Spannkraft:** Es sorgt dafür, dass der Körper seine natürliche Spannkraft aufrechterhält.
- **Straffung:** Haut und Bindegewebe werden gestrafft.
- **Verletzungen:** Es beugt Verletzungen wie Zerrungen oder Muskelfaserrissen vor.
- **Entspannung:** Ruhiges Stretching, untermalt mit Musik, ist gleichzeitig auch ein optimales Entspannungstraining.

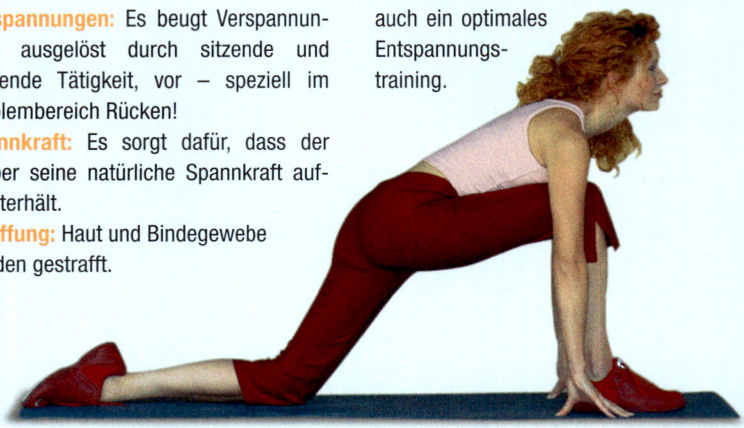

2 Formen des Beweglichkeitstrainings

Gehaltenes Stretching zeichnet sich dadurch aus, dass die Muskeln bis zu einem gewissen Widerstandspunkt gedehnt werden und diese Position für ca. 20 bis 30 Sekunden gehalten wird. Es eignet sich besonders am Ende des Trainings, da es den Körper auf Entspannung und Regeneration einstimmt.

Dynamisches Stretching zeichnet sich dadurch aus, dass die Muskeln rhythmisch gedehnt und zusammengezogen werden. Man federt und wippt locker und rhythmisch, wobei ruckartige und abgehackte Bewegungen vermieden werden. Dynamisches Stretching eignet sich besonders am Anfang eines Trainings, da es den Körper auf Bewegung einstimmt.

Grundregeln für gesundes Beweglichkeitstraining

Entwickeln Sie Ihr Beweglichkeitstraining zu einem persönlichen Ritual: Genießen sie es!

Angeschwitzt statt kalt

Vor Übungsbeginn sollte ein kurzes Aufwärmprogramm stehen. Laufen oder tänzeln Sie 5 Minuten auf der Stelle oder machen Sie Kniebeugen. Wichtig ist, dass Ihr Herz-Kreislauf-System in Schwung kommt und Sie leicht angeschwitzt sind, wenn Sie mit den Übungen auf Seite 134 beginnen.

Dehnen, nicht überdehnen

Der Endwiderstandspunkt der Dehnung soll spürbar, aber nicht schmerzhaft sein. Mit zunehmender Trainingserfahrung entwickelt sich auch Ihr Körpergefühl immer besser.

Saubere Bewegungsausführung

Konzentrieren Sie sich auf eine saubere, ruhige und geschmeidige Bewegungsausführung. Dehnen Sie ausschließlich die Muskulatur, die Sie ansprechen wollen, ohne andere Muskelpartien mit einzubeziehen.

Langsam steigern

Versuchen Sie im Lauf der Zeit den Endwiderstandspunkt zu erhöhen, um die Elastizität zu steigern.

Den mit dem Alter langsam einsetzenden Phänomenen Ungelenkigkeit, Steifheit und Unbeweglichkeit kann mit regelmäßigen Dehnungsübungen sehr wirksam entgegengetreten werden.

Abwärmen/Entspannen

Stretching eignet sich mit Untermalung von ruhiger Musik hervorragend zum Ausklang eines jeden Trainings und hat somit auch gleichzeitig eine entspannende Wirkung.

Rücken immer gerade

Die Wirbelsäule sollte immer gerade und aufgerichtet sein.

Rhythmisch und rund

Führen Sie die Bewegungen rhythmisch, fließend und rund aus. Es sollte ein Bewegungsfluss entstehen, sodass die einzelnen Bewegungen harmonisch ineinander übergehen (dynamisches Stretching).

Locker und leicht

Spannen Sie die Muskulatur so wenig wie möglich an. Achten Sie auch darauf, dass Ihre Gelenke möglichst locker sind.

Stretching: das Einsteigerprogramm

Das folgende Programm ist ein Basisprogramm, das alle Muskelgruppen des Körpers beansprucht. Vor allem nach einem Tag am Schreibtisch werden Sie mit diesen Übungen schnell wieder locker und geschmeidig. Mit angenehmer Musik unterlegt, wirkt das Programm besonders wohltuend und entspannend.

Durchführung

Halten Sie die Ausgangsposition für ca. 20 Sekunden. Dehnen Sie dann noch vorsichtig etwas weiter über diesen Widerstand hinaus und halten Sie diese Position für wenigstens 10 Sekunden. Wiederholen Sie jede Übung 2- bis 3-mal pro Körperseite.

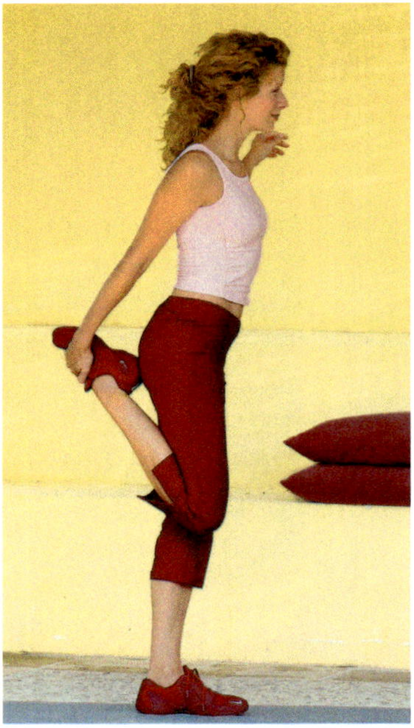

Vorderseite Oberschenkel

Ausgangsposition
Hände umgreifen das Fußgelenk.
Anleitung (siehe Abb.)
Fuß vorsichtig an den Po ziehen, Hüfte möglichst strecken und Po dabei anspannen.

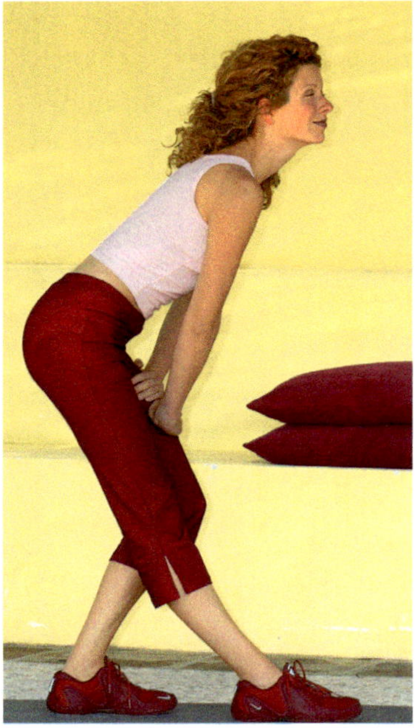

Rückseite Oberschenkel

Ausgangsposition
Schrittstellung; vorderes Bein gestreckt.
Anleitung (siehe Abb.)
Geraden Oberkörper mit Bauchnabel in Richtung Oberschenkel ziehen.

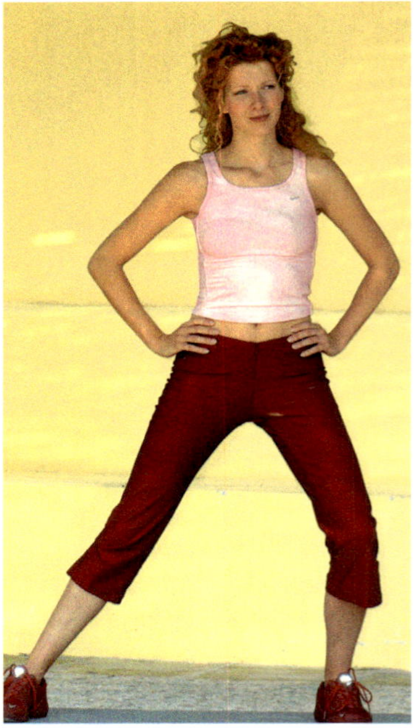

Innenseite Oberschenkel

Ausgangsposition
Leichter Grätschstand; ein Bein ist gebeugt.
Anleitung (siehe Abb.)
Das Becken auf die Seite des gebeugten Beines nach außen ziehen.

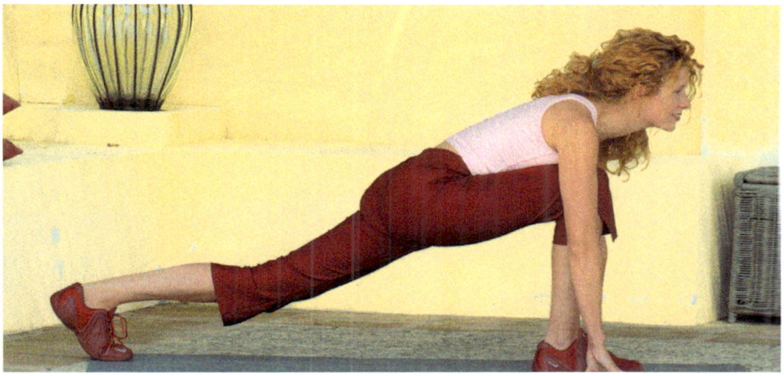

Hüftbeuger

Ausgangsposition
Weiter Ausfallschritt; Knie des vorderen Beines über dem Fußgelenk.

Anleitung (siehe Abb.)
Becken in Richtung Boden schieben.

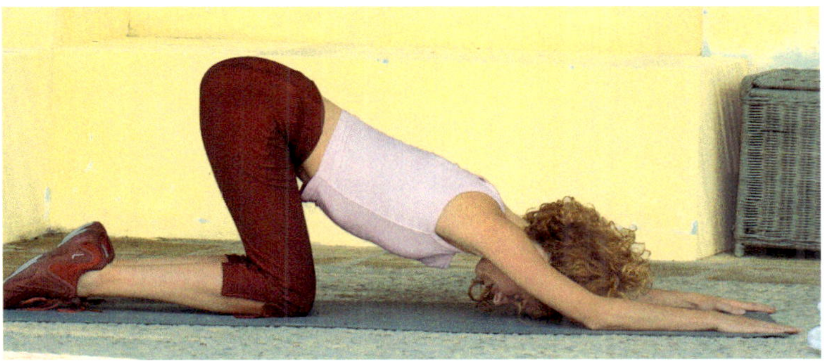

Brust

Ausgangsposition
Kniestand, Arme nach vorne abgelegt.

Anleitung (siehe Abb.)
Schultern in Richtung Boden drücken.

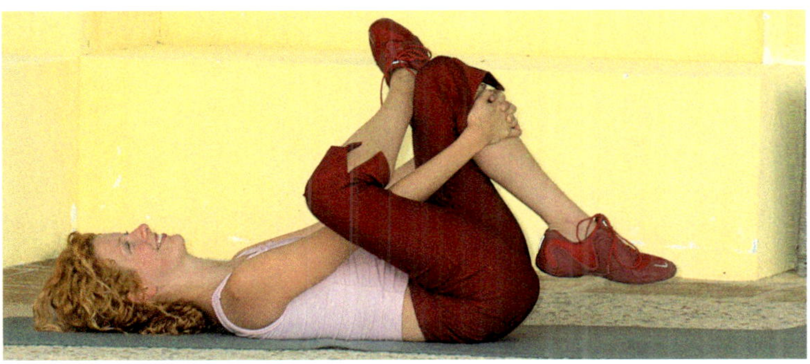

Gesäß

Ausgangsposition
Rückenlage; ein Fuß wird vor den Oberschenkel des anderen Beines gezogen.

Anleitung (siehe Abb.)
Das Schienbein mit den Händen umgreifen und zum Körper ziehen.

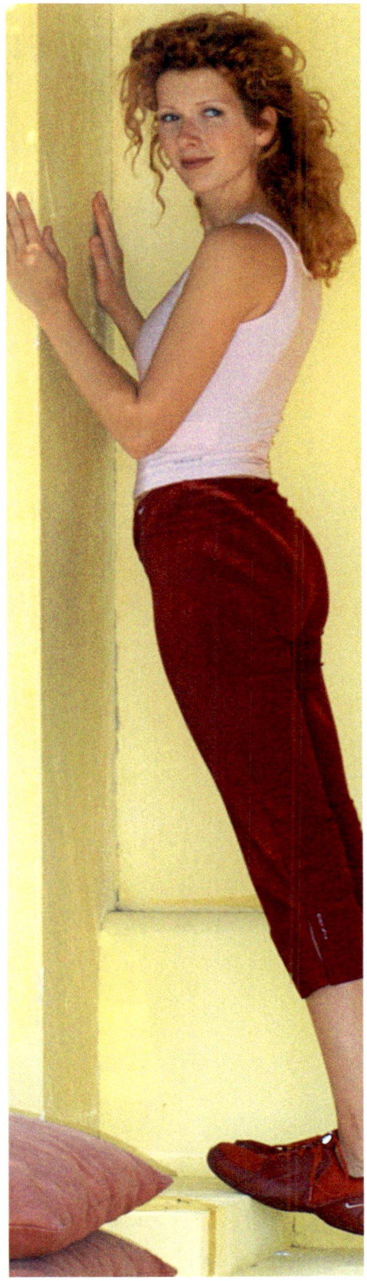

Wade

Ausgangsposition
Fußballen stehen auf einer Stufe.

Anleitung (siehe Abb.)
Fersen nach unten drücken.

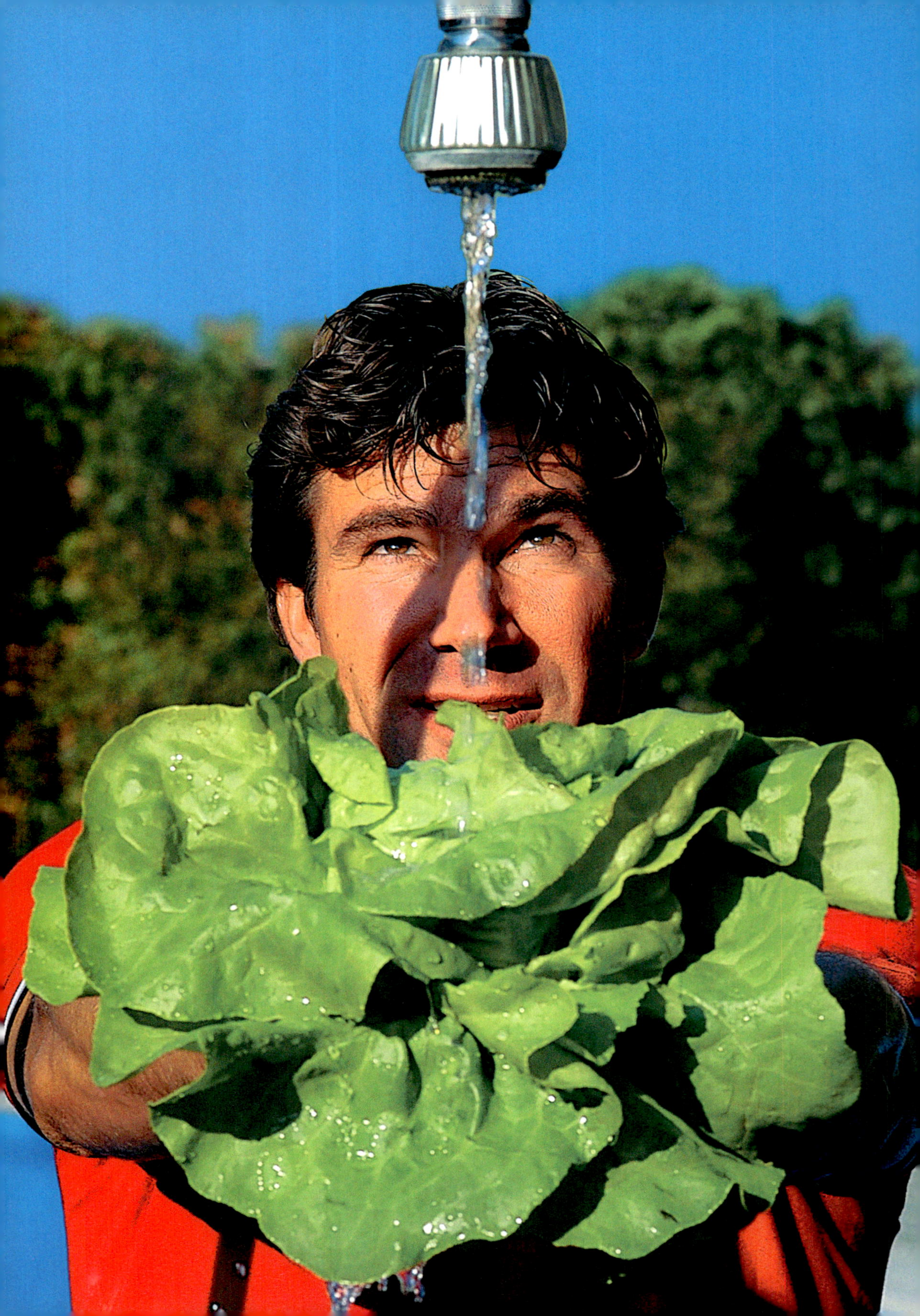

Gesunde Ernährung – Superbenzin für den Körper

Das vernichtende Urteil über die Ernährungsgewohnheiten der Deutschen lautet: zu viel, zu fett und zu süß – langfristig gesehen ein Selbstmord mit Messer und Gabel! »Wir leben nicht, um zu essen – sondern essen, um zu leben!«, schrieb schon Aristoteles. Doch heutzutage erfüllt die Ernährung noch andere Funktionen: Mit Essen werden Frust, Depressionen und Stress kompensiert. Essen hat zweifellos eine entspannende Wirkung, doch ein Zuviel hat fatale Folgen. Ungesunde Ernährung macht krank, wirkt nachweislich lebensverkürzend und stellt somit einen persönlichen Risikofaktor dar. Eine gesunde, ausgewogene Ernährung wappnet unseren Körper hingegen vor Krankheiten und ist die beste Basis für einen reibungslosen Ablauf aller Körperfunktionen.

»Lasst das Natürliche so natürlich wie möglich. Die Zubereitung der Speisen soll einfach und ungekünstelt sein. Je näher sie dem Zustand kommen, in welchem sie von der Natur geboten werden, desto gesünder sind sie.«

Sebastian Kneipp

Nährstoffe sind lebenswichtiges Baumaterial

Alle Organe und Systeme des Körpers hängen direkt oder indirekt von den Nährstoffen ab. Direkt, weil aus den aufgenommenen Nährstoffen (Kohlenhydrate, Eiweiß und Fett) Energie gewonnen wird, indirekt, weil die Nährstoffe als Baustoffe für die körpereigene Produktion von lebenswichtigen Substanzen verwendet werden. Wenn man in diesem Zusammenhang berücksichtigt, dass ca. 95 Prozent aller Körperzellen innerhalb von 1 Jahr erneuert werden und ein Großteil der Baustoffe über die Nahrung aufgenommen werden muss, so wird die enorme Bedeutung der Ernährung klar. Jetzt versteht man, was Paracelsus mit dem Satz: »Man ist, was man isst!« meinte.
Haben Sie schon einmal überlegt, wie sehr neben der körperlichen auch unsere geistige Leistungsfähigkeit von Nährstoffen abhängt? Gehirnzellen bestehen nämlich aus Eiweiß. Unser Gedächtnis, unsere Konzentration und unsere Kreativität sind unter anderem abhängig von der Qualität der aufgenommenen Eiweißstoffe (Proteine), weil beim Informationsaustausch, also der Kommunikation zwischen den Gehirnzellen, Eiweißmoleküle eine grundlegende Rolle spielen. Genau wie ein Architekt nur mit den besten Baustoffen ein Meisterwerk erbauen kann, genauso kann unser Körper nur mit hochwertigen Grundstoffen Optimales leisten. Nur wer Super tankt, kann auch Superleistungen bringen!

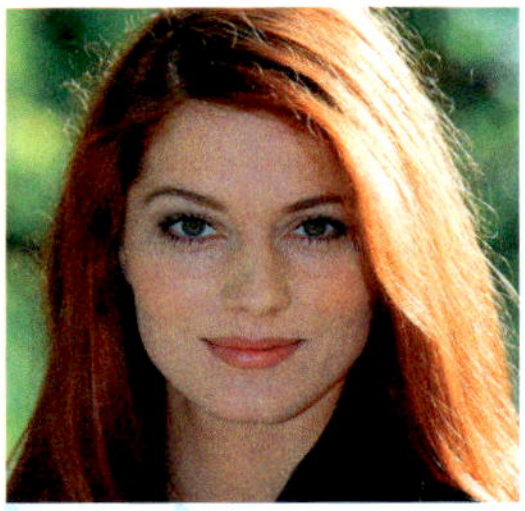

»Ich bin viel unterwegs, und wenn ich nach Hause komme, koche ich mir gerne etwas Leichtes und Gesundes. Ich achte sehr darauf, was ich esse, und ernähre mich gerne vegetarisch.«
Esther Schweins, Schauspielerin

Der Mund – das Tor zur Gesundheit

Gesunde Ernährung hat nichts mit Diät und Verzicht, sondern viel mit Vernunft und Verständnis zu tun. Mit ein wenig Know-how und Konsequenz lässt sich eine große Wirkung erzielen.

Die Nährstoffe

Nährstoffe sind in verschiedene Kategorien eingeteilt. Die 3 Hauptgruppen sind Kohlenhydrate, Eiweiße und Fette. 2 weitere Gruppen sind die Biostoffe (Vitamine, Mineralstoffe und sekundäre Pflanzenstoffe) und Ballaststoffe.

Kohlenhydrate

Kohlenhydrate sind die Energielieferanten des Körpers. Sie sind das Benzin, mit dem die Maschine Mensch angetrieben wird, und kommen hauptsächlich in pflanzlicher Nahrung vor. Man unterscheidet zwischen komplexen und einfachen Kohlenhydraten. Gesunde Ernährung heißt, sich überwiegend von komplexen Kohlenhydraten zu ernähren und die Zufuhr von einfachen Kohlenhydraten auf ein Minimum zu reduzieren. Komplexe Kohlenhydrate stecken in Vollkornprodukten, Kartoffeln und Müsli. Einfache Kohlenhydrate sind in allen süßen Sünden wie Schokolade, Eiscreme und Limonaden.

Eiweiße

Eiweiße, auch Proteine genannt, sind die Baustoffe des Körpers. Sie sind am Aufbau von Körperzellen (Wachstum, Muskeln) sowie an der Bildung von Enzymen, Hormonen und Abwehrstoffen (Immunsystem) beteiligt. Je besser Nahrungseiweiß in körpereigenes Eiweiß umgewandelt werden kann, desto höher ist seine Qualität. Übrigens: Auch geistige Fähigkeiten, emotionale Stimmungen und körperliche Verfallsprozesse sind zu einem erheblichen Teil von der Qualität der einzelnen Eiweißbausteine abhängig. Fleisch liefert hochwertiges Eiweiß, genauso aber auch Hülsenfrüchte, Getreide, Milch und Milchprodukte wie Joghurt, Quark und Käse.

Fette

Fette liefern ebenfalls Energie. Doch diese steht dem Körper im Gegensatz zu der aus Kohlenhydraten nicht so schnell zur Verfügung. Aus überschüssiger (Fett-)Energie werden Fettdepots für Notzeiten angelegt. Kohlenhydrate sind das Superbenzin für intensive, aber kurze Belastungen, Fette der Diesel für weniger intensive, lang andauernde körperliche Beanspruchungen. Darüber hinaus sind Fette für die Aufnahme fettlöslicher Vitamine, für den Aufbau der Zellwände, die Funktionsfähigkeit des Immunsystem oder die Thermoregulation wichtig.

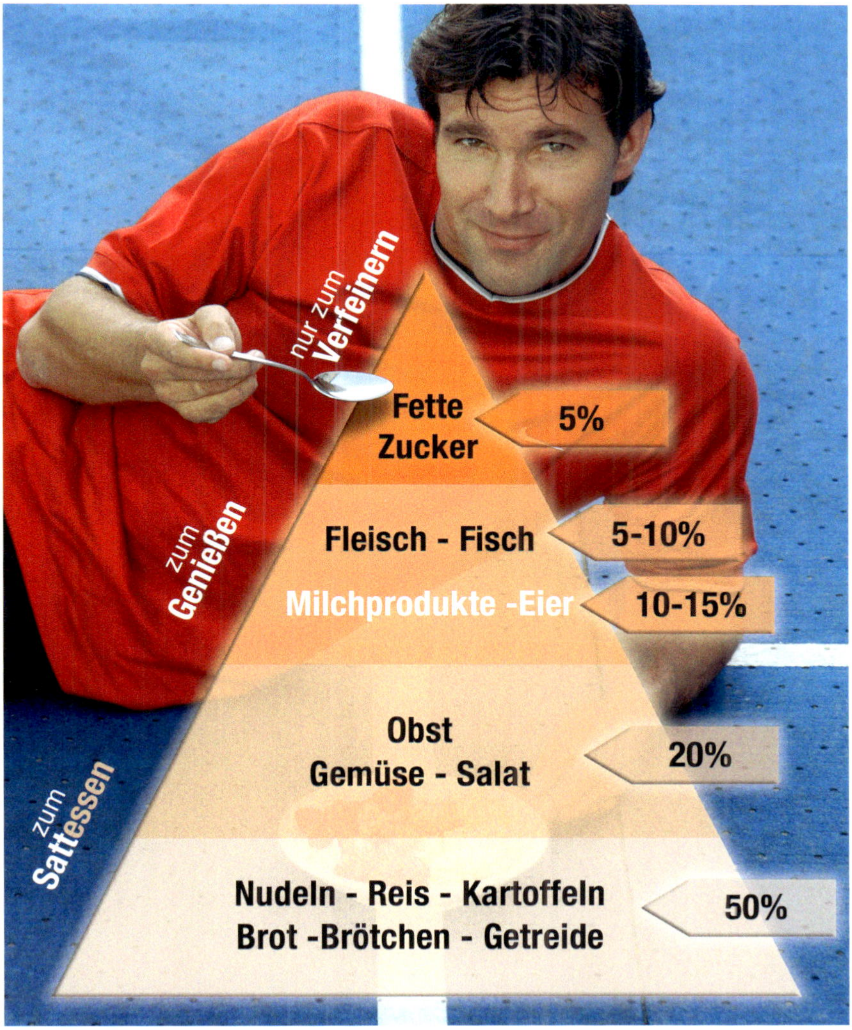

Komplexe Kohlenhydrate sorgen dafür, dass der Körper langfristig mit Energie versorgt ist, Obst und Gemüse für den täglichen Bedarf an Vitaminen und Mineralstoffen. Mageres Fleisch und Geflügel sowie Fisch liefern wichtige Eiweiße.

Biostoffe: Vitamine, Mineralien, Spurenelemente

Biostoffe werden auch als Katalysatoren oder Fitmacher bezeichnet. Sie sind für den reibungslosen Ablauf von vielen, teilweise hochkomplizierten Stoffwechselprozessen unerlässlich. Einige Enzyme kann der Körper nur unter Beteiligung bestimmter Vitamine bilden. Haben wir zu wenig davon, können Zellfunktionen nicht optimal ablaufen. Die Folge: allgemeiner Leistungsabfall, Krankheitsanfälligkeit und Unkonzentriertheit. Außerdem sorgen Vitamine für ein starkes Immunsystem und wirken vorzeitigen Alterungsprozessen entgegen. Vitamine und Mineralien stecken hauptsächlich in Obst und Gemüse und müssen täglich aufgenommen werden, da sie vom Körper nicht gespeichert werden können.

Ballaststoffe

Ballaststoffe werden vom Körper nicht direkt aufgenommen, sorgen aber dafür, dass die Darmtätigkeit auf Touren kommt. Da der Darm von Natur aus zur Trägheit neigt, ist die tägliche Aufnahme von Ballaststoffen in Form von Gemüse, Obst und Vollkornprodukten im Rahmen einer gesunden Ernährung sehr empfehlenswert.

Was und wie? Das ist die Frage!

Gesunde Ernährung zeichnet sich nicht nur dadurch aus, was wir essen, sondern auch, wie wir essen. Dass Nahrung heute zu jeder Zeit und überall vorhanden ist, hat zu einer Veränderung unserer Ernährungsgewohnheiten geführt. Durch die unaufhörliche Verlockung von Essen und Trinken haben wir nicht nur unseren natürlichen Instinkt für die Nahrungsaufnahme verloren, sondern was noch viel schlimmer ist: Wir sind unterernährt, obwohl wir zu viel essen! »Wie das?«, werden Sie jetzt denken. Weil sich in all den Hamburgern, Pizzen und Donuts kaum verwertbare Nährstoffe befinden – leere Kalorien heißt das in der Fachsprache. Komplexe Kohlenhydrate, hochwertiges Eiweiß, Vitamine, Mineralstoffe und Spurenelemente? Fehlanzeige!

Gesundmacher: Einfach ungesättigte Fettsäuren im Olivenöl und Omega-3-Fettsäuren, die vorwiegend in Meeresfischen enthalten sind, senken nachweislich den Cholesterinspiegel im Blut und somit die Gefahr, an Arteriosklerose zu erkranken oder einen Herzinfarkt zu erleiden.

Das sollten Sie essen

Gesunde Ernährung heißt ausgewogene Ernährung. Ausgewogen ist das Gegenteil von einseitig. Medizinische Studien haben längst bewiesen, dass alle extremen Ernährungsformen langfristig ungesund sind. Befolgen Sie die aufgeführten Grundregeln und Sie können sicher sein, dass Sie ernährungstechnisch einen wertvollen Beitrag für Ihre Gesundheit leisten.

Vielseitig und vollwertig

Vielseitig bedeutet, dass Sie auf eine möglichst breit gefächerte und abwechslungsreiche Zusammenstellung der Nähr- und Biostoffe bei Ihrer Ernährung achten sollten. Vollwertig heißt, dass die Nahrungsmittel beim Verzehr nach Möglichkeit noch ihren vollen Wert haben. Dies wird gewährleistet, wenn die Zubereitung schonend und umsichtig erfolgt. Eine übermäßige Bearbeitung der Nahrung, wie z.B. durch zu starkes Erhitzen, Frittieren und Braten, vernichtet den größten Teil der wertvollen Nährstoffe.

Komplexe Kohlenhydrate

Komplexe Kohlenhydrate aus Vollkornbrot, Reis, Nudeln, Kartoffeln und (zuckerfreiem) Müsli gewährleisten eine konstante und hochwertige Energieversorgung über viele Stunden, da sie kontinuierlich und gleichmäßig ins

Blut gelangen. Der Blutzuckerspiegel, der maßgeblich an der Entstehung des Hungergefühls beteiligt ist, bleibt so auf einem konstanten Niveau – Heißhungerattacken und Appetit auf Süßes wird vorgebeugt. Süßigkeiten wie Schokolade, mit Zucker gesüßte Getränke oder Kuchen sollten nur sparsam verzehrt werden. Ihr Nährwert ist gering, und die in ihnen enthaltenen einfachen Kohlenhydrate (= Zucker) lassen den Blutzuckerspiegel in die Höhe schnellen und wieder absacken. Die Folge: Heißhunger auf noch mehr Süßes.

Wertvolles Eiweiß

Den täglichen Bedarf an Eiweiß sollten Sie überwiegend aus pflanzlichen Quellen wie Soja, Getreide, Kartoffeln, Bohnen, Erbsen und Linsen decken. Verzehren Sie außerdem magere Fleischprodukte, Fleisch, Geflügel oder Fisch. Vorsicht: Viele Proteine kommen in Kombination mit reichlich Fett daher. Eine Kombination, die krank machen kann.

Fett: Weniger ist mehr!

»Fett macht fett!« Doch ganz ohne Fett geht es auch nicht. Unser Organismus braucht ungesättigte (essenzielle) Fettsäuren und fettlösliche Vitamine, um funktionieren zu können. Ungesättigte Fettsäuren befinden sich in pflanzlichen Fetten (Ölen) und im Fischfett (Omega-3-Fettsäuren), fettlösliche Vitamine in tierischen Fetten. Problematisch sind die so genannten versteckten Fette, die in Fleisch, Wurst und Fertigprodukten sowie in Süßwaren stecken. Mit diesen Produkten nimmt man Fett zu sich, ohne es zu bemerken. Nur später wundert man sich über sein Gewicht.

Die Aufnahme von Fett in Kombination mit einfachen Zuckern, z. B. Pommes mit Cola, sorgt für eine sehr schnelle und effektive Einlagerung des Fetts in den Fettzellen.

Täglich Obst und Gemüse

Lebenswichtige Biostoffe können vom Körper weder hergestellt noch gespeichert werden. Deshalb muss die Zufuhr jeden Tag aufs Neue erfolgen. Obst und Gemüse sind der ideale Snack für zwischendurch. Ernährungswissenschaftler raten: 5-mal am Tag Obst und Gemüse!

Zucker und Salz in Maßen

Zucker bringt dem Organismus kaum hochwertige Nährstoffe und schädigt die Zähne. Ein Zuviel an Salz kann schnell zu Bluthochdruck führen.

Reichlich Flüssigkeit

Nehmen Sie täglich mindestens 2 Liter Flüssigkeit zu sich. Geeignet sind vor allem kalorienarme Getränke wie Wasser, ungesüßte Kräuter- oder Früchtetees oder verdünnte Fruchtsäfte. Kaffee und schwarzer Tee sind zur Deckung des Flüssigkeitsbedarfs nicht geeignet.

So sollten Sie essen

Kaiser, König, Bettelmann

»Frühstücke wie ein Kaiser, iss zu Mittag wie ein König und zu Abend wie ein Bettler!«, sagt ein altes Sprichwort. Beginnen Sie den Tag mit einem üppigen Frühstück, gefolgt von einem sättigenden Mittagessen. Halten Sie sich zurück beim Abendessen. Je früher am Tag Sie die größte Portion essen, desto besser.

Essen Sie langsam

Genießen Sie das Essen, indem Sie es langsam und gut kauen. Je besser gekaut die Nahrung in den Magen gelangt, desto effektiver und ökonomischer kann sie weiterverarbeitet werden. Wenn Sie bewusst langsam essen, stellt sich früher das Sättigungsgefühl ein. Die Konsequenz? Man isst weniger! »Gut gekaut ist halb verdaut!«, wusste schon Sebastian Kneipp.

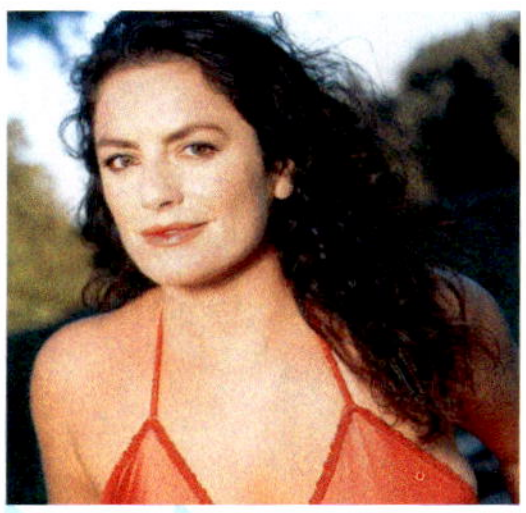

»Mein Wohlbefinden hängt maßgeblich von der Ernährung ab. Wenn mein Körper optimal mit Nährstoffen versorgt ist, spiegelt sich dies in meinem Aussehen, z.B. meiner Haut, und in meiner Stimmung wider. Durch gesunde Ernährung tue ich mir also etwas Gutes. Überdies hilft Ernährung als Schutz vor ›modernen‹ Krankheiten und wirkt wie ein Jungbrunnen, denn der Körper altert langsamer.«
Christine Neubauer, Schauspielerin

Essen Sie nicht unbedingt den Teller leer

Sie sollten das Essen immer dann beenden, wenn sich bei Ihnen das Sättigungsgefühl einstellt. Ihr Körper sagt Ihnen, wann Sie satt sind – und nicht der Anblick des restlos geleerten Tellers.

Essen Sie öfter als 3-mal am Tag

Essen Sie möglichst 3 größere und 2 kleinere Portionen, damit sind Sie kontinuierlich mit Nährstoffen versorgt. Außerdem beugt dies Heißhungerattacken vor, die durch einen abgefallenen Blutzuckerspiegel ausgelöst werden.

Planen Sie Ihre Essenszeiten

Erstellen Sie sich einen individuellen Essensplan. Regelmäßiges, über den ganzen Tag verteiltes Essen schult Ihr Essverhalten und sorgt dafür, dass Sie nicht unkontrolliert und zu viel essen.

Konzentrieren Sie sich auf das Essen

Essen Sie deshalb möglichst immer am gleichen Ort und ohne Ablenkung. Wenn Sie während des Essens noch andere Tätigkeiten ausführen, wie Fernsehen oder Lesen, etablieren sich allzu leicht (ungesunde) Gewohnheiten. »Beim Fernsehen brauch' ich einfach meine Schokolade!«, ist eine typische Überzeugung, die leicht zu einer Sucht ausarten kann.

Die 6-Tage-Regel

Ernährung ist immer eine langfristige Sache. Wer sich an 6 von 7 Tagen ausgewogen ernährt, der kann durchaus an 1 Tag in Sachen Ernährung über die Stränge schlagen und beispielsweise seinen süßen Gelüsten nachgeben.

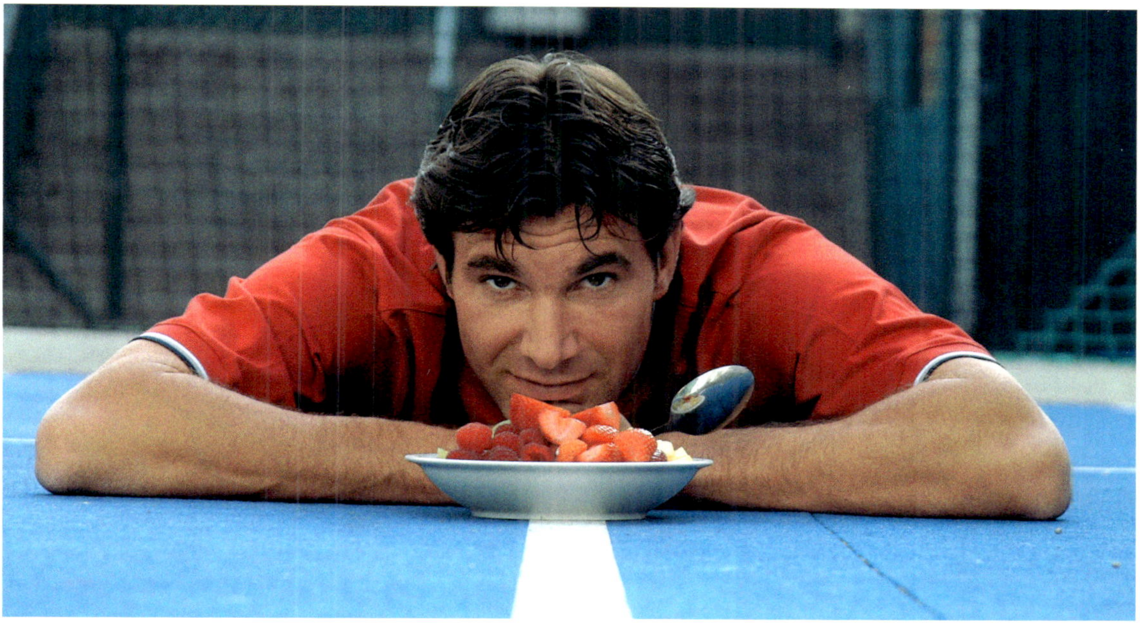

Warum 90 Prozent aller Diäten langfristig dick machen

Fast alle Diäten machen langfristig dick und eher krank als schlank. Wissenschaftlich ist längst nachgewiesen, dass der Teufelskreis: Diät – kurzzeitiger Gewichtsverlust – Gewichtszunahme, auf lange Sicht eher zu einer Gewichtszunahme als zu der beabsichtigten Gewichtsabnahme führt.

Wissen Sie, warum das so ist? Das höchste Anliegen der Natur besteht darin, unser Überleben zu sichern. Dafür hat sie uns bei der Geburt mit 2 hochwirksamen Programmen ausgestattet: dem so genannten Nahrungsspeicherungsprogramm und dem Energiesparprogramm. Die Tatsache, dass wir Energie in Form von Fett in unserer Hüft-, Bauch-, Gesäß- oder Oberschenkelregion einlagern können, versetzt uns erst in die Lage, dass wir auch mal eine Zeit lang ohne Nahrungsaufnahme (über)leben können. Gleichzeitig wird das Überleben auch dadurch gesichert, dass der Organismus seinen Energiebedarf extrem reduzieren kann, wenn einmal über einen längeren Zeitraum ein Nahrungsmangel auftritt. Die Umstellung zwischen den Programmen funktioniert natürlich nicht auf Knopfdruck, sondern ist ein Prozess, der sich über Wochen einspielen muss.

Desillusionierend: Die Stiftung Warentest bewertete 80 Schlankheitsdiäten. 43 davon erhielten die schlechteste Note, nur 11 gelten als geeignet.

Diese beiden biologischen Grundsätze gilt es bei jeder Schlankheitsdiät zu berücksichtigen. Durch eine gezielte Verminderung der Nahrungsaufnahme wird der Körper in eine künstliche Hungersnot versetzt. Er kann ja nicht wissen, dass dieses Hungern freiwillig erfolgt. Der Körper reagiert entsprechend, indem er sein Energiesparprogramm aktiviert. Er fährt seinen Energiebedarf radikal nach unten. Statt der durchschnittlich benötigten 2500 Kalorien pro Tag kommt er mit bis zu einem Drittel weniger aus. Er kocht auf Sparflamme und kann dies sogar über Jahre aufrechterhalten. Ein zweiter Effekt: Der Körper beginnt noch bevor er die Fettreserven mobilisiert, die eigenen Muskelzellen zur Energiegewinnung heranzuziehen. Denn das Gehirn funktioniert nur mit Zucker, und in Notzeiten kann der Organismus Muskeleiweiß zu Zucker umbauen.

Die einzig richtige Formel für gesundes und langfristiges Abnehmen lautet: regelmäßige körperliche Bewegung in Kombination mit bewusster Ernährung.

Diäten minimieren Ihre PS-Zahl

Preisfrage 1: Wo wird im Körper eigentlich Fett verbrannt? Richtig – ausschließlich in den Muskelzellen und nirgends sonst! Merken Sie sich: Fett verbrennt nur in den Fettverbrennungsöfchen der Muskelzellen, während Sie sich bewegen. Es schmilzt während lang andauernder, gleichmäßiger Belastungen wie beim Ausdauertraining. Dies ist definitiv die einzige Möglichkeit, wie Sie ungeliebte Fettpölsterchen loswerden können. Doch was bewirkt eine Hungerdiät? Wertvolles Muskeleiweiß wird vernichtet! Muskelmasse geht verloren und die Anzahl der körpereigenen Fettverbrennungsöfchen wird durch Fasten dezimiert. Anstatt Ihrer gewohnten 10 Pferde (entspricht 100 Prozent Muskulatur), die Sie im normalen Zustand vor Ihre Kutsche spannen können, bleiben nach einer Diät vielleicht nur noch 5 übrig. Doch 5 Pferde benötigen logischerweise weniger Futter als 10, oder? Logisch, werden Sie sagen.

Dann können Sie auch nachvollziehen, was Sie Ihrem Körper mit einer lediglich auf Nahrungsreduktion ausgerichteten Diät antun: Sie verringern Ihre körpereigene PS-Zahl, so als würden Sie 5 Ihrer 10 Pferde verkaufen. Folglich können Sie nur noch 5 Pferde vorspannen und entsprechend saft- und kraftlos werden Sie in Ihrer Kutsche (sprich, dem Körper) über die Lande fahren. Dies führt unter anderem zu Schwäche, Gereiztheit, Nervosität, einer Abnahme der Konzentrationsfähigkeit und der Schwächung des Immunsystems – alles bekannte Begleiterscheinungen jeder Diät. Hinzu kommt, dass bei einer Hungerdiät meist auch die Zufuhr der lebenswichtigen Biostoffe unterbrochen ist, was ebenfalls dem reibungslosen Ablauf der Stoffwechselprozesse entgegenwirkt.

Preisfrage 2: Was passiert im Körper, wenn der Diätstress beendet ist und Sie wieder auf normale Ernährung umstellen? Für die normalerweise auf 10 Pferde ausgerichtete Nahrung stehen nur noch 5 Abnehmer bereit. Die 5 überflüssigen Portionen werden natürlich nicht einfach wieder ausgeschieden, sondern der Körper erinnert sich, dass irgendwann einmal ja auch wieder schlechte Zeiten kommen können, und aktiviert vorsorglich sein genetisches Energiespeicherprogramm. Mit anderen Worten: Sie speichern jeden Tag 5 Portionen Nahrung direkt in Ihre Fettpölsterchen ein (eine ausreichende Anzahl an Muskeln ist ja nicht mehr vorhanden), und zwar von dem Tag an, an dem Sie die Diät beenden. Wie dieser Effekt in der Umgangssprache heißt? Jo-Jo-Effekt!

Pfunde verlieren durch Bewegung

Die Antwort auf die Frage »Wie kann ich langfristig ohne diesen unerfreulichen Jo-Jo-Effekt abnehmen?«, ergibt sich von selbst. Sie brauchen Muskeln, die die aufgenommene Nahrung verwerten! Anders gesagt: Sie brauchen möglichst viele hungrige Pferde, die das Futter vernichten. Und wie werden Pferde hungrig? Ganz einfach, indem Sie sich bewegen. Durch körperliche Betätigung bilden sich Muskeln. Je mehr Muskeln vorhanden sind, desto mehr Nahrung kann verwertet werden. Je mehr Nahrung verbrannt wird, desto weniger wandert in Form von Vorrat in die Fettdepots. So einfach ist das!

Wie sehen Ihre täglichen Ernährungsgewohnheiten aus? Notieren Sie, was, wie oft, wie viel und wann Sie essen. Legen Sie dann eine Strategie zur Beseitigung der entdeckten Schwachpunkte fest.

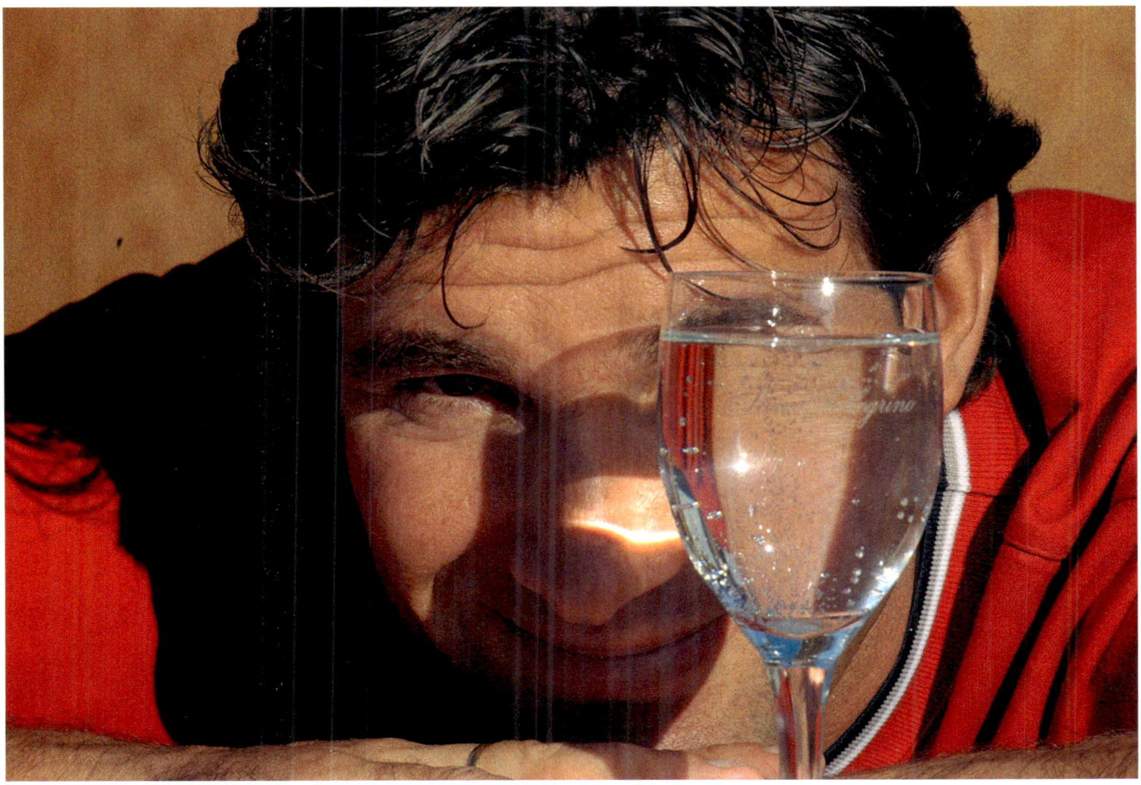

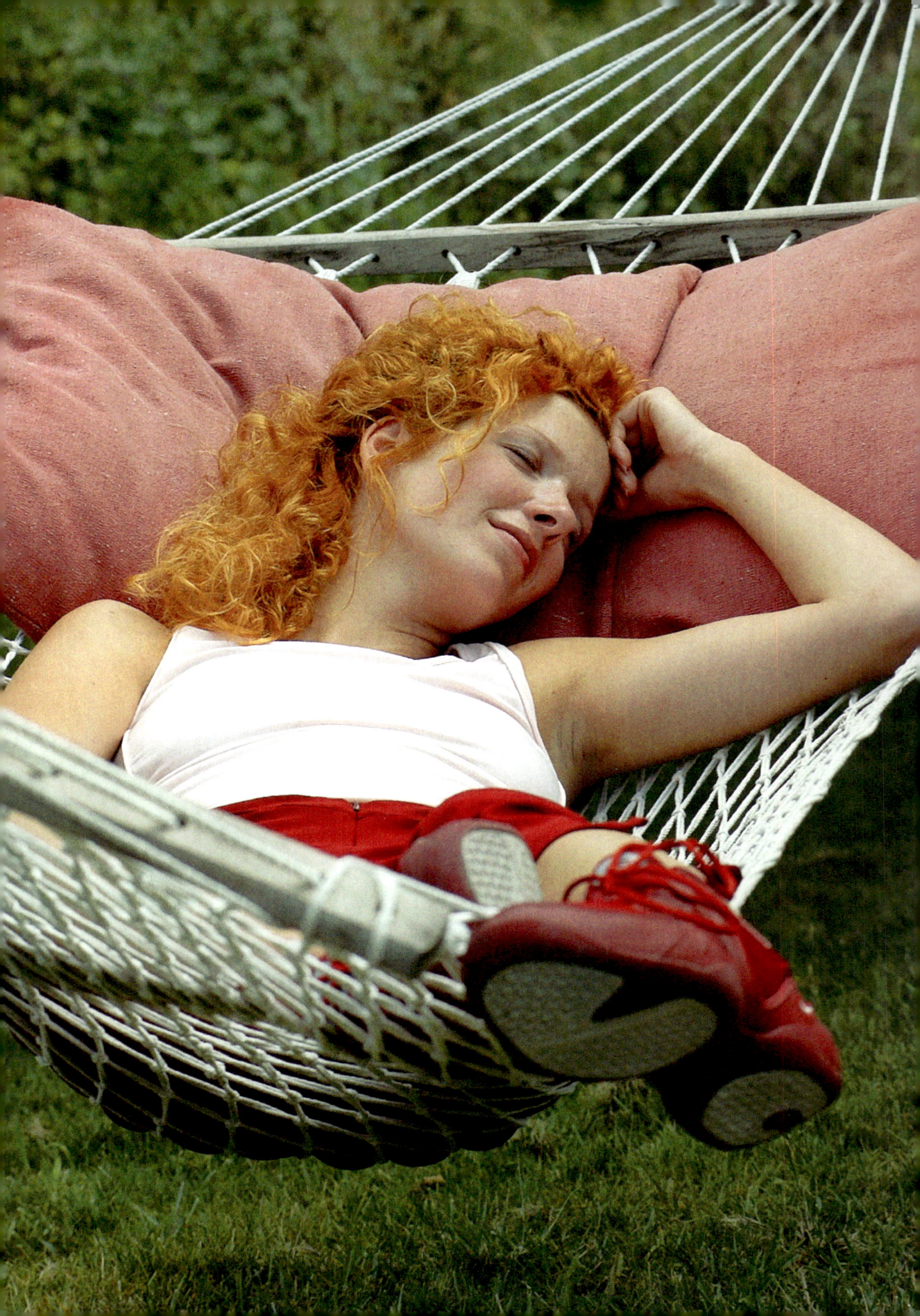

Entspannung – tanken Sie Energie zum Nulltarif

Entspannung ist das einzig wirksame Mittel, das uns vor Schäden durch unseren stressigen Lebensstil schützt. Gleichzeitig ist es die einzige Strategie, um Ausgeglichenheit, Lebensfreude und seelisches Gleichgewicht zu erlangen. Doch dies ist noch nicht alles: Entspannung macht auch schön! Denn Schönheit und Attraktivität kommen bekanntlich von innen, und wie es in Ihrem Inneren aussieht, das bestimmt zu einem großen Teil Ihre Fähigkeit zur Entspannung. Insofern ist Entspannung eine wahre Zauberformel mit 3 hocherfreulichen Wirkungen: Gesundheit, Ausgeglichenheit und Schönheit! Wenn das kein Ansporn ist, sich etwas genauer mit dieser Materie zu beschäftigen! Doch einen kleinen Haken hat dieser Zauber: Sie müssen schon etwas dafür tun, um diese Verheißungen zu erlangen. Im Unterschied zu Stress stellt sich Entspannung (leider) nicht von selbst ein. Wenn Sie nun erfahren, wieso Entspannung Ihren Körper so gesund, vital und widerstandsfähig macht und wie simpel die einzelnen Techniken sind, dann können Sie sich ein Leben ohne Entspannung bald gar nicht mehr vorstellen. Dann droht sogar Suchtgefahr! Dann brauchen Sie immer mehr von diesem unsichtbaren Stoff, der Sie auf die Sonnenseite des Lebens bringt!
Wie das funktionieren soll? Ganz einfach: Folgen Sie auch weiterhin der Strategie wie bisher. Fragen Sie sich, wie weit Sie sich von einem mit der Natur im Einklang stehenden Lebensstil entfernt haben. Sie werden gleich sehen, dass es mal wieder unser eigener Lebensstil ist, mit dem wir uns selbst im Wege stehen.

»Still liegen und wenig denken ist das wohlfeilste Arzneimittel für alle Krankheiten der Seele.«
Friedrich Nietzsche

Das Ziel: Leben im Gleichgewicht

Ein grundlegendes Naturgesetz besagt, dass sich alles Leben auf der Erde im weitesten Sinn immer durch das Wechselspiel von 2 entgegengesetzten Polen ausdrückt. Alles Lebende funktioniert nach dieser wechselseitigen Interaktion – das eine ist ohne das andere nicht möglich: hell/dunkel, flüssig/fest oder kalt/heiß sind Beispiele für solche untrennbaren Gegensatzpaare. Dieses Prinzip der Wechselseitigkeit gilt insbesondere für unseren Körper: entweder bin ich wach oder schlafe, bewege mich oder ruhe, bin fröhlich oder traurig, krank oder gesund. Es ist immer das Überwiegen des einen oder des anderen Pols, das den Ausschlag gibt. »Entweder – oder?«, das ist die grundlegende Frage.

Im Zusammenhang mit unserer Gesundheit geht es lediglich darum, dieses Wechselspiel und seine Funktionsweise im Alltag umzusetzen: Ein harmonisches Gleichgewicht des Zusammenspiels von Anspannung und Entspannung wirkt wie ein Garantieschein für Ihre Gesundheit. Die fernöstliche Medizin weiß schon seit Jahrtausenden: Gesundheit entsteht durch das Gleichgewicht von Anspannung und Entspannung.

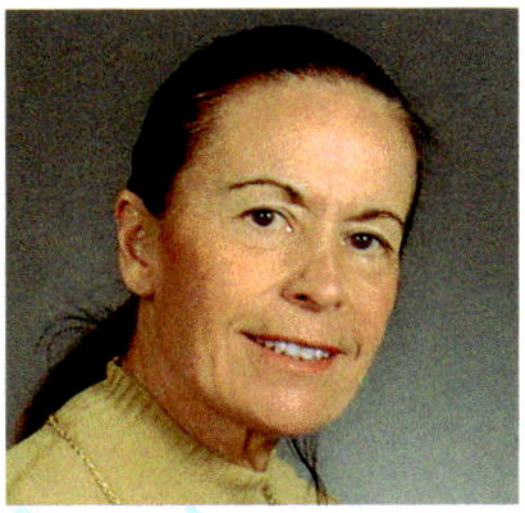

»Ausgehend von der traditionell chinesischen Sicht der Medizin, stellt die Ausgewogenheit von körperlichem und seelischem Wohlbefinden die zentrale Basis für die Gesundheit dar. Die chinesische Medizin sieht die Funktion des Körpers in seiner Gesamtheit und weniger in der Funktion seiner einzelnen Organe, gemäß dem berühmten Ausspruch: Das Ganze ist mehr als die Summe seiner Teile! Insofern wird verständlich, dass Entspannung eine wesentliche Säule für die Gesundheit darstellt!«

Regine Schiller-Horatsch, Expertin für traditionelle chinesische Medizin, Naturheilpraktikerin, Biologin

Das autonome Nervensystem steuert innere Abläufe

Alle Funktionen unseres Organismus werden vom Gehirn gesteuert, das bekanntlich über die Nervenbahnen mit den einzelnen Organen verbunden ist. Das Gehirn erteilt einen Befehl, die Nervenbahnen leiten diesen zu dem entsprechenden Adressaten, der ihn unverzüglich in die Tat umsetzt. Wenn Sie z. B. gleich auf die nächste Seite umblättern, so sind es Ihre Hände, die diesen vom Gehirn erteilten Befehl ausführen, ausgehend davon, dass die Befehle, die unsere Skelettmuskeln aktivieren, von unserem Willen gesteuert werden. Daher hat dieses unserer beiden Nervensysteme auch seinen Namen: willkürliches Nervensystem.

Ausschlaggebend für unsere Entspannung ist jedoch das so genannte unwillkürliche Nervensystem, auch autonomes Nervensystem genannt. Es arbeitet, wie der Name schon verrät, autonom. Es ist nicht durch unseren Willen beeinflussbar, sondern regelt selbstständig und unabhängig alle lebenswichtigen Vorgänge in unserem Körper, wie Herzschlag, Atmung oder Verdauung. Das autonome Nervensystem steuert die Kommunikation und Feinabstimmung unserer inneren Organe und sorgt so dafür, dass die Maschine Mensch vom ersten bis zum letzten Tag unseres Lebens reibungslos funktioniert. Es ist eine Art überbetriebliche Aufsicht über unsere Lebensfunktionen und macht uns so erst (über)lebensfähig. Machen Sie sich einmal bewusst, wie viele lebenswichtige Vorgänge gerade in diesem Moment, in dem Sie diese Zeilen lesen, in Ihrem Körper ablaufen: Ihr Herz schlägt, das Blut fließt, Sie atmen, Sie verdauen, ohne dass Sie irgendetwas dazu tun müssten. Da wir als Mensch ja andere Aufgaben haben, als den ganzen Tag darüber zu wachen, ob das Herz im richtigen Takt schlägt oder der Darm richtig verdaut, hat die Natur dieses phänomenale autonome Nervensystem in uns eingebaut.

Für innere Balance: Aktivator und Regenerator

Und jetzt wird's interessant: Dieses autonome Nervensystem unterteilt sich nochmals in 2 Aufgabenbereiche, die genau entgegengesetzt wirken und in der Konsequenz die Anpassungsfähigkeit unseres Organismus steuern. Mit einfachen Worten: Der eine Teil sorgt dafür, dass Sie in Topform kommen und

mit Ihrer Leistungsfähigkeit volle Drehzahl erreichen – der andere Teil, dass Sie sich nicht überlasten, sondern von Zeit zu Zeit auch mal eine Pause einlegen. So ist das von der Natur vorgesehen. Beide Teile beeinflussen sich unmittelbar und werden deshalb auch als Gegenspieler bezeichnet. Der aktivierende Teil (kurz: Aktivator) sorgt für Power – der regenerierende Teil (kurz: Regenerator) sorgt für Entspannung (medizinisch heißen die beiden übrigens Sympathikus und Parasympathikus).
Interessant ist natürlich die Frage, wie der Aktivator es anstellt, dass Sie hellwach, topkonzentriert sind und glasklar denken – und der Regenerator Sie im Gegenzug ruhig, gelassen und angenehm müde macht.

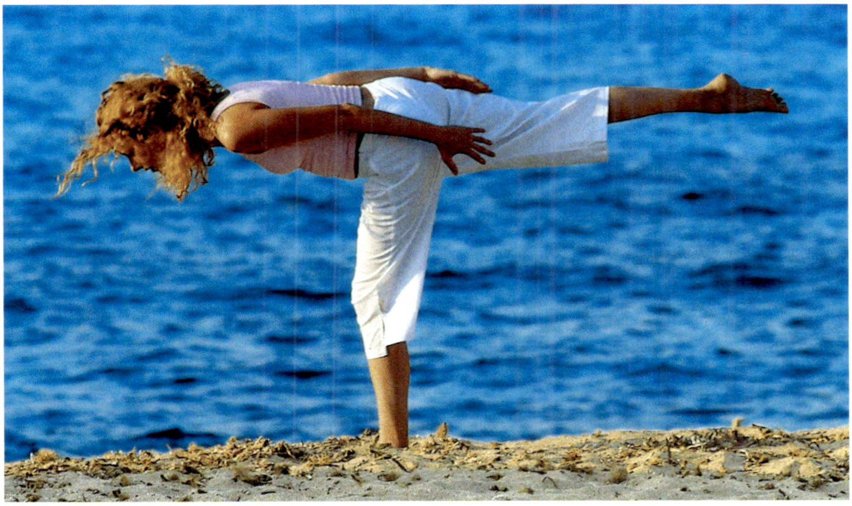

Gelüftet wird dieses Geheimnis, wenn Sie sich vor Augen führen, was in Ihrem Körper abläuft, wenn Sie auf vollen Touren laufen. In diesem Fall hat der Aktivator das Sagen und sorgt dafür, dass die einzelnen Systeme im Körper so eingestellt sind, dass Sie auch volle Energie entwickeln können: Der Herzschlag beschleunigt sich, die Atemfrequenz und die Muskeldurchblutung nehmen zu, der Blutdruck steigt, die Pupillen erweitern sich. Kommt Ihnen das irgendwie bekannt vor? Richtig, dies sind exakt die Effekte, die durch Adrenalin ausgelöst werden. Erinnern Sie sich: Adrenalin ist der Botenstoff, der durch den Körper rast und alle wichtigen Systeme auf Kampf oder Flucht vorbereitet. In gesunder Form macht Adrenalin leistungsfähig, in chronischer und übersteigerter Form macht es uns allerdings krank.
Genau in entgegengesetzter Richtung wirkt der Regenerator. Er sorgt für Ruhe und Entspannung, indem er ebenfalls über einen Botenstoff (Acetylcholin) die entsprechenden Systeme wieder auf Sparflamme bringt und eine

Ruhepause einläutet. Außerdem sorgt er für innere Zufriedenheit, dem Wunsch nach Erholung und für eine angenehme Müdigkeit. Die Dominanz des Regenerators löst im Körper förmlich eine Welle der Erneuerung aus. Denn nur in den Regenerationsphasen hat er die Möglichkeit, sich zu erholen. Bedenken Sie, dass bei voller Power ein enormer Verschleiß vorherrscht, ähnlich wie bei einem Motor in der Formel 1. Lebenswichtige Stoffe wie Enzyme, Hormone, Biostoffe oder Abwehrzellen werden unentwegt verbraucht. Außerdem werden die menschlichen Zellen permanent durch Zellteilung erneuert. Auch diese Prozesse stehen unter dem Einfluss des Regenerators. Und genau deshalb sind diese Regenerationsphasen für Ihren Organismus so extrem wichtig. Die Maschine Mensch wird nur in den Regerationspausen gewartet, gepflegt und aufgetankt. Fallen diese Pausen aus, so passiert das Gleiche wie beim Auto, mit dem Sie ohne Ölwechsel, Inspektion und Wartung ohne Unterbrechung auf voller Drehzahl fahren: Der Motorschaden ist vorprogrammiert! Aus diesem Grund hat uns die Natur mit diesem unüberlistbaren Wach- und Schlaftrhythmus ausgestattet. Mit anderen Worten: Die Natur hat vorgesorgt, dass sich unser Körper während des Schlafs erneuert, regeneriert und erholt.

Aktivator und Regenerator: niemals gleichzeitig in Betrieb

Erinnern Sie sich an das Entweder-oder-Gesetz. Wenn der Aktivator dominiert, ist der Regenerator außer Betrieb und umgekehrt. Sie sind wie 2 Seiten einer Medaille, von denen immer nur eine nach oben zeigen kann. Was damit gesagt werden soll? Ganz einfach: Wenn Sie ständig unter Strom stehen, dann geben Sie Ihrem Regenerator keine Chance zur Erneuerung. Die langfristige Folge: Das natürliche Gleichgewicht gerät aus den Fugen, es kommt zu gesundheitlichen Einbußen – sowohl körperlich, geistig als auch seelisch –, vorzeitigem Altern (der Körper hat ja nicht genügend Zeit zur Erneuerung) und dem Verlust von Schönheit und Ausstrahlung. Wenn Sie dieses Zusammenspiel von Aktivator und Regenerator verstanden haben, wissen Sie jetzt, warum Entspannung so wichtig und durch kein Medikament auf der Welt zu ersetzen ist. Entspannung sorgt dafür, dass der Regenerator auf Touren kommt, mit all seinen erfreulichen Nebeneffekten. Deshalb funktionieren auch die vornehmlich aus dem fernen Osten kommenden Entspannungstechniken wie autogenes Training, Meditation oder Yoga tatsächlich: Sie sorgen gezielt dafür, dass Ihr Körper seine verdienten Ruhephasen bekommt.

Entspannung lässt den Blutdruck sinken und das Herz langsamer schlagen, entspannt die Muskeln, vertieft die Atmung und harmonisiert die Verdauung. Im Gehirn sorgt sie durch die Bildung von Serotonin für bessere Laune und eine positive Grundstimmung.

Ihr Lebensstil bestimmt, ob Sie Aktivator und Regenerator zu einem für Krankheiten unbesiegbaren Dreamteam formen oder ob Sie sich selbst aus Unwissen, Trägheit und Fahrlässigkeit der größten aller Chancen berauben: sich selbst auf Gesundheit zu programmieren!

Was ist Entspannung?

Entspannung ist das Gegenteil von Anspannung und dem damit verbundenen Stress. Entspannung bedeutet, gezielt den Spannungszustand des Organismus zu reduzieren. Im entspannten Zustand ist die normale Leistungsbereitschaft des Körpers zurückgefahren, was sich hauptsächlich durch eine Verlangsamung der Atmung, ein Absinken der Herzschlagfrequenz und eine Verminderung der Muskelspannung ausdrückt. Letztendlich wird der Körper in einen ähnlich regenerativen Zustand versetzt, wie dies im Schlaf der Fall ist. Entspannung kann sogar gemessen werden. Mittels EEG (Elektroenzephalogramm) stellt man in Phasen der Entspannung fest, dass die Aktivität der so genannten Gehirnwellen – die einen Gradmesser für den aktuellen Leistungsgrad darstellen – sinkt.

Was entspannt Sie am besten: spazieren gehen, Musik hören, lesen? Oder etwas anderes?

Wie funktionieren Entspannungstechniken?

Um Entspannung zu erreichen, stehen 2 Wege zur Verfügung: der körperliche und der geistige. Körperlich bedeutet, dass man bewusst seine Atmung kontrolliert, indem man auf eine besonders tiefe und langsame Atmung (Bauchatmung) achtet, und dass man gezielt seine Muskeln entspannt. Geistig zu entspannen bedeutet, seine Gedanken zu kontrollieren, indem man sie weglenkt vom stressigen Alltagsgeschehen, von Sorgen und Problemen und hinführt zu beruhigenden und Kraft spendenden inneren Bildern.

Wie fühlt sich Entspannung an?

Ziel ist es, eine angenehme innere Ruhe, ein echtes Gefühl der Erholung – sowohl körperlich, geistig als auch seelisch – zu erreichen. Man ist völlig in sich selbst versunken. Man spürt förmlich, dass Körper, Gedanken und Gefühle zu einer Einheit verschmelzen. Man befindet sich voll und ganz im Hier und Jetzt – ist gedanklich weder in der Zukunft noch in der Vergangenheit. Dieses Gefühl ist vergleichbar mit dem Übergang vom Wach- in den Schlafzustand kurz vor dem Einschlafen. Man schläft noch nicht, ist aber auch nicht mehr ganz wach. Kurz: Es ist ein superangenehmer Zustand – eine Art innerer Urlaub!

Wie schnell lässt sich ein Entspannungszustand erreichen?

Geübte schaffen das in wenigen Minuten. Schon in 15 Minuten kann man sich entspannen und seinen Akku neu aufladen. Zu Beginn ist eine professionelle Einführung in eine entsprechende Technik ratsam. Sie können sich diese mithilfe eines Buchs aneignen, besser ist jedoch ein Kurs, der z.B. an Volkshochschulen, von Krankenkassen oder von Fitnessclubs angeboten wird.

Welche festen Entspannungsrituale haben Sie im Alltag?

Die wichtigsten Entspannungstechniken

Im Folgenden sind einige der verbreitetsten und wirksamsten Entspannungsverfahren aufgeführt. Alle sind leicht erlernbar. Sie wissen nun ja, wie positiv sich eine gezielte Entspannung auf Körper, Geist und Seele auswirkt. Vergessen Sie nicht: Kein Medikament der Welt könnte das!
Denken Sie daran, dass es genau diese inneren Auszeiten sind – dieser innere Urlaub – die in unserer Stress- und Leistungsgesellschaft Ihre Gesundheit und Leistungsfähigkeit auf hohem Niveau halten.

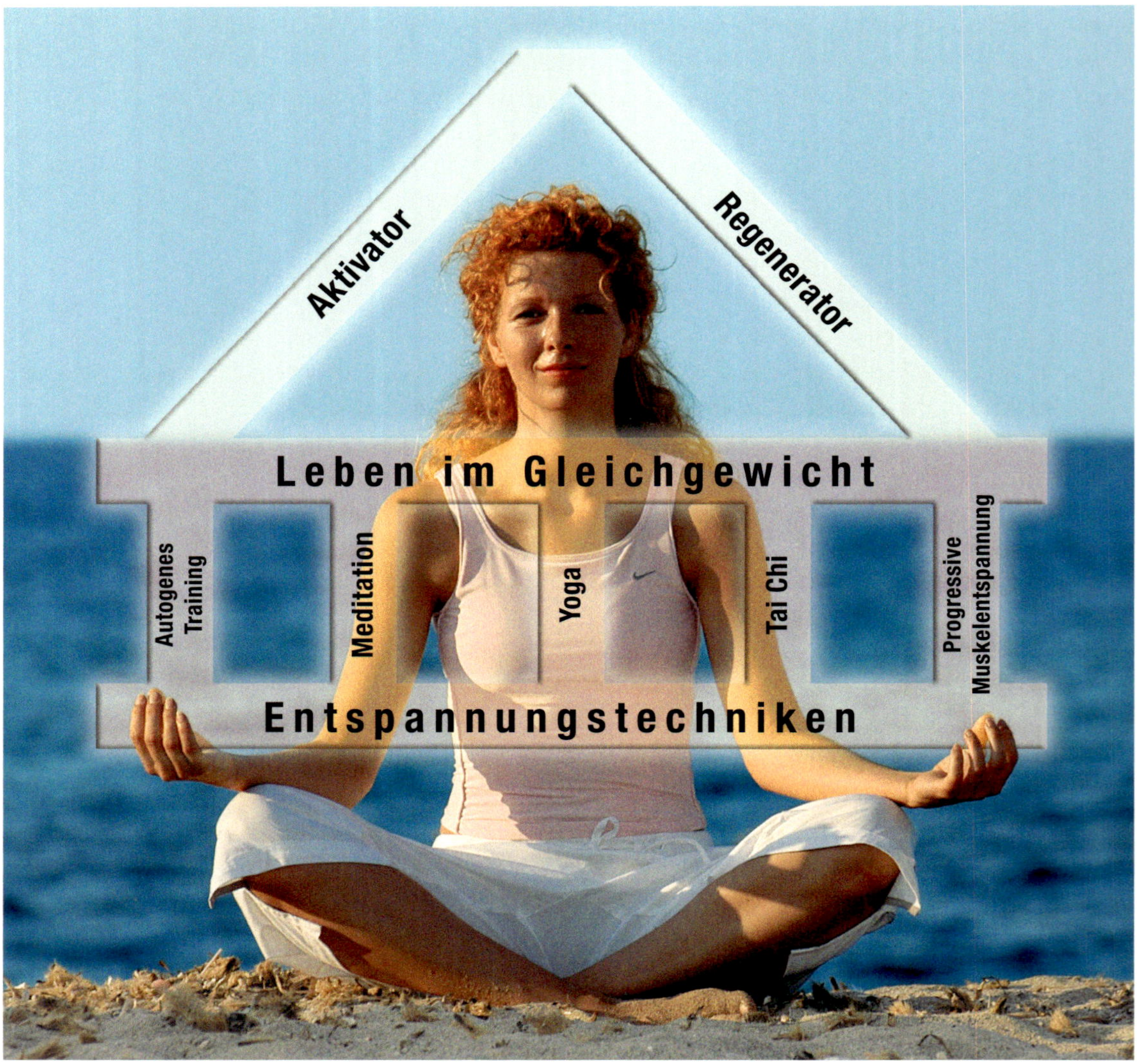

Autogenes Training

Der Körper wird allein durch die Vorstellungskraft und Selbstsuggestion entspannt. Mit selbst beeinflussenden Formeln, wie z. B. »Ich bin ganz ruhig!« oder »Mein rechter Arm ist ganz schwer!«, wird ein angenehmer Körperzustand erreicht. Man entspannt Muskelgruppe für Muskelgruppe und begibt sich auf eine Art Beruhigungsreise durch den eigenen Körper und durchflutet so seinen gesamten Organismus mit Frische und Energie. Autogenes Training wird meist im Liegen durchgeführt.

Meditation

Meditation bedeutet, seinen Blick nach innen zu richten, oder, wie der Begriff übersetzt heißt: seine Mitte finden. Es ist ein bewusstes in-sich-Versinken, mit dem Ziel, Abstand von den Sinnesreizen der Außenwelt zu bekommen. Man konzentriert sich auf seinen Atemrhythmus oder ein gedankliches Bild. Auch die Fixierung eines äußeren Bildes, wie beispielsweise die Flamme einer Kerze, wird praktiziert. Neben der geistigen tritt sozusagen als Nebeneffekt auch eine körperliche Entspannung ein.

Yoga

Yoga ist Entspannungs- und Beweglichkeitstraining zugleich. Es beruht auf dem Wechsel von Anspannung und Entspannung der Muskeln, das Strecken und Lockerlassen der verschiedenen Muskelgruppen stehen im Mittelpunkt. Eine entsprechend angespannte Position wird für eine gewisse Zeit gehalten, danach geht man wieder zurück in die anfängliche, entspannte Ausgangsposition. Ergänzt wird dieses Bewegungsprogramm durch gezielte Atemübungen.

Tai Chi

Tai Chi wird auch als Schattenboxen oder als Bewegungsmeditation bezeichnet. Diese Bewegungsreihe oder -abfolge besteht aus bis zu 100 Bewegungen, die alle fließend und harmonisch ineinander übergehen. Die Übungen gehen auf Jahrtausende alte chinesische Kampfkünste zurück. Das zeitlupenartige Wechselspiel von Aktivität und Passivität beruhigt Körper, Geist und Seele.

Progressive Muskelentspannung nach Jakobson

Diese Methode beruht auf dem gezielten Wechsel von Anspannung und Entspannung der zentralen Muskelgruppen an Händen, Armen, Gesicht, Schultern, Rücken, Brust, Bauch und Beinen. Sie lässt ganz deutlich den konkreten Unterschied zwischen angespannter und entspannter Muskulatur spüren, da beide Zustände unmittelbar hintereinander aktiviert werden, und führt zu einem wohltuenden und tiefem Entspannungsgefühl.

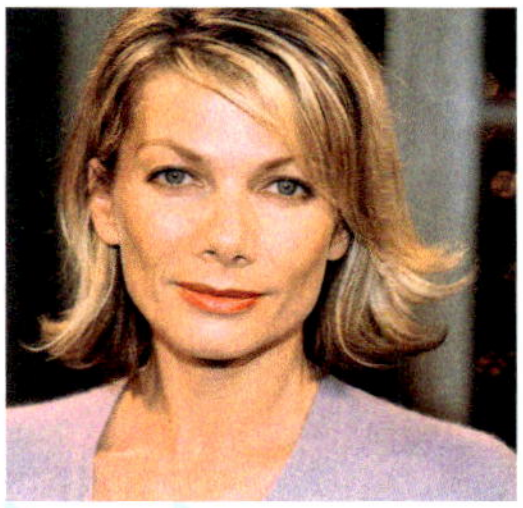

»An Yoga liebe ich, dass es nicht wie fast alle Sportarten der westlichen Welt auf dem Wettbewerbsprinzip aufgebaut ist. Es geht nicht um Kampf, um Position und um Taktik, sondern um den Menschen selbst, seine individuellen Fähigkeiten und vor allem seine Bedürfnisse. Ich erreiche durch Yoga trotz Stress und schwerer Lebensaufgaben einen Zustand von Ruhe und Gelassenheit. Gleichzeitig trainiere ich meinen Körper, der durch die Übungen straff und gesund wird!«

Ursula Karven, Schauspielerin

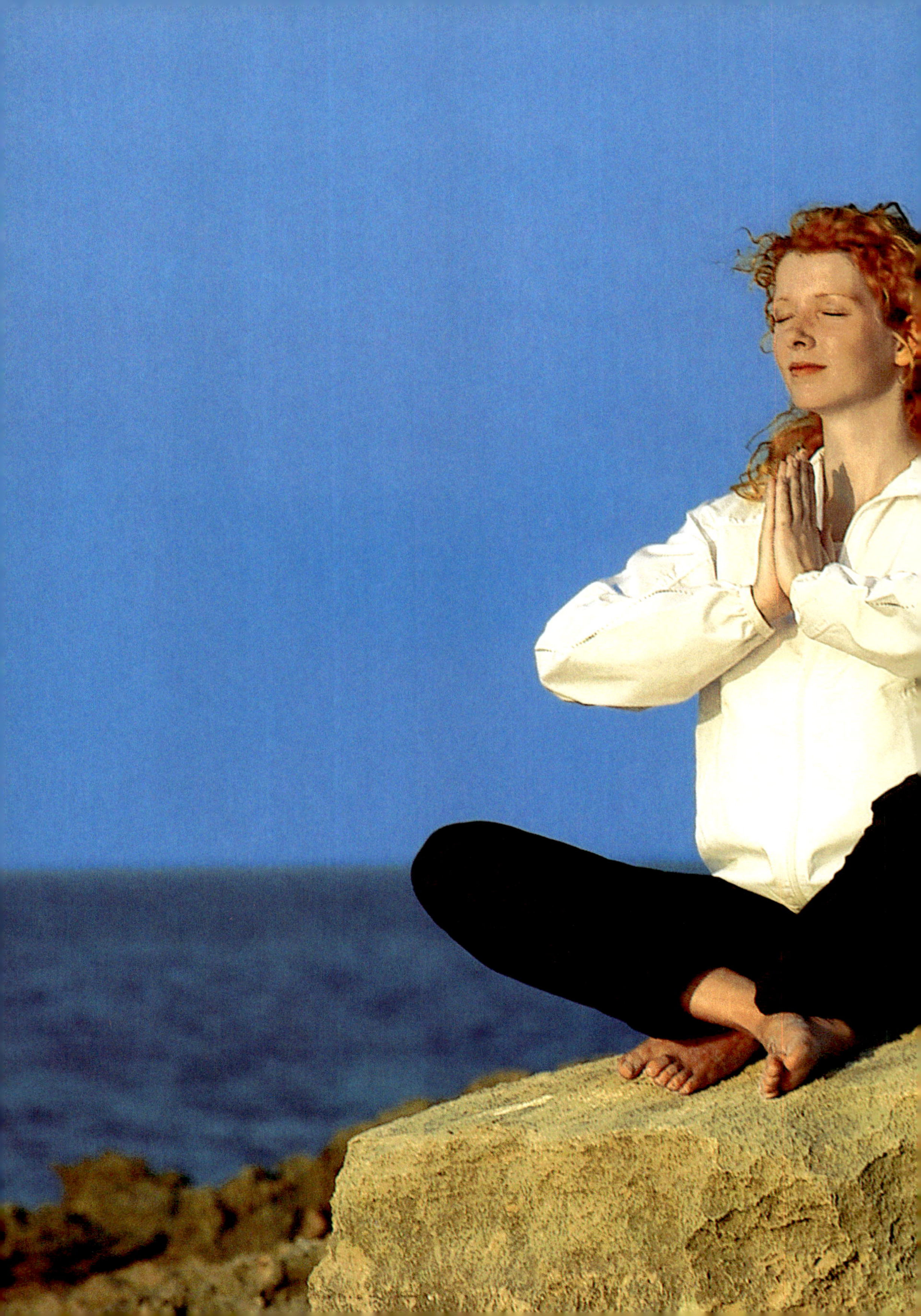

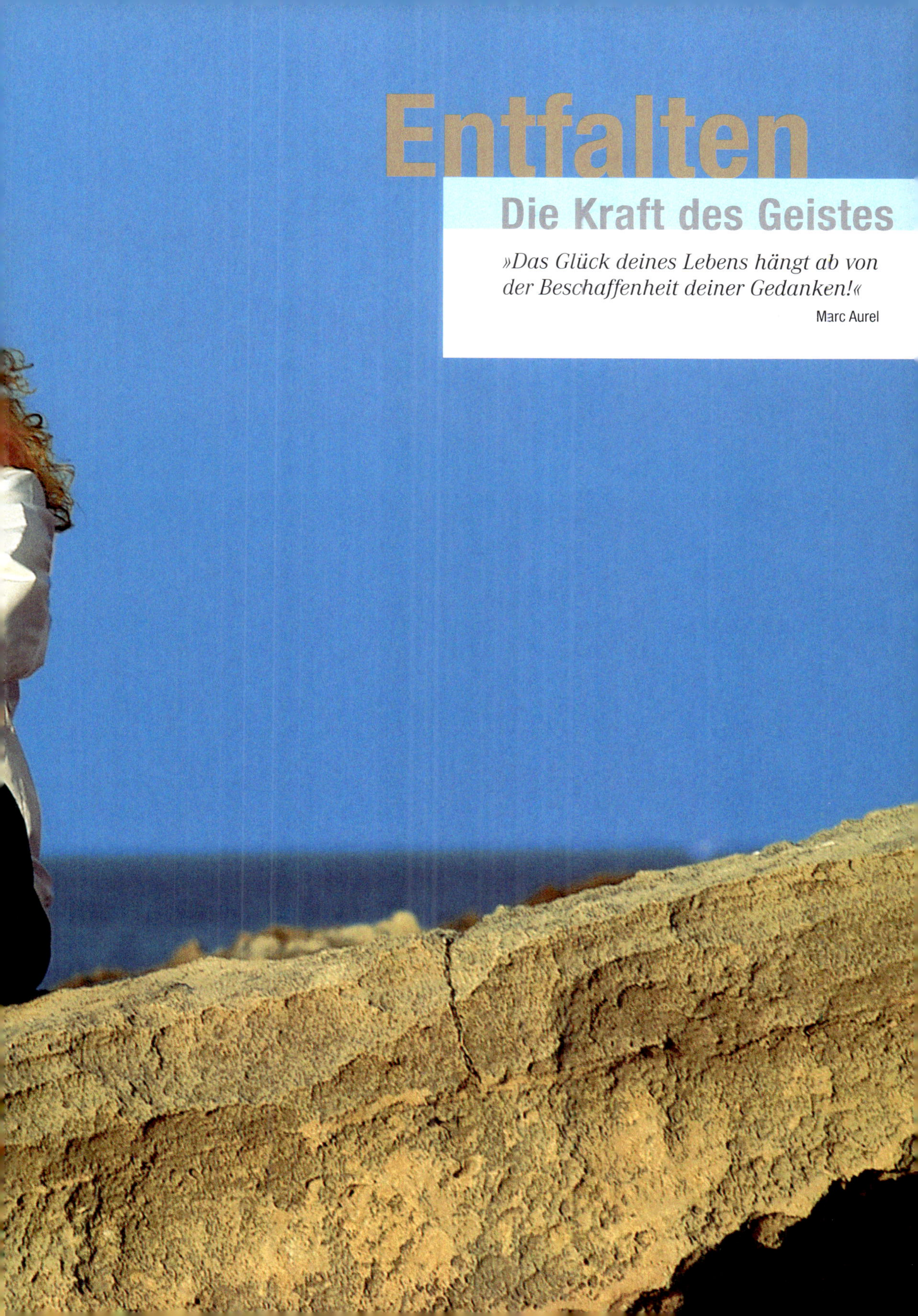

Entfalten

Die Kraft des Geistes

»Das Glück deines Lebens hängt ab von der Beschaffenheit deiner Gedanken!«

Marc Aurel

Mentaltraining – die unsichtbare Power für Ihre Gesundheit

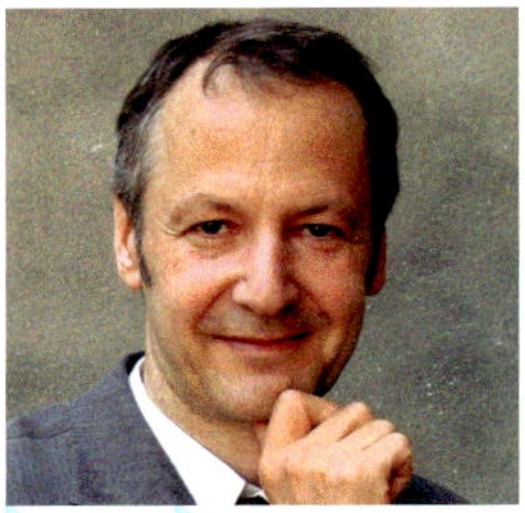

»Gesundheit ist zu einem maßgeblichen Teil von unseren geistigen Fähigkeiten abhängig. Wer sich angewöhnt, sich nicht ständig seinen Trägheits- und Frustgefühlen hinzugeben, sondern seinen ›Kopf‹ mit positiven Inhalten füllt – z.B. durch ein positives Selbstgespräch (Suggestion) oder ein positives Vorstellungsbild (Visualisierung) –, der verändert auch sein Gefühlsleben insgesamt. Ein positives Gefühlslevel macht uns weniger anfällig für Sorgen und Ängste, hilft Stress zu mindern und stärkt das Immunsystem. Insofern wird verständlich: Gesundheit beginnt im Kopf!«
Horst Conen, Lebensberater und Bestsellerautor

Mentales Training ist geistiges Gesundheitstraining. Schon die alten Römer wussten, dass Gesundheit durch das harmonische Zusammenspiel von Geist und Körper entsteht, und hielten diese Erkenntnis in dem zeitlos gültigen Zitat fest: »Mens sana in corpore sano!« (Ein gesunder Geist wohnt in einem gesunden Körper!).
Mentales Training vermittelt konkrete Strategien, wie Sie sich von gesundheitsschädlichen Überzeugungen, negativen Denkmustern und unliebsamen Gewohnheiten befreien können. Gleichzeitig dient es der Entfaltung persönlicher Stärke, grenzenloser Energie und höchster Motivation und zeigt Ihnen, wie Sie Ihren ungeliebten inneren Schweinehund in den Griff bekommen. Kurz: Mentales Training ist der Schlüssel dazu, wie Sie all das bisher Gelesene spielerisch, zuverlässig und langfristig in Ihren Alltag integrieren und sich so selbst auf Gesundheit, Vitalität und ein langes Leben programmieren.

Entdecken Sie Ihre positive Energie

Der Satz »Ich weiß ja, dass ich eigentlich müsste ...!« zeigt, dass Sie zwar eigentlich etwas wollen mögen, aber dass tief in Ihnen oft (ungebetene) Kräfte wirken, die Sie gern daran hindern, einen zweifellos gesunden Vorsatz auch tatsächlich in die Realität umzusetzen. Diese schwächenden Impulse und inneren Widerstände treten durch die sich immer wieder und meist ungefragt zu Wort meldende innere Stimme in Erscheinung. Nur allzu oft werden wir konfrontiert mit Gefühlen der Unlust, des Zweifelns, der Trägheit und des Zögerns. Eingebungen wie »Habe heute keine Lust!«, »Sorry, ich habe was Besseres zu tun, als zu joggen!« oder »Das bringt doch sowieso nichts!« sind typisch und werden landläufig dem in jedermann agierenden und so oft verfluchten inneren Schweinehund zugeschrieben.
Hätte der Verstand wirklich das alleinige Kommando über unser Verhalten, wie erklären wir dann, dass wir es nicht schaffen, ein paar Kilo abzunehmen, nach dem Büro zu joggen, statt uns direkt auf die Couch zu legen, oder nicht mehr wegen jeder Kleinigkeit in Stress zu geraten. Unser Verstand versteht zwar, dass wir uns selbst oft nur schaden, trotzdem schafft er es häufig nicht, eine Veränderung zum Besseren herbeizuführen. Bleibt festzuhalten: Der Verstand allein verfügt über keine Energie.

Stellt sich die Frage, wie man an die positiven Energiequellen gelangt, aus denen Willenskraft, Zielstrebigkeit, Selbstdisziplin, Durchhaltevermögen und all die weiteren Kraft spendenden Siegereigenschaften sprudeln? Das Gute ist: Es gibt eine glasklare, einfach anzuwendende und Erfolg versprechende Strategie für diese Suche. Noch besser ist: Diese Energie ist jedermann zugänglich, unbegrenzt vorhanden und schlummert an einem Ort, den Sie ohne einen einzigen Schritt zu tun erreichen: in Ihnen selbst!
Den Preis, den Sie zur Erschließung dieser universalen Kraftquelle zu entrichten haben, ist geradezu lächerlich, verglichen mit dem, was Sie dafür erhalten: Sie müssen sich lediglich einen groben Überblick darüber verschaffen, nach welchen Prinzipien und Kriterien Ihr phänomenaler Bordcomputer Gehirn funktioniert und sich diese geistigen Gesetze einfach zunutze machen. Bezüglich Gesundheit wusste schon Schiller: »Es ist der Geist, der den Körper baut.«

Dreamteam oder Erzfeinde: die Zweiteilung des menschlichen Geistes

Prinzipiell unterteilt sich der menschliche Geist in 2 Ebenen: in die Ebene des Bewusstseins und in die Ebene des Unterbewusstseins. Es ist eine Art inneres Spiel, das laufend zwischen diesen beiden Partnern in unserem Kopf abläuft. Je nachdem, wie weit Sie Ihre persönliche Spielfähigkeit entwickeln, desto einfacher – im wahrsten Sinn des Wortes spielerischer – werden Sie umfassende Gesundheit sowie auch alle anderen Ziele in Ihrem Leben erreichen.

Der Begriff »Bewusstsein« ist schnell erklärt. Bewusstsein bedeutet letztendlich immer, dass wir etwas in einem bestimmten Augenblick klar und deutlich wahrnehmen, unabhängig davon, ob diese Eindrücke körperlicher, geistiger oder seelischer Natur sind. Wenn Sie sich auf die Schulter klopfen (körperlich) und (hoffentlich) denken »MOVING ist das beste Buch, das ich je gelesen habe!« (geistig), begleitet von gerade hochsteigenden Glücksgefühlen (seelisch), weil Sie gleich erfahren, wie Sie in Zukunft Ihren inneren Schweinehund endlich in den Griff bekommen, so gelangen diese 3 einzig möglichen, menschlichen Wahrnehmungsformen (Körper, Geist und Seele) unmittelbar in Ihr Bewusstsein. Der Satz »Das ist mir bewusst!« bringt zum Ausdruck, dass eine bestimmte Information gerade zu diesem Zeitpunkt (im Hier und Jetzt) wahrgenommen wird. Bewusstsein findet immer auf der Zeitschiene Gegenwart statt. Mehr brauchen Sie über das Bewusstsein nicht zu wissen.

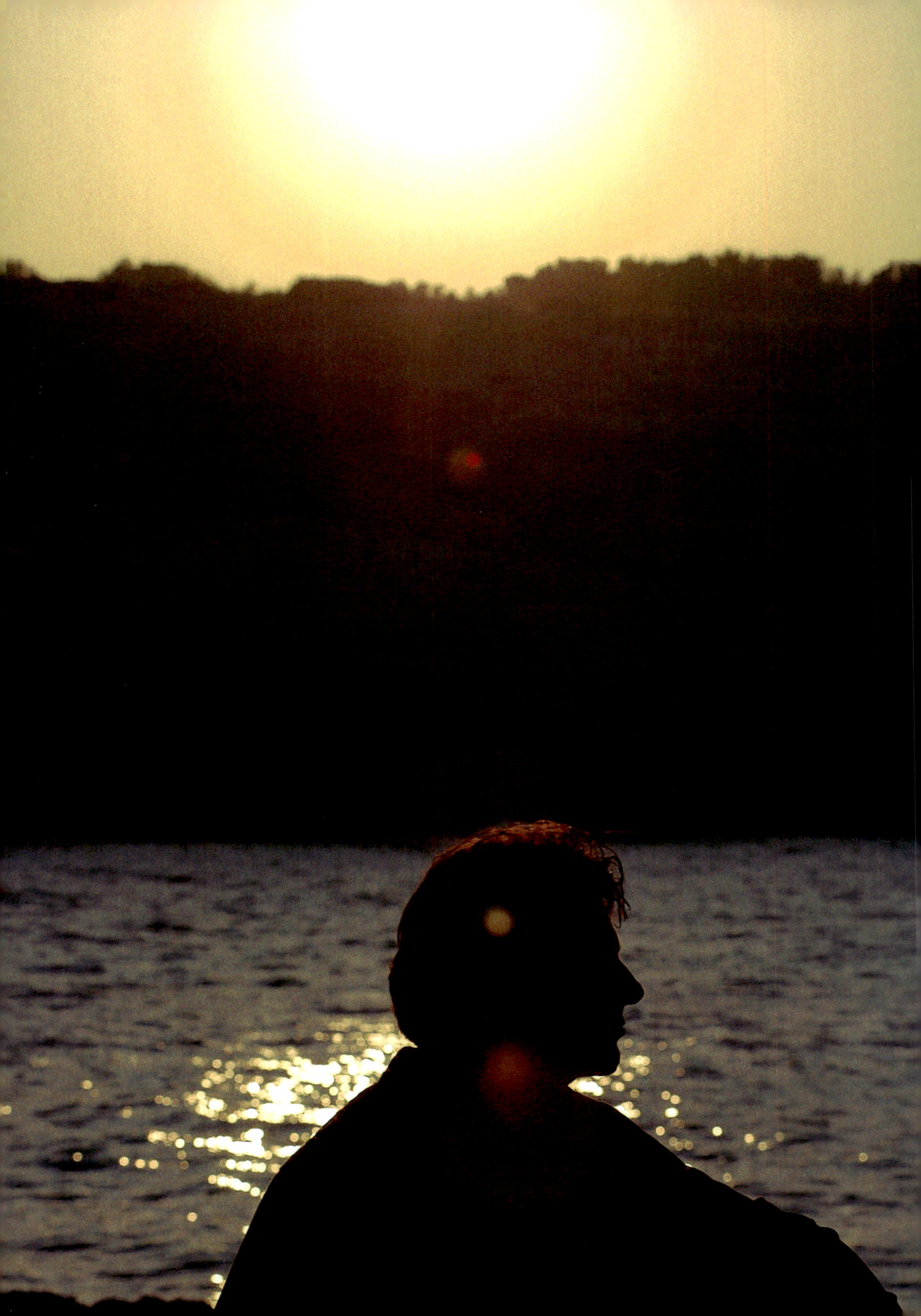

Der Verstand – Werkzeug des Bewusstseins

Unser Verstand verwaltet all die körperlichen, geistigen und seelischen Wahrnehmungen, die ins Bewusstsein gelangen. Er ist geprägt von Sachlichkeit, Logik, Rationalität und Vernunft. Kombinieren, Kalkulieren und Konstruieren sind seine Stärken. Mit diesen Eigenschaften bewertet und kommentiert er sowohl die Eindrücke aus der Außenwelt wie auch die aufsteigenden Gedanken und Gefühle aus der Innenwelt. Er ist ein reiner Theoretiker, der es zwar versteht, schlau zu reden und alles (oft besser) zu wissen – doch selber etwas zu bewegen, dazu reicht's nicht. Wie auch? Er verfügt über keine Energie. Deshalb ist die Frust-Formel »Ich weiß, dass ich eigentlich müsste ...!« von vornherein zum Scheitern verurteilt. Theoretisches Wissen allein reicht nicht zur praktischen Umsetzung. Folglich stellt sich die Frage, woher denn die Energie kommt, die uns im wahrsten Sinn des Wortes durch das Leben bewegt. Diese Suche führt uns direkt zu unserem Unterbewusstsein.

Entdecken Sie Ihr Unterbewusstsein

Das Unterbewusstsein ist zunächst einmal nichts anderes als eine zweite geistige Ebene, die unterhalb des Bewusstseins sitzt. Beide Schichten sind miteinander verbunden. Die Kommunikation erfolgt auf der Ebene der Gedanken und Gefühle. Vereinfacht dargestellt: Der in Ihnen stattfindende innere Dialog ist nichts anderes als der Informationsaustausch zwischen Ihrem Bewusstsein und dem Unterbewusstsein. So ist z. B. die Eingebung »Ich kann mich heute einfach nicht aufraffen zu joggen!« eine (wenn auch ungebetene) Anweisung, die aus den Tiefen Ihres Unterbewusstseins entspringt. Sie sehen schon: Alles, was in Ihnen hochsteigt, stammt aus den Sphären Ihres Unterbewusstseins. Genau diese stark emotional behafteten Gedanken und Gedankenmuster sind dafür verantwortlich, dass Sie Lust auf Bewegung, Disziplin bei der Ernährung oder Gelassenheit im Umgang mit Stress an den Tag legen oder genau entgegengesetzte Gefühle entwickeln. Sie liegen ganz richtig, wenn Sie im Unterbewusstsein auch die Jagdgründe Ihres inneren Schweinehunds vermuten. Genau an diesem Punkt gelangt man zu der Genialität und Schöpferkraft des mentalen Trainings: Mit ein paar einfachen Tricks können Sie dafür sorgen, dass die richtigen Gefühle und die entsprechende Motivation in Ihnen hochsteigen. Sie können sich also selbst so steuern und programmieren, dass Ihr innerer Schweinehund für und nicht gegen Sie arbeitet.

Das Unterbewusstsein ist ein riesiges Archiv, in dem die Vergangenheit in Form von Erinnerungen gespeichert wird. Diese dienen als Vergleichswerte für Entscheidungen in der Zukunft und haben auch großen Einfluss auf Kreativität, Ideen, Ziele oder Problemlösungen.

Im Unterbewusstsein sitzt auch das Kraftwerk, das die Energie produziert, die Sie zur Umsetzung Ihrer Ziele benötigen. Eines schon vorneweg: Unendliche Energie und Motivation fließen nur, wenn Ihre Ziele auch mit Ihrer wahren Persönlichkeit tief innen übereinstimmen, also nur dann, wenn Sie sich 100-prozentig und von ganzem Herzen mit dem Ziel identifizieren. Deshalb sind Ziele wie regelmäßige sportliche Betätigung oder die Umstellung auf gesündere Ernährung von vornherein zum Scheitern verurteilt, wenn Sie nicht zutiefst überzeugt sind, dass Sie damit wirklich einen wichtigen Beitrag für Ihre Gesundheit leisten. Ergo: Ein klares Ziel, begleitet von der tiefen inneren Überzeugung, dass Sie Ihr Ziel auch erreichen werden, ist von grundlegender Bedeutung für Ihre langfristige Motivation.

Unser Verhalten wird meist un(ter)bewusst gesteuert

Die sich tagtäglich wiederholenden Prozesse, speziell die Gesundfaktoren Ernährung, Bewegung und Entspannung, laufen nach bestimmten Mustern ab, die wir als Gewohnheiten bezeichnen. Gewohnheiten zeichnen sich ja dadurch aus, dass wir regelmäßig Dinge tun, ohne diese überhaupt noch bewusst wahrzunehmen. Oft sind Gewohnheiten sogar so stark, dass der Verstand sie gar nicht mehr beeinflussen kann, so sehr er dies auch möchte. Sätze wie »Ich schaffe es einfach nicht, mir das Rauchen abzugewöhnen oder ein paar Kilo abzunehmen ...!« kann man dann vernehmen. Der eindeutige Beweis dafür, dass diese Gewohnheiten einzig und allein vom Unterbewusstsein (und nicht vom Verstand) gesteuert werden. Wichtig: Auch unser Denken liebt die Gewohnheit – unsere Einstellungen und Überzeugungen sind letztendlich immer das Resultat unserer Denkgewohnheiten!

»Der Körper ist eine Maschine, die aus Nerven, Muskeln, Blut und Haut so zusammengesetzt ist, dass sie auch funktionieren würde, wenn sie keinen Verstand hätte!«
Descartes

Bleibt festzustellen: Im Unterbewusstsein sind all die Programme gespeichert, die unser tägliches Verhalten bezüglich Gesundheit lenken und steuern, ganz

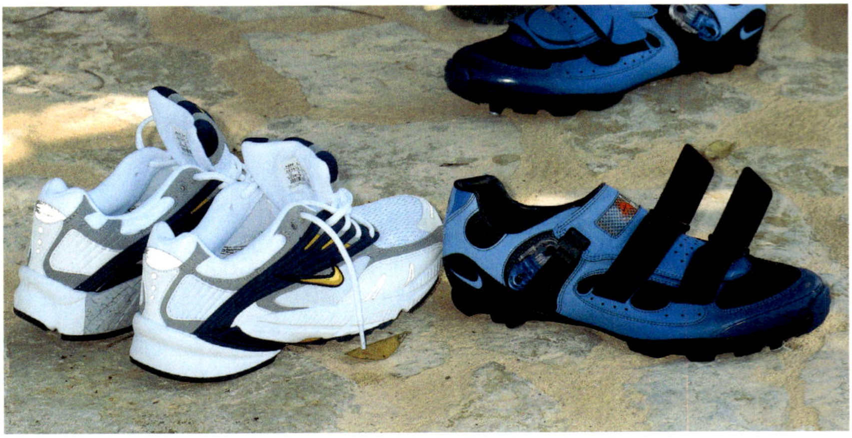

speziell die beiden zentralen Säulen für unsere Gesundheit: Gewohnheiten und Überzeugungen. Und jetzt kommt der Knackpunkt: Im Hinblick auf unsere Überzeugungen gilt es, sich ein Phänomen unseres Unterbewusstseins vor Augen zu führen und zu berücksichtigen: Unser Unterbewusstsein verfügt über kein Wertesystem – es weiß nicht, was gesund oder ungesund ist! Was das heißt? Die Natur hat uns zwar mit einem Überlebensprogramm ausgestattet, doch leider nicht mit einer Verhaltensgarantie. Sonst würden wir uns ja nie gehen lassen, indem wir zu viel essen, uns zu wenig körperlich betätigen oder ständig Stress aussetzen.

Wer hat das Sagen?

So sehr z. B. ein Raucher weiß, wie schädlich Nikotin ist, und so sehr er auch aufhören möchte – die Ursache, dass er es nicht schafft, liegt in seinem Unterbewusstsein. Hätte der Raucher, als er mit 16 anfing, gewusst, wie gesundheitsschädlich Zigarettenkonsum ist, so hätte er wahrscheinlich gar nicht damit begonnen. Trotzdem schafft er es heute nicht, so einfach aufzuhören: Die Gewohnheit (Sucht) ist stärker als der Verstand. Genau dieser Aspekt führt uns zu der entscheidenden Schwäche des Unterbewusstseins: Ist ein bestimmtes Verhaltensmuster erst einmal eingeschliffen, so ist es gar nicht so leicht, dieses laufende Rad wieder anzuhalten. Denn das Unterbewusstsein arbeitet wie ein treu ergebener Angestellter. Doch dieser kann nur Anweisungen ausführen, diese aber nicht bewerten – ähnlich wie das Schreibprogramm Ihres Computers nicht unterscheiden kann, ob Sie einen Liebesbrief oder eine Morddrohung tippen. Sonst würde das Unterbewusstsein ja beim morgendlichen Griff zur Zigarette lautstark protestieren und Sie loben, wenn Sie einen frisch gepressten Saft trinken.

MOVING zeigt eine Strategie, mit der Sie Ihr Unterbewusstsein so beeinflussen, dass die Gesundfaktoren Bewegung, Ernährung und Entspannung zur Gewohnheit – und zu einem festen Bestandteil Ihres Lebensstils – werden.

Insofern gelangt man hier zu einer zentralen Funktion des Verstandes, der in diesem Zusammenspiel die Funktion des Chefs innehat. Er ist es, der entscheiden muss, was gesund oder ungesund ist. Unser Verhalten funktioniert nach einem fatalen, aber genialen Prinzip: Der Verstand ist zwar der Chef, der festlegen kann, was gesund oder ungesund ist; doch hat der Angestellte ersteinmal seinen Job begonnen, so ist es für den Chef kaum noch möglich, ihn zurückzupfeifen.

Die Gesetze, nach denen der Angestellte arbeitet, sind unsere Überzeugungen – die Mechanismen, mit denen er diese Anweisungen umsetzt, sind die Gewohnheiten: Will man seine Gewohnheiten ändern, muss man seinem Angestellten ersteinmal neue Anweisungen – sprich, neue Überzeugungen – einimpfen. Der Verstand hat demnach die bestimmende, das Unterbewusstsein die ausführende Funktion. Insofern bestimmt der Chef durch seine

Überzeugungen die Richtlinien für unser Verhalten, hat aber mit der praktischen Umsetzung – speziell, wenn es um sich stets wiederholende Tätigkeiten geht – nicht mehr viel zu tun.

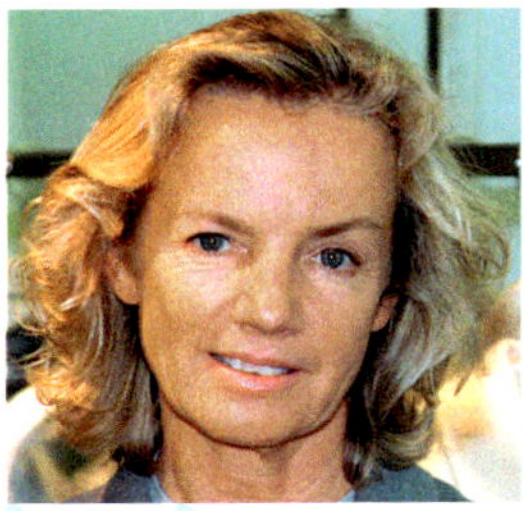

»Wenn man auf seinen Körper achtet, geht's auch dem Kopf besser.«
Jil Sander, Modeschöpferin

Sie haben die Macht darüber, was Sie denken!

Neben dieser Ausführungsfunktion hat das Unterbewusstsein eine zweite maßgebliche Funktion, die unsere Gesundheit unmittelbar beeinflusst: Es produziert im übertragenen Sinn unsere Gedanken und Gefühle. Unsere menschliche Existenz zeichnet sich dadurch aus, dass permanent ein Bild in Form eines Gedanken auf dem Bildschirm unseres Bewusstseins präsent ist – ähnlich wie bei einem Fernseher, bei dem es keine Austaste gibt. Versuchen Sie mal für 1 Minute nicht zu denken oder zu fühlen. Nicht gelungen? Keine Sorge, genau diese ununterbrochene Anwesenheit von Gedanken zeichnet uns Menschen aus. Das Gute daran ist: Wie bei einem Fernseher können nie 2 Filme gleichzeitig ablaufen. Das erklärt auch, dass man nicht gleichzeitig fröhlich und bedrückt, zuversichtlich und ängstlich oder glücklich und unglücklich sein kann. Wenn Sie nun berücksichtigen, dass Sie Ihre Gedanken frei bestimmen und wählen können, dann haben Sie einen entscheidenden Kern des mentalen Trainings schon begriffen.

Das Selbstkonzept

Und jetzt wird es richtig spannend. Wer trägt eigentlich die Verantwortung, welches Programm gerade in Ihrem Kopf läuft, das heißt welche Gedanken und Gefühle sich gerade in Ihrem Bewusstseins breit machen? Warum haben Sie an einem Tag einen unglaublichen Drive, während 24 Stunden später genau das Gegenteil der Fall ist? Wieso schaffen Sie es, 1 Woche jeden Morgen zu joggen und uns gesund zu ernähren, doch ab der zweiten Woche ist diese anfängliche Euphorie schon wieder verflogen? Wer ist der Programmdirektor in Ihrem Kopf?

Die Antwort: einzig und allein Ihr Selbstkonzept, auch Selbstbild genannt. Das Selbstkonzept ist Ihr wahres Ich, es ist die ungeschminkte Wahrheit darüber, was Sie wirklich tief in Ihrem Herzen über sich denken, wie Sie sich sehen, mit all Ihren Hoffnungen und Stärken, aber auch mit Ihren Ängsten, Zweifeln und Schwächen. In Ihrem Selbstkonzept laufen all Ihre selbst gemachten und anerzogenen Überzeugungen und Glaubenssätze zusammen. Ihr Selbstkonzept ist Ihr persönliches Grundgesetz, nach dem Sie leben, es ist eine Art Kompass, mit dem Sie durchs Leben reisen. Es ist die berühmte rosarote Brille, durch die Ihr Programmdirektor in die Außenwelt blickt. Wenn Sie z. B. denken, dass mit 40 Rückenschmerzen normal sind oder dass gesunde

Ernährung sowieso nichts bringt, dann sind dies genau die inneren Gesetze, die im Selbstkonzept verankert sind und die Ihr Verhalten steuern. Ihr Selbstkonzept spielt die entscheidende Rolle für Ihre Gesundheit!

Entwickeln Sie Ihr Selbstkonzept

Das Bild, das wir von uns haben, wirkt auf unser Leben wie ein unsichtbarer Magnet. 2 Aspekte müssen Sie dazu wissen: Ihr Selbstbild tritt meist über die emotionale Schiene auf Ihren Bildschirm. Es benutzt nur allzu gern Ihr Bauchgefühl, Ihre Intuition oder innere Führung, um sich Aufmerksamkeit zu verschaffen und Ihr Verhalten zu steuern. Kommen Ihnen Entschuldigungen wie »Ich kann mich einfach nicht überwinden, heute joggen zu gehen!« oder »Ich brauche meine Zigaretten, um zu entspannen!« irgendwie bekannt vor? Das sind nichts anderes als die fiesen und langfristig krank machenden Anweisungen Ihres im wahrsten Sinn des Wortes unerzogenen Selbstkonzepts – der innere Schweinehund lässt grüßen! »So bin ich eben! Ich kann nicht anders!« oder »Gegen diese Gefühle, Gewohnheiten und Verhaltensmuster kann ich einfach nichts machen.«, lauten die landläufigen inneren Entschuldigungen: Ein krasser Trugschluss, der Sie vorzeitig ins Grab bringen kann. Die gute Nachricht: Sie können Ihr Selbstkonzept jederzeit verändern und so selbst für den Kurs in Richtung Gesundheit sorgen! Sie können Ihren Programmdirektor auswechseln und so dafür sorgen, dass Ihnen Ihr Bauchgefühl konstruktive und gesundheitsfördernde Gefühle und die entsprechende Portion Durchhaltevermögen ins Bewusstsein schickt.

Positive Eigenschaften wie Selbstvertrauen, Optimismus, Lebensfreude, Ausgeglichenheit und Liebe fördern Ihre Gesundheit, wogegen negative Eigenschaften wie Unsicherheit, Angst, Pessimismus oder Unausgeglichenheit die Entstehung von Krankheit begünstigen. Die gute Nachricht: Sie können Ihr Selbstkonzept trainieren!

Wie können Sie Ihr Selbstkonzept nun in der Praxis verändern? Zuerst müssen Sie anerkennen, dass es sich dabei um einen Prozess handelt. In der Natur lässt sich nichts einfach durch das Umklappen eines Schalters beheben. Mit entsprechenden Strategien, Einfühlungsvermögen und etwas Geduld lässt sich Ihr Programmdirektor gerne überzeugen und bedankt sich später sogar noch, indem er Ihnen die nötige Motivation und Energie für einen gesünderen Lebensstil bereitstellt. Sie werden sehen, dass es lediglich eines Zeitraums von wenigen Wochen bedarf, den Sie durchhalten müssen – verglichen wenig Aufwand mit der zu erreichenden Perspektive.

Doch zu Beginn müssen Sie Ihr Selbstkonzept einmal gründlich unter die Lupe zu nehmen. Logisch, dass da Tugenden wie Selbstkritik, Aufrichtigkeit und Ehrlichkeit vor sich selbst gefragt sind. Genau das meinte Sokrates vor mehr als 2000 Jahren mit seinem Ausspruch: »Erkenne dich selbst!« Gesundheit ist zwar kostenlos, aber ein wenig müssen Sie schon dazu beitragen! Die Fragen, die Sie bezüglich Ihrer Gesundheit dazu beantworten müssen, finden Sie im Praxisteil ab Seite 171.

Die 3+1-Formel

Bezüglich Ihrer Gesundheit spielen in Ihrem Selbstkonzept 3 Säulen eine tragende Rolle. Sie sind unter der folgenden 3+1-Formel zusammengefasst.

Die 3 geistigen Wege zur Gesundheit:
a. Überzeugungen ändert man durch Wissen!
b. Gewohnheiten ändert man durch Training!
c. Positives Denken lernt man durch Disziplin!

1. Überzeugungen

Inwieweit sind Ihre Überzeugungen gesundheitsproduktiv oder destruktiv? Es macht schon einen Unterschied für Ihre Lebenserwartung, ob Ihr Programmdirektor Überzeugungen hat wie »5 Zigaretten am Tag schaden nicht!« oder »Sport bringt doch sowieso nichts!«. Vergessen Sie nicht: Die Überzeugungen bestimmen Ihr Verhalten – positiv wie negativ!

2. Gewohnheiten

Inwieweit tragen Ihre täglichen Gewohnheiten zur Gesundheit bei? Auch sie sitzen im Unterbewusstsein und steuern Sie, ohne dass Sie es bemerken. Gewohnheiten wie »Ich brauche jeden Abend meine 3 Bier beim Fernsehen!« oder »Ich kann mir einfach nicht abgewöhnen, wegen jeder Kleinigkeit aus der Haut zu fahren.« können langfristig lebensverkürzend sein.

3. Denken bzw. Gedankenmuster

Wie trägt Ihr Denken zu Ihrer Gesundheit bei, bzw. was spielen für Sie typische Gedankenmuster für eine Rolle? Der Gedanke »Der Stress in meinem Job frisst mich auf, aber ich kann dagegen nichts machen!« wirkt sich langfristig anders auf Ihre Gesundheit aus, als wenn Sie denken: »Ich lass' mich doch im Büro nicht verrückt machen!« Es ist nachgewiesen, dass Optimisten länger leben als Pessimisten. Insofern ist die Kunst des Denkens eine tragende Säule für Gesundheit und Lebensqualität.

Doch Sie sind diesen 3 maßgeblichen inneren Gesetzen nicht auf Gedeih und Verderb ausgeliefert. Strickmuster der Gewohnheit kann man ändern, Überzeugungen kann man überprüfen und weiterentwickeln, positives Denken kann man erlernen! Sie müssen an Ihren inneren Gesetzen arbeiten, nur so können Sie dafür sorgen, dass Ihr Selbstkonzept für und nicht gegen Sie arbeitet!
Machen Sie sich Ihr Selbstkonzept zum Freund. Nur dann macht Ihnen Ihr Bauchgefühl keinen Strich mehr durch die Rechnung – im Gegenteil, es wirkt dann genau umgekehrt: Es zwingt Sie förmlich zur Gesundheit, indem es Ihnen zu gegebener Zeit die Kraft schenkt, das Bierchen zu viel wegzulassen, sich auch bei miesem Wetter zum Joggen vor die Tür zu begeben etc. Kurz: Machen Sie sich Ihr Selbst-Bild zum Vor-Bild! Entwickeln Sie eine Gesundheits-Siegermentalität!

Überzeugungen – die uns selbst auferlegten Gesetze

Unsere Überzeugungen sind wie Richtungsweiser, nach denen wir durchs Leben gehen. Wir verhalten uns so, als ob sie wahr wären, unabhängig davon, ob sie es tatsächlich sind. Es sind unsere eigenen Verallgemeinerungen, auf deren Grundlage wir unsere Entscheidungen treffen. Insofern geben wir uns durch unsere Überzeugungen selbst ein Schema vor, das wir befolgen, obwohl wir es uns nicht ausgesucht haben und oft sogar ahnen, dass dieses Schema für unsere Gesundheit nicht gerade mustergültig ist.

Spannende Frage: Woher beziehen wir eigentlich unsere Informationen für unsere Überzeugungen bezüglich Gesundheit, also darüber, was wir für gesund oder ungesund halten? Wenn Sie bedenken, dass Sie als Baby noch keine Überzeugungen hatten, dann ergibt sich die Antwort von selbst: durch die Erziehung unserer Eltern, unser persönliches Umfeld sowie die Beeinflussung durch Medien aller Art (z. B. Werbung)!

Da wir als Kind nicht unterscheiden können, was gesund oder ungesund ist, wird verständlich, wie hilflos wir zu Beginn unseres Lebens unserem Umfeld ausgeliefert sind. So übernehmen wir in aller Regel gutgläubig und

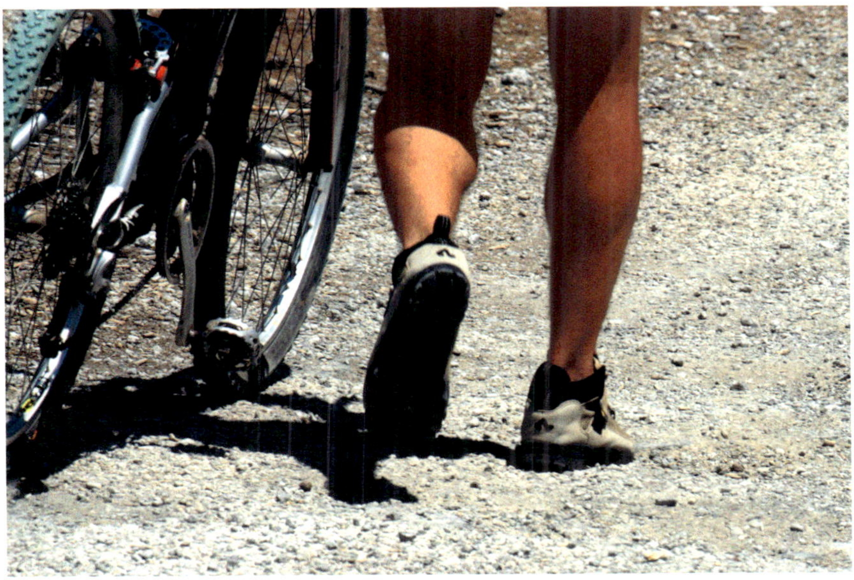

unkritisch die Überzeugungen unseres näheren Umfelds und unserer Eltern. Diese jedoch leben meist wiederum nach den Überzeugungen ihrer Eltern, die wieder von ihren etc. Nicht selten leben wir heute noch nach den Mustern von weit entfernten Generationen.

Doch unsere heutige Zeit ist so schnelllebig und konsumverseucht, dass die von unseren Eltern übernommenen Überzeugungen nicht mehr die Garantie für Gesundheit darstellen. Denken Sie an die neuzeitlichen Phänomene wie Stress, Bewegungsmangel und Überernährung! Noch unsere Großeltern blieben von diesen negativen Zivilisationserscheinungen verschont, doch wir leben zu einem großen Teil noch nach deren Überzeugungen und Mustern! Die Folge: Sie müssen sich Ihrer Überzeugungen bewusst werden, an ihnen arbeiten und sie auf den neuesten Stand bringen. Vor allem der bewusste Umgang mit Stress spielt eine immer wichtigere Rolle.

Machen Sie sich immer wieder bewusst, dass auch unser Denken die Gewohnheit liebt und dass negative Denkgewohnheiten krank machen können. Überprüfen Sie, wie Sie »im Kopf« gewöhnlich mit Stress, Kritik oder Erwartungsdruck umgehen. Es macht einen entscheidenden Unterschied, ob Sie das berühmte Glas als halb voll oder halb leer wahrnehmen, ob Sie überwiegend Bedrohungen oder meist Herausforderungen sehen.

Die gute Nachricht: Als Erwachsener können Sie frei bestimmen, welchen äußeren Einflüssen Sie sich aussetzen und welche Informationen Sie heranziehen, um Ihre Überzeugungen auf höchstes Niveau zu bringen.

Insofern kann man ohne Zweifel sagen: Sie sind so gesund wie Ihre Überzeugungen.

Gewohnheiten – die heimlichen Diktatoren unseres Lebens

Eine Gewohnheit ist das, was man wiederholt tut, ohne dass das Bewusstsein daran überhaupt (noch) beteiligt ist. Ein Raucher merkt nicht mehr, dass er sich eine nach der anderen ansteckt, ein Fettleibiger nicht, dass er permanent zu viel isst, ein Choleriker nicht, dass er wegen jeder Kleinigkeit aus der Haut fährt.

Eine Gewohnheit ist eine durch viele Wiederholungen automatisierte Tätigkeit. Ihr Gehirn beherrscht diese Tätigkeiten dann sozusagen auswendig und führt sie in Eigenregie durch – es hat diese Gewohnheiten verinnerlicht. Insofern sind Gewohnheiten eine Entlastung für das Leben. Wirken sie allerdings der Gesundheit entgegen, wird diese Entlastung ganz schnell zu einer Belastung.

Da es im Hinblick auf unsere Gesundheit überwiegend die vermeintlich kleinen, sich tagtäglich wiederholenden Gewohnheiten bezüglich der Gesundfaktoren sind, die langfristig eine so durchschlagende Wirkung erzielen, stehen wir permanent vor der Entscheidung »entweder – oder«. Doch darin liegt auch ein immenser Vorteil: Entweder ernähre ich mich gesund oder nicht, entweder betätige ich mich sportlich oder nicht, entweder höre ich auf zu rauchen oder nicht. Daher kann das Ziel nur lauten, ungesunde Gewohnheiten durch gesunde zu ersetzen.

Der innere Dialog

Die Qualität Ihrer Selbstgespräche hat maßgeblichen Einfluss auf Ihre Gesundheit. »Ich spreche mit mir selbst!«, ist die gängige Bezeichnung für diesen geistigen Dialog.
Wenn Sie verstanden haben, dass Ihr Unterbewusstsein über kein Wertesystem verfügt, dann erkennen Sie auch, welcher Zündstoff in der Qualität dieses inneren Dialogs liegt. Wie mit einem ununterbrochen laufenden Kassettenrekorder zeichnet Ihr Unterbewusstsein vom ersten bis zum letzten Tag Ihres Lebens alle Selbstgespräche auf und hält diese für die reine Wahrheit! Doch Vorsicht – das ist der Stoff, aus dem die Überzeugungen gemacht werden!
Der innere Dialog formt die Gesetze des Angestellten. Und jetzt einmal ehrlich: Womit konfrontieren Sie Ihren treu ergebenen Angestellten? Wie behandeln Sie ihn wirklich? Wie viel Prozent Ihres inneren Dialogs sind positiv, wie viel negativ? Wie oft herrschen Sie sich an, sind ungeduldig, nervös, gereizt und fordernd? Machen Sie sich klar, dass Sie mit dem inneren Dialog Ängste, Sorgen und Minderwertigkeitsgefühle schüren – allesamt nicht gerade Freunde von Gesundheit und Vitalität.

Mit der Qualität und der Strategie Ihres permanent ablaufenden inneren Dialogs erziehen Sie sich selbst. Und: Machen sie sich bewusst, dass auf dieser Ebene der Selbstgespräche der gezielte Umgang mit Ihren Gedanken und Gefühlen erfolgt, mit dem Sie wiederum Ihre (zukünftige) Realität erschaffen. Ihre Gedanken sind Ihrer Zukunft immer einen Schritt voraus – sie formen Ihre Zukunft!

In der bewussten Kontrolle des inneren Dialogs liegt ein wichtiger Beitrag zur Eigenverantwortung für Ihre Gesundheit. Ergo: Behandeln Sie sich deshalb so, wie es Ihrer Gesundheit dienlich ist: mit Respekt, Rücksicht, Vertrauen und Liebe. Machen Sie sich bewusst, dass Sie zum maßgeblichen Teil ganz allein für Ihre Gesundheit verantwortlich sind. Erkennen Sie die Macht an, die in Ihrem Unterbewusstsein schlummert, arbeiten Sie mit ihm und nicht dagegen. Gehen Sie sorgsam mit sich um, gönnen Sie sich Entspannungspausen, ausreichend Bewegung, Schlaf und gesunde Ernährung.

Gedankenhygiene – die Z(S)auber-Formel für Ihre Gesundheit

Mentale Gesundheit bedeutet Gedankenhygiene. Körperliche Gesundheit ist die logische Konsequenz von geistiger Gesundheit. Sie müssen sich darüber im Klaren sein, dass die geistigen Kräfte in Ihnen, sprich die Gedanken und Gefühle, die ununterbrochen in Ihnen wirken, Ihre Gesundheit verursachen.
Gedanken sind Energie in elektrisch-chemischer Form und erzeugen Schwingungen. Im EEG kann diese Energie sogar gemessen werden. Der Geist ist mit dem Körper über Nerven verbunden, die Gedanken haben sozusagen freien Zugang zu den Zellen. Positive Gedanken erzeugen positive Schwingungen

und haben einen günstigen Einfluss auf den Körper. Es ist kein Geheimnis, dass man sich in seinem Körper wohler und gesünder fühlt, wenn Gedanken der Freude und Glücksgefühle den Geist dominieren.

»Das Denken für sich allein bewegt nichts, sondern nur das auf ein Ziel gerichtete und praktische Denken!«
Aristoteles

Ständig wiederholte negative Gedanken spiegeln sich schnell in persönlichen Einstellungen und emotionalen Erscheinungsbildern wie Angst, Neid, Eifersucht, Gier oder Hass wider. Auch Minderwertigkeitsgefühle oder depressive Verstimmungen können den Körper zerstören. Über die Nervenbahnen gelangen diese negativen Schwingungen in die Zellen und richten dort Schaden an. Magengeschwüre, Darmerkrankungen, Kopfschmerzen oder Bluthochdruck entstehen auf diesem unsichtbaren Weg. Die Psychosomatik lässt grüßen! In positiver Form beruht Entspannung auf diesem Prinzip. Durch das bewusste Herbeiführen von beruhigenden Gedanken und angenehmen inneren Bildern können Sie den Körper in Ruhe und Regenerationsfähigkeit versetzen.

Die gute Nachricht: Es steht Ihnen frei, welche Gedanken Sie haben und zulassen. Sie sind Herr über Ihre Gedanken. Keine Macht dieser Welt kann Sie dazu zwingen, negativ zu denken. Hier liegt der Schlüssel: Zuerst geistige Gesundheit in Form von Gedankenkontrolle – die körperliche folgt dann von selbst. Gesundheit beginnt im Kopf!

Das Gesetz der Resonanz – das geistige Vorsorgeprogramm für Ihre Gesundheit

Das Gesetz der Resonanz besagt, dass sich im Leben genau das erfüllt, womit man sich innerlich am meisten beschäftigt. Jeder Mensch sieht die Welt aus seinem ganz persönlichen Blickwinkel. Man erkennt durch seine rosarote Brille in der Außenwelt vornehmlich das, was in der Innenwelt eine entsprechende Bedeutung besitzt.

Anders formuliert heißt das, dass Sie im Leben immer genau das anziehen, worüber Sie am meisten nachdenken. Fatal daran ist: Das Gesetz wirkt unbewusst! Sie werden heute mit den Wirkungen Ihrer Vorstellungen und Gedankenmuster der Vergangenheit konfrontiert. Aber: Sie können heute natürlich mit einer gezielten Steuerung Ihrer geistigen Inhalte Ihre Gesundheit von morgen (vor)bestimmen.

Ob Sie Gesundheit und Lebensqualität anziehen, hängt zu einem großen Teil davon ab, ob Sie innerlich darauf vorbereitet sind. Wenn Sie sich in Ihrem Geist überwiegend mit Krankheit und Negativität belasten, so werden Sie dies auch anziehen. Der Körper folgt dem Geist – egal in welcher Richtung! Ergo: Richten Sie Ihre Resonanzfähigkeit ganz gezielt auf Gesundheit und Lebensqualität aus.

Das Ziel – das Fundament der Trainingsstrategie

Durch eine geistige Zielvorstellung erteilen Sie Ihrem Unterbewusstsein eine Anweisung. Wollen Sie z. B. einen Brief schreiben, so sind es die in Ihrem Unterbewusstsein verankerten Fähigkeiten, die durch Ihre Zielvorstellung (Absicht) aktiviert werden und Ihnen umgehend die benötigten Ideen, Formulierungen und rhetorischen Mittel zukommen lassen. Erst durch eine gezielte Vorstellung aktivieren Sie also die Energie und Kreativität Ihres Unterbewusstseins. Dieses Prinzip ist immer gleich: Zuerst die (innere) Vorstellung – dann die (äußere) Realisierung! Dies ist die entscheidende Voraussetzung, auf der mentales Training basiert.

Wollen Sie z. B. ein paar Kilo abnehmen oder etwas entspannter leben, so müssen Sie dieses Bild Ihrem Unterbewusstsein ganz deutlich und immer wieder und wieder eingeben. Und: Sie müssen von der Erreichung dieses Zieles überzeugt sein. Schieben Sie anfängliches Zweifeln und Zögern des Verstandes galant beiseite. Erinnern Sie sich, dass nicht er es ist, der die nötige Energie erzeugt, und dass er mit seinen trockenen Buchhaltertugenden sowieso keine Ahnung von der unendlichen Power und Energie Ihres Unterbewusstseins hat.

Wenden Sie die 5 Techniken (siehe ab Seite 178) in der beschriebenen Form an und Sie werden erkennen: Umfassende Gesundheit, Vitalität und ein jugendliches Erscheinungsbild bis ins hohe Alter sind machbar.

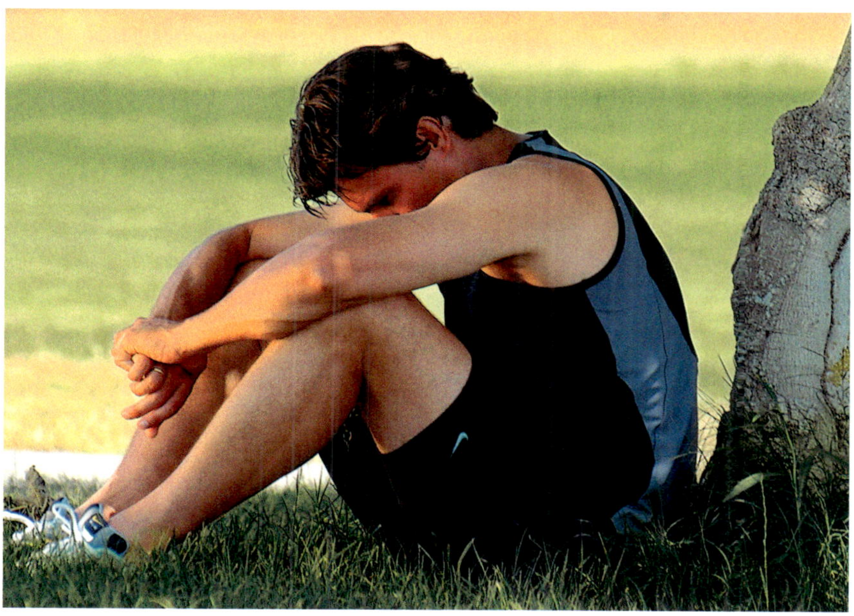

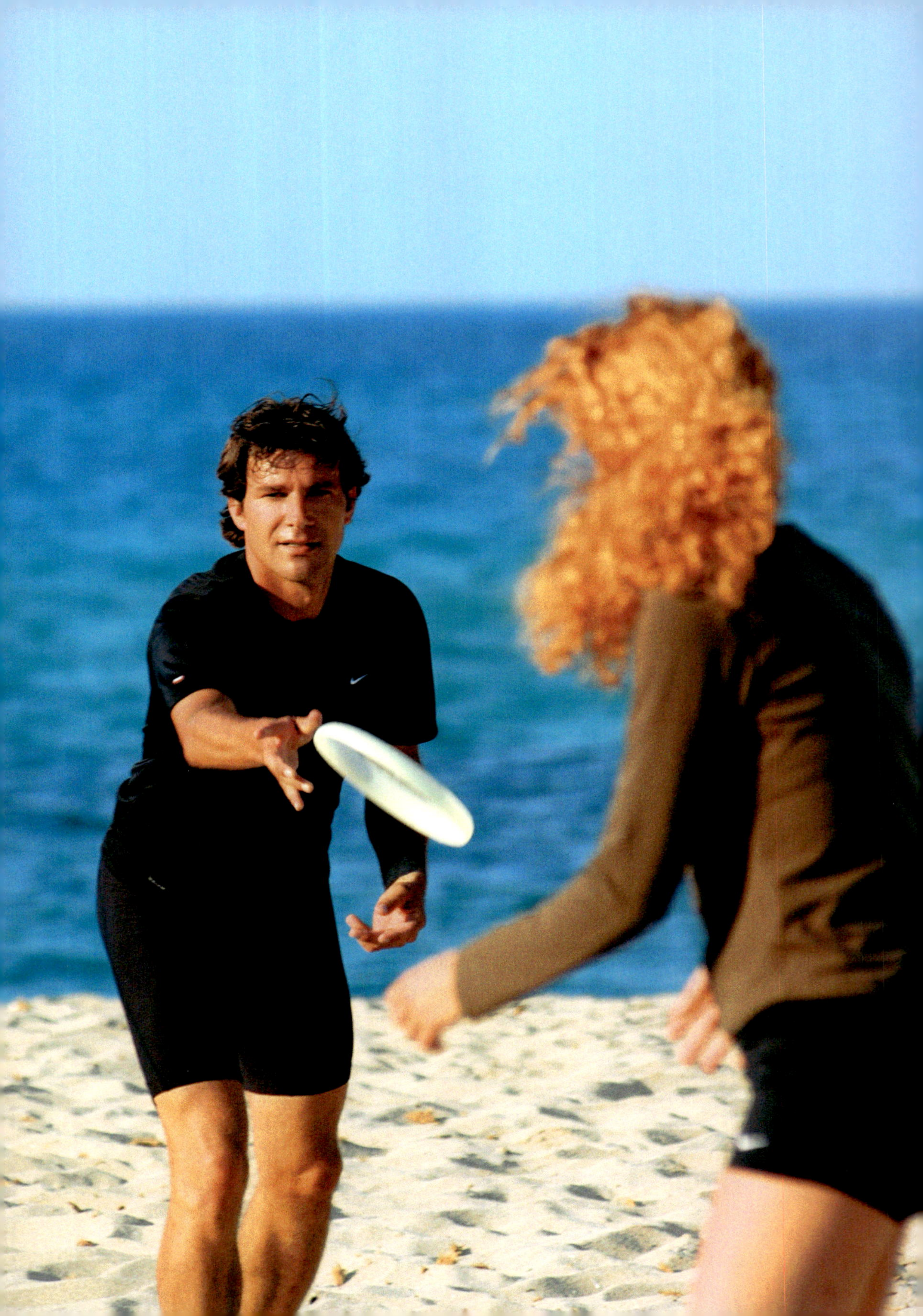

Ihr Mentaltrainingsprogramm

Nachdem Sie im Theorieteil die Grundlagen des Mentaltrainings kennen gelernt haben, geht es nun an die praktische Umsetzung. Werden Sie zu Ihrem eigenen Coach!

Gesundheit braucht gesunde Gesetze

Lösen Sie sich von negativen, verinnerlichten Einstellungen wie z. B. »Wenn ich mit dem Rauchen aufhöre, nehme ich sofort zu!« oder »Meine Fettleibigkeit ist Veranlagung!« oder »Mit 50 sind Rückenschmerzen ganz normal!« etc.

Die Erfolgsstrategie zur Überwindung unliebsamer Gewohnheiten

Überdenken Sie die folgenden Aspekte und Sie werden schnell erkennen, wieso die anschließende Praxisstrategie zur Loslösung von negativen Gewohnheiten mit einer sehr hohen Erfolgsaussicht verbunden ist.

Der Mensch ist ein Gewohnheitstier

Das menschliche Leben zeichnet sich durch Gewohnheiten aus. Denkweisen, Einstellungen und Verhaltensmuster sind meist so alt wie der Besitzer selbst. In Bezug auf Gesundheit spielen die täglichen Gewohnheiten eine entscheidende Rolle.

Negative Gewohnheiten waren ursprünglich meist positiv

Sie haben richtig gelesen! Wenn Sie die Entstehungsgeschichte zurückverfolgen und die Wahrheit analysieren, die sich hinter einer Gewohnheit verbirgt, haben Sie einen Erfolg versprechenden Ansatzpunkt für die zuverlässige Eliminierung ungesunder Gewohnheiten. Irgendwann muss die negative Gewohnheit ja zum ersten Mal aufgetreten sein – so viel ist klar. Was genau war aber der ursprüngliche Auslöser für diesen erstmaligen Impuls, der sich im Lauf der Zeit immer öfter wiederholt hat und aus dem sich schließlich diese Gewohnheit entwickeln konnte? Was soll mit dieser Gewohnheit in Wahrheit bewirkt werden?

Haben auch Sie »ungesunde« Überzeugungen? Analysieren Sie mindestens 3 davon, und ersetzen Sie sie durch gesunde.

So ist dies beim Rauchen z. B. oft der Effekt der Entspannung – indem man sich eine Zigarette ansteckt, demonstriert man, dass man es selbst in der Hand hat, wenigstens für ein paar Minuten aus dem Stressgeschehen auszusteigen. Das Anzünden einer Zigarette hatte also ursprünglich den positiven Effekt, eine kurze Auszeit zu nehmen. Beim jugendlichen Einsteiger ist der eigentliche Sinn hingegen zu demonstrieren, dass man cool und kein Kind mehr ist und dazugehört – also in Wahrheit ein Gewinn von Anerkennung. Beide Motive sind an sich nicht gesundheitsschädlich. Sie sehen: Der ursprüngliche Sinn, der sich hinter einer Gewohnheit verbirgt, ist der Kern, den es aufzuspüren gilt. Führt man sich dieses Grundproblem vor Augen, hat man die Chance, diesem mit anderen Mitteln entgegenzuwirken – und entzieht so der negativen Gewohnheit ihre Existenzberechtigung. Wenn man erst einmal das Grundproblem enttarnt hat, kann man es auf eine andere Art lösen. Ein weiterer Vorteil: Beim Ersetzen negativer durch positive Gewohnheiten handelt man ziel- und lösungsorientiert. Es ist viel einfacher, sich etwas Neues anzutrainieren, statt immer wieder zu versuchen, etwas nicht zu tun. So kann man dem Rauchen mit gezieltem Entspannungstraining begegnen oder dem unendlichen Fernsehen durch Lesen.

»Gewohnheiten kann man nicht aus dem Fenster werfen – man muss sie Stufe für Stufe treppab tragen!«
Mark Twain

Wenn Sie ersteinmal damit beginnen, sich den negativen Gewohnheiten mit dieser Strategie zu nähern, erwacht meist auch direkt die Motivation zur Veränderung – Sie spüren eine echte Herausforderung, sich selbst zu beweisen, dass Sie sich im Griff haben. Sie bekommen die Energie zur Veränderung gewissermaßen mitgeliefert, sozusagen als Belohnung der Natur, weil Sie sich auf den richtigen Weg machen.

Kampf und Willenskraft: keine effizienten Mittel gegen negative Gewohnheiten

Wenn Sie die wahren Ursachen der Gewohnheiten erkannt haben, wird auch verständlich, dass eine permanente Kriegführung mit eiserner Hand gegen sich selbst langfristig nicht funktionieren kann. Denn die wahre Ursache für das Auftreten der unliebsamen Gewohnheit ist damit nicht behoben.

Das Gehirn »vergisst« keine Gewohnheiten

Dies wird klar, wenn man sich überlegt, dass man z. B. niemals verlernen kann zu schwimmen oder Rad zu fahren. Selbst wer Jahrzehnte nicht auf ein Fahrrad gestiegen ist, der wird sich (vielleicht nach anfänglichen Unsicherheiten) sofort an das abgespeicherte Programm erinnern. Ein zusätzliches Argument für die Ausmerzung ungesunder Gewohnheiten: Diese Gewohnheiten müssen durch gesunde ersetzt werden.

Die magischen 6 Wochen: Gewohnheiten benötigen Zeit, bis sie sich verselbstständigt haben

Wie oft muss man etwas wiederholen, bis aus einer ursprünglichen Tätigkeit eine Gewohnheit geworden ist? Die Gehirnforschung geht davon aus, dass

eine Tätigkeit ca. 30– bis 50-mal wiederholt werden muss, bis diese im Gehirn zuverlässig und langfristig als Programm gespeichert ist.
Wenn Sie sich z. B. antrainieren wollen, morgens Müsli statt Spiegeleier zu essen oder regelmäßig zu joggen, so müssen Sie dies über einen Zeitraum von ca. 6 Wochen wiederholen, bis Sie dieses neue Verhaltensmuster zu einer zuverlässigen Gewohnheit gemacht haben. Danach kann sich Ihr Körper gar nicht mehr vorstellen, so etwas auf Dauer Ungesundes zu essen oder ohne sein Jogging auszukommen. Die neue Gewohnheit ist dann zu einem festen Teil Ihrer Persönlichkeit geworden. Entsprechend wird sie Ihnen den inneren Drang liefern, sie auszuleben.
Nach diesen magischen 6 Wochen zählen Sie zum Kreis derjenigen, die Sie für ihre Disziplin und Selbstbeherrschung immer bewundert haben.
Doch dies ist noch nicht alles: Sie werden mit der Zeit mehr und mehr Freude an diesen gesunden Gewohnheiten haben und sich gar nicht mehr vorstellen können, ohne diese zu leben. Als Bonus obendrauf erhalten Sie eine große Portion Selbstvertrauen, denn Sie wissen: Ich hab es geschafft!
Gehen Sie, was die Veränderung Ihrer Gewohnheiten anbelangt, nach folgender Praxisstrategie vor. Durchdenken Sie die einzelnen Aspekte in Ruhe und beantworten Sie die Fragen schriftlich.

Strategien zur Installierung neuer Gewohnheiten

1. Benennen Sie eine neue Gewohnheit, die Sie in Ihr Leben integrieren wollen und schreiben Sie sie auf.
2. Listen Sie die Argumente auf, wieso Sie sich dieses Verhaltensmuster antrainieren wollen.
3. Welchen Gewinn bzw. Nutzen bringt Ihnen diese neue Gewohnheit langfristig?
4. Legen Sie den Zeitpunkt fest, bis wann Ihnen diese Gewohnheit in Fleisch und Blut übergegangen sein soll.

Welche 3 positiven Gewohnheiten wollen Sie langfristig in Ihr Leben integrieren? Welche 3 negativen Gewohnheiten möchten Sie eliminieren?

Strategien zur Beseitigung unliebsamer Gewohnheiten

1. Benennen Sie die Gewohnheit, von der Sie sich trennen wollen – schriftlich!
2. Analysieren Sie die unliebsame Gewohnheit durch folgende Fragen:
   - Wann ist die Gewohnheit zum ersten Mal aufgetreten?
   - Bei welchen Gelegenheiten tritt sie auf?
   - Wie oft tritt sie auf?
   - Welches könnten die wahren Gründe sein, die durch diese Gewohnheit kaschiert werden soll?
3. Beschreiben Sie die Nachteile, denen Sie sich langfristig durch die Gewohnheit aussetzen!
4. Durch welches neue Verhaltensmuster soll diese negative Gewohnheit ersetzt werden?
5. Benennen Sie die Vorteile, die Sie langfristig gewinnen!

Motivation: Wie Sie Ihren inneren Schweinehund für immer an die Leine legen

Motivation ist reine Energie, verankert in den Tiefen Ihres Unterbewusstseins. Entscheidend für die Aktivierung dieses Potenzials ist das Ziel. Ist das Ziel das eigene – wenn sie ihrer Lieblingsbeschäftigung oder Hobby nachgehen – so fließt Energie ohne Ende in Form von Leichtigkeit, Freude und Leidenschaft. Fremde Ziele allerdings werden nur allzu schnell zu kalten Sachzwängen, persönlichen Zumutungen und lästigen Pflichten, nicht selten begleitet von Kampf, Krampf, Überwindung und Qual.

Motivation ist der Sammelbegriff für die Beweggründe, die unserem Verhalten zu Grunde liegen. Sie wird bedingt von unseren ganz persönlichen Vorstellungen, Absichten und Zielen. Zudem spielt unser Selbstkonzept eine entscheidende Rolle, denn wenn wir uns eine Sache nicht wirklich zutrauen, dann steht unsere Motivation von Anfang an auf wackeligen Beinen. Sind bestimmte Voraussetzungen gegeben und hält man sich an ein paar einfache Richtlinien, so ist es jedoch gar nicht so schwer, ein Maximum aus diesem unbegrenzten Energiepotenzial zu schöpfen.
Motivation ist immer abhängig vom Ziel. Eine grundlegende Voraussetzung ist, dass es sich bei gesetzten Zielen um die eigenen handelt. Man unterscheidet Eigen- und Fremdmotivation.

Fremdmotivation bedeutet, dass man eine Aufgabe verrichtet, um eine außenstehende Person zufrieden zu stellen oder gewissen Umständen Rechnung zu tragen. Man arbeitet für andere, nicht für sich. Logisch, dass man da nicht zur persönlichen Bestform aufläuft.

Eigenmotivation dagegen ist der Turbo für die Leistungsfähigkeit. Statt fremder Aufträge erledigen Sie Ihre eigenen. Sie sind mit vollem Herzen, Hingabe und Enthusiasmus bei der Sache.
Allerdings wäre die Vorstellung naiv, dass man für seine Motivation gar nichts mehr zu tun bräuchte, sobald nur das Ziel das eigene ist. Vielmehr wird man immer wieder mit dem inneren Schweinehund konfrontiert. Er lauert entlang des Weges zum Erfolg und ruft einem die fadenscheinigsten Ausreden zu. Doch es gibt eine vortreffliche Strategie, mit der Sie jeden Schweinehund der Welt für immer in die Wüste schicken können.

Schmerz vermeiden – Freude gewinnen

Unser Gehirn funktioniert bezüglich Motivation nach dem so genannten Pleasure-and-Pain-Prinzip, das man salopp mit »Freude gewinnen und Schmerz vermeiden« übersetzen kann. Zum einen ist unser Verhalten dahingehend motiviert Schmerz zu vermeiden, zum anderen dazu, Freude, Vergnügen und Lust zu erlangen. Auf diese beiden zentralen Antriebsfaktoren reduzieren sich letztlich alle Entscheidungen in unserem Leben. Die Werbung investiert alljährlich Millionen, um dieses gehirntechnische Prinzip zu nutzen: Sie gaukelt uns vor, wie schlimm es ist, wenn man das beworbene Produkt nicht hat (Schmerz), und wie schön es ist, wenn man es kauft

(Freude). Im Zusammenhang mit Ihrer Gesundheit sollten Sie dieses Prinzip einsetzen, um sich darüber klar zu werden, was Sie durch einen gesunden Lebensstil langfristig gewinnen können – nämlich komplexe Gesundheit und Vitalität bis ins hohe Alter (Prinzip: Pleasure = Freude) – und was dem negativ gegenübersteht, nämlich Zivilisationskrankheiten aller Art (Prinzip: Pain = Schmerz). Dies ist der Kernpunkt, den es zu verinnerlichen gilt: Sie können das Wichtigste aller Dinge gewinnen: Gesundheit! Doch Sie können durch Unachtsamkeit, Trägheit und Leichtfertigkeit auch alles verspielen. Es ist also nicht nur das Know-how, sondern auch das Know-why (»Wissen warum«) entscheidend.

Der zweite wichtige Trick für die Strategie gegen Ihren inneren Schweinehund: Sie müssen seine Sprache sprechen. Er muss Ihre Anweisungen verstehen können! Sie wissen, dass der Schweinehund ein absoluter Gefühlsmensch ist. Auf seine für ihn charakteristische Art schickt er Ihnen immer wieder seine (unerwünschten) Gefühle der Bequemlichkeit, Faulheit und Trägheit. Und: Seine Gefühlssprache ist der Vernunftargumentation Ihres Verstandes meist haushoch überlegen. Deshalb kann die Erfolgsformel nur lauten: Sprich die Sprache der Gefühle!

Der innere Schweinehund lässt sich mit der Sprache des Gefühls sehr gerne an die Leine legen. Immun allerdings ist er gegen die nüchternen Anweisungen des Verstands.

Stellen Sie sich Ihr Ziel bildlich vor

Wie Sie das anstellen? Ganz einfach, indem Sie die Fantasie und das Vorstellungsvermögen Ihres Gehirns nutzen. Sie müssen sich Ihr Ziel bereits in vollendeter Form vorstellen. Ihr Unterbewusstsein, das ja bekanntlich auch die Residenz Ihres Schweinehunds ist, reagiert (fast) ausschließlich auf die Sprache der Bilder. Und jetzt kommt's: Geistige Bilder lösen entsprechende Gefühle aus. Stellen Sie sich z. B. ein bevorstehendes Rendezvous mit Ihrem Traumpartner vor, so geschieht dies vornehmlich in Form geistiger Bilder. Sie sehen das freudige Ereignis in allen Einzelheiten vor sich. Gleichzeitig zu der bildlichen Vorstellung steigen entsprechende Gefühle der Vorfreude in Ihnen hoch, die berühmten Schmetterlinge im Bauch. Der eindeutige Beweis, dass geistige Bilder entsprechende Gefühle erzeugen.

Mit genau dieser Taktik gehen Sie nun gegen Ihren inneren Schweinehund vor. Egal was Sie beabsichtigen: Sie müssen sich Ihr Ziel im Geist in bereits vollendeter Form vorstellen, und zwar so intensiv wie nur möglich! Sie müssen Ihr Ziel bereits innerlich durchleben, die Zukunft als innere Realität anerkennen. Dann ist es nur eine Frage der Zeit, bis sich das Ziel auch in Wahrheit manifestiert. Übrigens: Das ist mentales Training!

Wollen Sie z. B. 5 Kilo abnehmen, so müssen Sie sich das innere Bild, wie Sie wieder in Ihre Lieblingsklamotten passen, vor Ihrem inneren Auge so gut, intensiv und oft wie möglich vorstellen. Nehmen Sie die Gefühle wahr, die Sie haben werden, wenn Ihr Ziel erreicht ist. Seien Sie jetzt schon stolz auf sich und nehmen Sie innerlich die Komplimente für Ihre Selbstdisziplin entgegen. Das weit verbreitete Zitat »Freu dich nicht zu früh!« ist leider komplett kontraproduktiv. Ihre inneren Bilder und die damit einhergehenden Emotionen, das sind die Wegweiser, an denen sich Ihr Schweinehund orientiert.

Doppelter Erfolg: Mit der Überwindung Ihres Schweinehundes verbessern Sie Ihr Verhalten und Ihre Gewohnheiten, und – sozusagen als Bonus obendrauf – Sie gewinnen Selbstvertrauen!

Im Umgang mit Ihrem Schweinehund haben Sie genau 2 Möglichkeiten. Entweder Sie geben seinen tückischen Verführungen nach und zeigen Schwäche, oder Sie nehmen die Herausforderung an. »Sie oder er?« – das ist hier die Frage! Jetzt sind Entschlossenheit, Standfestigkeit und Disziplin gefragt. Ihr innerer Schweinehund braucht eine starke Hand. Wenn er die spürt, dann gibt er auch klein bei. Sehen Sie die Sache positiv: Der innere Schweinehund verschafft Ihnen die Möglichkeit, persönliche Pluspunkte zu sammeln. Mit jedem Ihrer Siege wächst Ihre Zufriedenheit und Selbstachtung. »Nichts ist so schön, wie die Siege gegen sich selbst!«, erkannte schon Goethe.

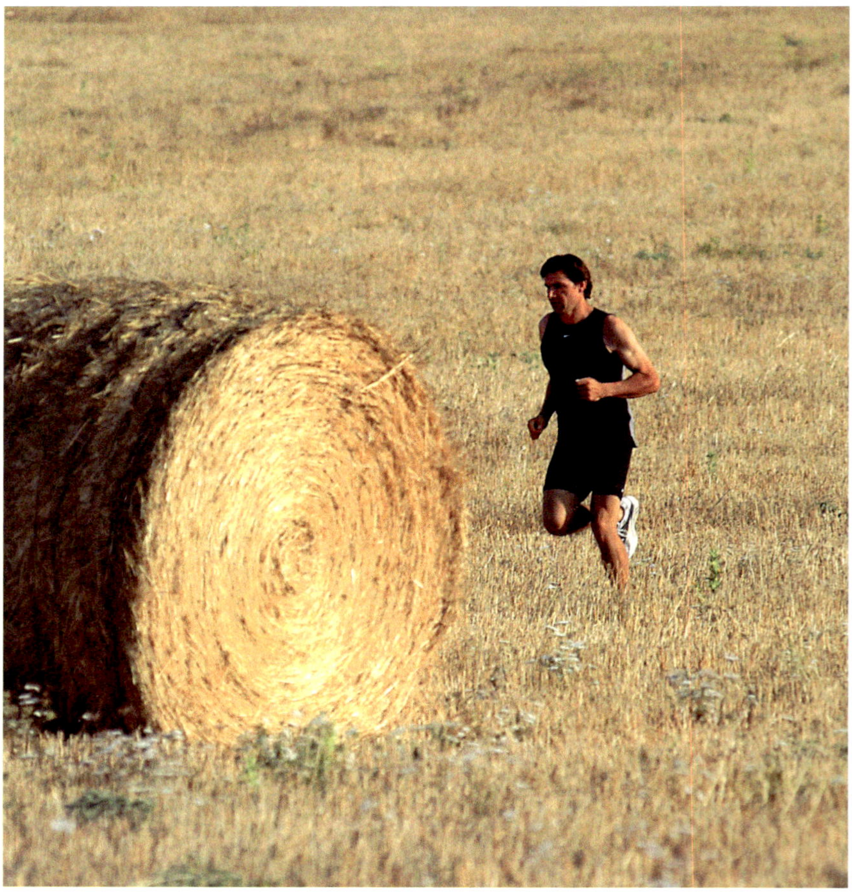

Die 10 besten Motivationstipps

Nehmen Sie die Herausforderung an

Erkennen Sie alle Ausreden und Verzögerungsstrategien. Machen Sie sich klar, dass Ihre Überwindungskraft der Preis für die Veränderung ist.

Benennen Sie Ihr persönliches Motiv

Benennen Sie den wahren Grund für Ihr Anliegen. Machen Sie sich klar, dass Ihr Ziel ein brennender Wunsch sein sollte. Halten Sie das Ziel schriftlich fest.

Setzen Sie sich realistische Ziele

Zu hoch gesteckte Ziele lassen Sie schnell aufgeben. Es ist besser, kleinere Schritte über einen längeren Zeitraum durchzuhalten.

Wie heißen Ihre neu gewonnenen Tipps und Tricks zur Motivation? Erstellen Sie eine Liste!

Legen Sie eine konkrete Strategie fest

Halten Sie den Beginn und die Dauer auf einem Plan fest. Fest eingeplant ist besser als: »Mal sehen, wenn ich noch Zeit habe ...!«

Fangen Sie sofort an

»Ich fange nach meinem Geburtstag an«, »Wenn ich dies oder jenes erreicht habe, dann ...« oder »Irgendwann ...«, lassen das Projekt schon scheitern, bevor es begonnen hat. Beginnen Sie heute!

Vergegenwärtigen Sie sich Etappenerfolge

Streichen Sie sich im Kalender jeden Tag an oder führen Sie ein Erfolgstagebuch. Nichts ist motivierender als vorangegangene Erfolge.

Gestehen Sie sich Schwächen ein

Eine Etappe zu verlieren heißt noch lange nicht das Rennen zu verlieren. Geben Sie bei einem kleinen Ausrutscher auf keinen Fall auf, nach dem Motto »Jetzt ist schon alles egal!«, sondern machen Sie weiter.

Bestrafen und belohnen Sie sich

Setzen Sie sich selbst unter Druck. Vereinbaren Sie mit Ihrem Partner oder mit Ihrem Freundeskreis empfindliche Sanktionen für den Fall, dass Sie vorzeitig aufgeben oder scheitern. Belohnen Sie sich mit der Erfüllung eines Wunsches, wenn Sie Ihr Ziel erreicht haben.

Fühlen Sie Vorfreude

Freuen Sie sich innerlich schon so, als hätten sie das Ziel bereits erreicht. Fühlen Sie Vorfreude, und der Sieg gehört Ihnen!

In 5 Schritten sicher zum Ziel

Die folgenden 5 Techniken helfen Ihnen ganz bewusst Ihre Zukunft zu gestalten. Je besser es Ihnen gelingt, auf diese Weise Ihr Unterbewusstsein für Ihre Ziele zugänglich zu machen, desto schneller und müheloser werden Sie Ihre Gesundvorsätze erreichen. Werden Sie zum Regisseur Ihres Lebens und bewirken Sie so Ihre zukünftige Vergangenheit! Vergessen Sie nicht: Gesundheit beginnt im Kopf und mentales Training heißt dabei, es bei diesem inneren Spiel zur persönlichen Meisterschaft zu bringen.

Schritt 1: Entspannung

Im Zustand der Entspannung ist das Unterbewusstsein besonders zugänglich und aufnahmebereit, da die Außenwelt ebenso wie die gedanklich-emotionalen Reaktionen darauf weitgehend ausgeschaltet sind. »Im Zustand der Entspannung ist das Unterbewusstsein formbar wie Wachs«, lautet ein Satz von Dr. Joseph Murphy, dem Pionier bei der Erforschung des Unterbewusstseins. Das Unterbewusstsein ist nun besonders empfänglich für bildliche Vorstellungen, aber auch für verbale, in Form von Suggestionen und Affirmationen. Der perfekte Zeitpunkt, um seine Ziele einzuprogrammieren.

So entspannen Sie richtig

- Ziehen Sie sich zurück in einen ruhigen Raum, in dem Sie nicht gestört werden können.
- Legen Sie sich bequem auf den Rücken: Ihre Arme ruhen locker gestreckt seitlich vom Körper. Die komplette Fläche des Rückens sollte die Unterfläche berühren.
- Achten Sie darauf, dass sämtliche Muskeln Ihres Körpers so locker wie möglich sind (auch im Gesicht).
- Atmen Sie langsam und tief in den Bauch hinein und genauso langsam wieder aus.
- Zählen Sie langsam die Atemzüge von 10 bis 1 und bemerken Sie, wie Sie bei jedem Atemzug ruhiger und gelassener werden.
- Sagen Sie sich innerlich: »Ich bin ganz ruhig und entspannt!«
- Finden Sie Ihre ganz persönliche Entspannungsmethode. Jeder entspannt individuell unterschiedlich – im Sitzen, im Liegen, in Stille oder mit entspannender Musik. Auch die rhythmischen, sich kontinuierlich wiederholenden Bewegungsmuster beim Joggen oder Radfahren eignen sich hervorragend zur Entspannung.
- Musikalische Untermalung oder die Abdunklung des Raumes können hilfreich sein.
- Legen Sie auch während des Tages immer wieder kurze Entspannungspausen ein (z.B. in der Mittagspause oder in der U-Bahn).
- Bereits 10 tiefe, langsame und ruhige Atemzüge – bei gleichzeitiger gezielter Entspannung der Nackenmuskulatur – haben eine sehr beruhigende und regenerative Wirkung.

Schritt 2: Ziele benennen

Ziele sind Wegweiser für das Unterbewusstsein. In Phasen tiefer Entspannung geben Sie Ihr Ziel ein. Ihr Unterbewusstsein benötigt eine klare und unmissverständliche Vorstellung, wenn es aktiv werden soll.

Wichtig ist, dass Sie sich Ihr Ziel in Ihrer Fantasie als bereits verwirklicht vorstellen. Je mehr Vorfreude und Zuversicht Sie beim Anblick Ihres geistig bereits realisierten Ziels entwickeln, desto besser. Gefühle wie Vorfreude, Hoffnung und tiefes Vertrauen wirken wie ein Turbo für die bevorstehende Realisierung.

Durch eine glasklare Zielvorstellung wird Ihr Unterbewusstsein im übertragenen Sinn alle Hebel in Bewegung setzen, damit Sie Ihr Ziel möglichst schnell und sicher erreichen. Wenn Sie abnehmen wollen, frei von Rückenschmerzen sein wollen oder wenn Sie ein wenig stressfreier durch das Leben gehen wollen, so brennen Sie sich diese inneren Bilder ein – sie sind wie die Bestellformulare für Ihre Zukunft!

Prinzipiell sollten Ihre Ziele realistisch, konkret messbar und auf einen klaren Termin ausgerichtet sein. Es macht keinen Sinn, den Mount Everest besteigen zu wollen, wenn man Höhenangst hat. Ein Ziel muss eine Herausforderung darstellen, es darf Sie aber weder über-, noch unterfordern.

So setzen Sie Ihre Ziele richtig

- Achten Sie darauf, dass Ihr Ziel realistisch ist. Sie sollten tatsächlich auch die Fähigkeiten und Voraussetzungen mitbringen, es zu erreichen.
- Setzen Sie Ihr Ziel so, dass es Sie weder über- noch unterfordert. Ein Ziel muss eine echte Herausforderung darstellen. Zu hoch gesteckte Ziele führen schnell zu Frust – zu tief gesteckte Ziele zeigen Ihnen nicht Ihr echtes Potenzial.
- Unterteilen Sie das Ziel in Etappen. Untergliedern Sie den Weg bis zu der Realisierung Ihrer Vision in kurz-, mittel- und langfristige Schritte. Jede erreichte Etappe wird Sie beflügeln und Ihr Selbstvertrauen stärken.
- Benennen Sie Ihre Ziele schriftlich! Schreiben Sie genau auf, was Sie erreichen wollen.
- Setzen Sie einen konkreten Termin fest, wann Sie Ihr Ziel erreicht haben wollen.

Schritt 3: Visualisieren

Visualisieren bedeutet, geistige Bilder zielgerichtet entstehen zu lassen. Die Natur hat Sie mit der genialen Fähigkeit ausgestattet, dass Sie sich vor Ihrem geistigen Auge eine real nicht vorhandene Situation ausmalen können – das ist Visualisieren. Die Sprache des Unterbewusstseins ist die Sprache der Bilder. Das Unterbewusstsein hat die Eigenheit, jedes gesprochene oder

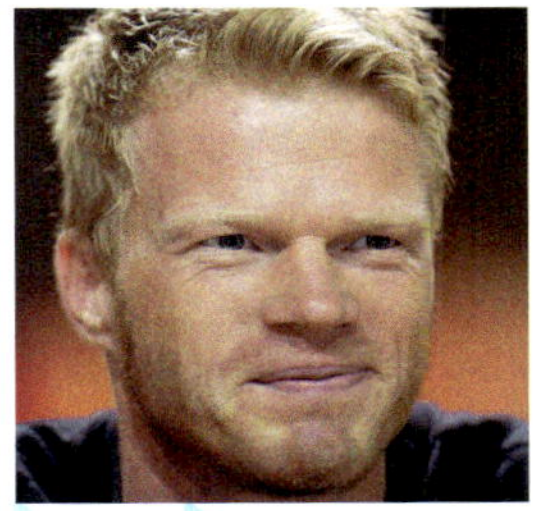

»Ich stellte mir vor, dass ich an einem schönen Ort bin, an einem malerischen See, wo alles ganz ruhig ist. Dann stellte ich mir vor, wie ich die verschiedenen Elfmeter halte. Das heißt: Ich sah mich ins Tor fliegen, ich sah, wie die Bälle von mir abprallten, wie ich sie hielt, wie ich jubelte. Ich redete mir ein, wie ich das Elfmeterschießen gewinne … Das hört sich nach Hexenzauber und Magie an, ist aber nur normales mentales Training.«

Fußballnationaltorwart Oliver Kahn unmittelbar nach dem Elfmeterschießen im Championsleague-Finale 2001 gegen den FC Valencia; Kahn hielt 3 Elfmeter.

In SPORTBILD, 22/2001

Innere Bilder erzeugen Energie – genau darum geht es beim Visualisieren.

gedachte Wort in ein Bild umzuwandeln. Machen Sie sich klar, dass sowohl Erinnerungen als auch Erwartungen an die Zukunft immer in Form von Bildern in Ihr Bewusstsein gelangen.

Durch diese geistige Diaschau setzt man im Unterbewusstsein gewissermaßen Anker, die man auch als Wegweiser für die Orientierung des Unterbewusstseins bezeichnen kann. Kreativität und Energie fließen umso besser, je mehr Sie sich das gewünschte Bild in bereits verwirklichter Form vorstellen. Bedenken Sie, dass sich Ihr (limitierter) Verstand nur allzu gern mit Zweifeln und Zögern zu Wort zu meldet, da er ja nicht wissen kann, was in der Zukunft wirklich passiert. Übergehen Sie diese unangebrachten inneren Einwände galant und erinnern Sie sich, dass Ihr Unterbewusstsein Ihrem Verstand haushoch überlegen ist. Ein klares Vorstellungsbild und ein unerschütterliches Vertrauen in die Realisierung sind jetzt gefragt und nicht die Logik und Rationalität des Verstands. Je besser es Ihnen gelingt, sich selbst als erfolgreicher Hauptdarsteller auf Ihrer geistigen Leinwand zu sehen, desto schneller wird diese gesteuerte Fantasie die Realisierung einleiten. Durch Visualisierung bewirken Sie sozusagen Ihre zukünftige Vergangenheit.

So visualisieren Sie Ihre Ziele richtig

- Stellen Sie sich Ihr geistiges Bild der Veränderung in bereits vollendeter Form vor.
- Gestalten Sie das Bild so detailliert wie möglich. Visualisieren Sie ganze Filme!
- Visualisieren Sie immer das gleiche Bild bzw. den gleichen Film.
- Achten Sie auf die in Ihnen hochsteigenden Gefühle im Moment des Visualisierens. Diese sollten voller positiver Emotionen wie Freude und Optimismus sowie voller Zuversicht sein. Bild und aufsteigende Emotionen müssen im Einklang stehen.
- Sehen Sie sich Ihre inneren Bilder im Lauf des Tages so oft wie möglich an – also nicht nur in bewusster Entspannung.
- Achten Sie darauf, dass die Visualisierung und die dazu gehörenden Suggestionen im Einklang stehen.

»I'm the champ! I'm the greatest!«
Muhammad Ali, Boxlegende

Wer sich aus Unwissenheit ständig in inneren Bildern mit Krankheit befasst, programmiert sich sozusagen fahrlässig in die falsche Richtung. Verwenden Sie diese in Ihnen wohnende Kraft und sehen Sie sich selbst in strahlender Gesundheit, Vitalität und Lebenskraft. Ihr Unterbewusstsein wird Ihre Bilder verwirklichen – so oder so!

Schritt 4: Suggestionen

Suggestion nennt man die formelhafte Bezeichnung des Ziels. Mit Suggestionen beeinflussen Sie in sprachlicher Form ganz konkret Ihr eigenes Denken und Verhalten. Jedes Wort erzeugt im Unterbewusstsein ein Bild. Daher ist es entscheidend, dass die Suggestion richtig formuliert ist und genau das ausdrückt, was Sie wirklich wollen. Diese Art der verbalen Beeinflussung liegt der Werbung und der Propaganda zu Grunde und wird als Fremdsuggestion bezeichnet. Von Autosuggestion spricht man, wenn man sich durch die Technik sprachlicher Formeln selbst beeinflusst. Durch ständiges Wiederholen zielgerichteter Sprachformeln können Gedankenmuster geändert, limitierende Überzeugungen und Ängste abgebaut sowie Selbstvertrauen und Gesundheit aufgebaut werden.

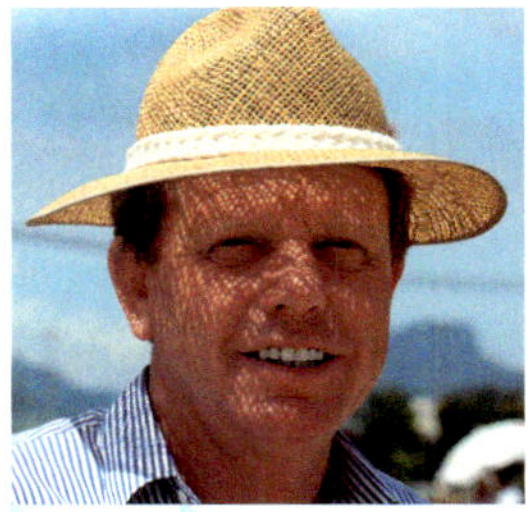

»Becker beherrscht die Kunst der Autosuggestion wie kein anderer. Er ist ein wahrer Meister, sich etwas einzureden. Das hat ihn stark gemacht. Obwohl er groß und schwer ist, konnte er sagen: ›Ich bin so schnell wie Carl Lewis‹ – und er hat das geglaubt und sich für seine Verhältnisse optimal bewegt.«

Günter Bosch, ehemaliger Trainer des 3-maligen Wimbledonsiegers Boris Becker In Tagesspiegel 12. Aug. 2002

So suggerieren Sie Ihre Ziele richtig

- Suggestionen müssen in der Ich-Form formuliert sein.
- Suggestionen müssen im Präsens formuliert sein. Das Unterbewusstsein reagiert nicht auf Anweisungen, die in der Zukunftsform formuliert sind.
- Suggestionen dürfen keine negativen Formulierungen und Verneinungen wie nicht, niemals, kein oder aber enthalten. Falsch: »Ich habe kein Übergewicht mehr. Ich fühle mich nicht mehr fett und unattraktiv.« Richtig: »Mein Körper ist leicht und schön. Ich fühle mich wohl, selbstbewusst und gesund.«
- Während des Sprechens sollten wohltuende und freudige Gefühle in Ihnen hochsteigen.
- Führen Sie die Suggestionen mindestens 3-mal täglich mit wenigstens 10 Wiederholungen durch.
- Die Wirkung wird verstärkt, wenn Sie die Formeln vor einem Spiegel aufsagen.

Schritt 5: Affirmationen

Affirmationen sind positive Selbstbestätigungen. Häufig wiederholt, helfen sie Ihnen, der Verwirklichung Ihres Zieles den notwendigen Schub und die entsprechende Energie zu verleihen. Sie bauen positive Emotionen und Begeisterung auf. Sie wirken als eine Art Beschleuniger auf dem Weg zur Realisierung Ihrer Vision und sind so etwas wie Ihre persönlichen Anfeuerungsrufe.

So feuern Sie sich an

- Affirmationen sind kurz, prägnant, aufbauend und ermunternd.
- Affirmationen sollten mit den starken Emotionen von Entschlossenheit und Energie verbunden sein.
- Sie sind Anfeuerungsrufe für Ihr Unterbewusstsein. Stellen Sie sich vor, Sie würden eine außenstehende Person anfeuern und unterstützen. Beispiele: »In mir ist grenzenlose Power!«; »Das schaffe ich!«.

Der Glaube an das Ziel ist der Weg zum Erfolg

»Der Glaube ist es, der die wahren Wunder bewirkt.«
Paracelsus

Alle beschriebenen mentalen Techniken verfolgen einen gemeinsamen Zweck: Sie sind das Mittel der Wahl, wie Sie Ihre Zukunft konstruktiv gestalten und sich auf Gesundheit, Energie und Lebensqualität eichen. Der Erfolg ist davon abhängig, wie gut es Ihnen gelingt, Ihr Unterbewusstsein wirklich zu beeindrucken. Sie können sich den Aufwand sparen, wenn Sie die Techniken einfach »nur so« anwenden, frei dem Motto: »Mal sehen, ob's klappt, kann ja nicht schaden!« Sie müssen zutiefst und aus ganzem Herzen daran glauben. Der unerschütterliche Glaube an das Gelingen ist der entscheidende Schlüssel zum Erfolg. Sie müssen Ihre Zukunft bereits innerlich (vor) erleben, mit all den dazu gehörigen Gefühlen.
Mentaltraining bedeutet, seine Ziele innerlich bereits zu durchleben, und zwar so intensiv und so oft wie möglich! Das bestätigen die Biografien herausragender Persönlichkeiten unisono. Napoleon Hill, der über 20 Jahre lang die Lebensregeln von über 500 der mächtigsten Menschen der USA untersuchte, antwortete auf die Frage nach einem gemeinsamen Erfolgskonzept dieser Menschen in einem Satz: »Sie haben ein Ziel und wissen, dass Sie mit unerschütterlichem Glauben, Imagination und Vorstellungskraft jedes Ziel erreichen werden!«
Insofern hängen Ihre Gesundheit, Ihr gesamter Erfolg und Ihr Lebensglück davon ab, ob Sie ein innerer Meisterschauspieler werden. Ihr Geist muss genau wissen, was er will, tief in Ihrer Seele müssen Sie daran glauben und Ihr Körper muss entspannt sein – dann sind Sie auf dem richtigen Weg!

Mentaltraining praktisch umgesetzt – ein Beispiel

Anhand des Vorsatzes, jeden zweiten Tag vor dem Frühstück 30 Minuten joggen zu gehen, werden Ihnen im Folgenden beispielhaft die konkreten einzelnen Schritte der mentalen Trainingspraxis veranschaulicht. Diese Strategie ist auf nahezu alle Lebensbereiche übertragbar.

Machen Sie sich bewusst, warum Sie dieses Ziel erreichen wollen!
»Bei der routinemäßigen Untersuchung hat mich mein Arzt unmissverständlich auf meine schlechten Blutwerte und meine miserable körperliche Verfassung aufmerksam gemacht. Mir ist es in diesem Moment wie Schuppen von den Augen gefallen, dass ich endlich etwas für meinen Körper tun muss. Ich kann es sehr gut mit meinem Job vereinbaren, jeden zweiten Tag morgens eine halbe Stunde zu joggen. Das ist ein realistisches Ziel und ich bin sehr gerne bereit, diesen Obolus für meine Gesundheit zu entrichten.«

Formulieren Sie Ihr Ziel und halten Sie es schriftlich fest!
»Ab heute stehe ich jeden zweiten Tag um 6.30 Uhr statt um 7.15 Uhr auf, um von zu Hause aus 30 Minuten zu joggen. Im Stadtpark bietet sich eine schöne Runde geradezu an. Ich verpflichte mich vor mir selbst, dies für einen Zeitraum von 6 Wochen ohne wenn und aber durchzuhalten.«

Visualisierung
»Ich sehe mich durch die morgendliche frische Luft laufen. Die Vögel zwitschern fröhlich und stecken mich mit ihrer guten Laune förmlich an. Mein äußeres Erscheinungsbild wirkt frisch, energiegeladen und gesund. Der Nebeneffekt, dass ich ein paar Kilo abnehme und wieder in meinen Lieblingsanzug passe, ist mir sehr willkommen. Ich bin stolz darauf, wie sich mein Körper in nur wenigen Wochen an das Joggen gewöhnt hat, und kann mir gar nicht mehr vorstellen, ohne meinen Morgensport auszukommen. Die Kollegen bemerken dies auch, und ich freue mich sehr, wenn Sie mich fragen, wieso ich so frisch und ausgeglichen wirke. Doch am meisten freue ich mich schon auf den verdutzten Gesichtsausdruck meines Arztes, wenn er in einem Vierteljahr meine Blutwerte auswertet. Ich kann es kaum erwarten, ihn sagen zu hören: ›Mein lieber Freund, das ist aber eine sehr freudige Überraschung, Gratulation!‹«
Führen Sie die Visualisierung abends vor dem Schlafengehen und morgens unmittelbar nach dem Aufwachen durch. Entwickeln Sie während des Betrachtens Ihrer geistigen Bilder so viel Gefühl wie möglich: Freude, Optimismus, Motivation und Tatendrang müssen in Ihnen geradezu hochsteigen. Unterstützen Sie Ihre geistigen Bilder durch die entsprechenden Suggestionen, indem Sie diese im inneren Dialog vor sich hin sagen. Insgesamt sind 3 Minuten ausreichend.

Welches sind die »5 Schritte des mentalen Trainings«, die zu Ihrem übergeordneten Gesundheitsziel passen?

Suggestion
»Ich bin gesund und vital. Jeden Morgen beim Joggen atme ich frische Luft in meinen Körper und genieße jeden Atemzug. Diese Sauerstoffdusche gibt mir Energie für den ganzen Tag. Ich trainiere mein Herz-Kreislauf-System und fühle, wie ich jeden Tag stärker und vitaler werde. Emotional bin ich ausgeglichen, ruhig und entspannt. In mir ist eine Energie, die mir auch nach dem Berufsalltag noch die Motivation verleiht, etwas zu unternehmen. Ich bin rundum glücklich mit meinem Körper und lebe in ihm in voller Harmonie und Zufriedenheit.«

Affirmation
»Ich bin topfit!«
»Ich bin stolz auf meine körperliche Power!«
»In mir ist Energie ohne Ende!«

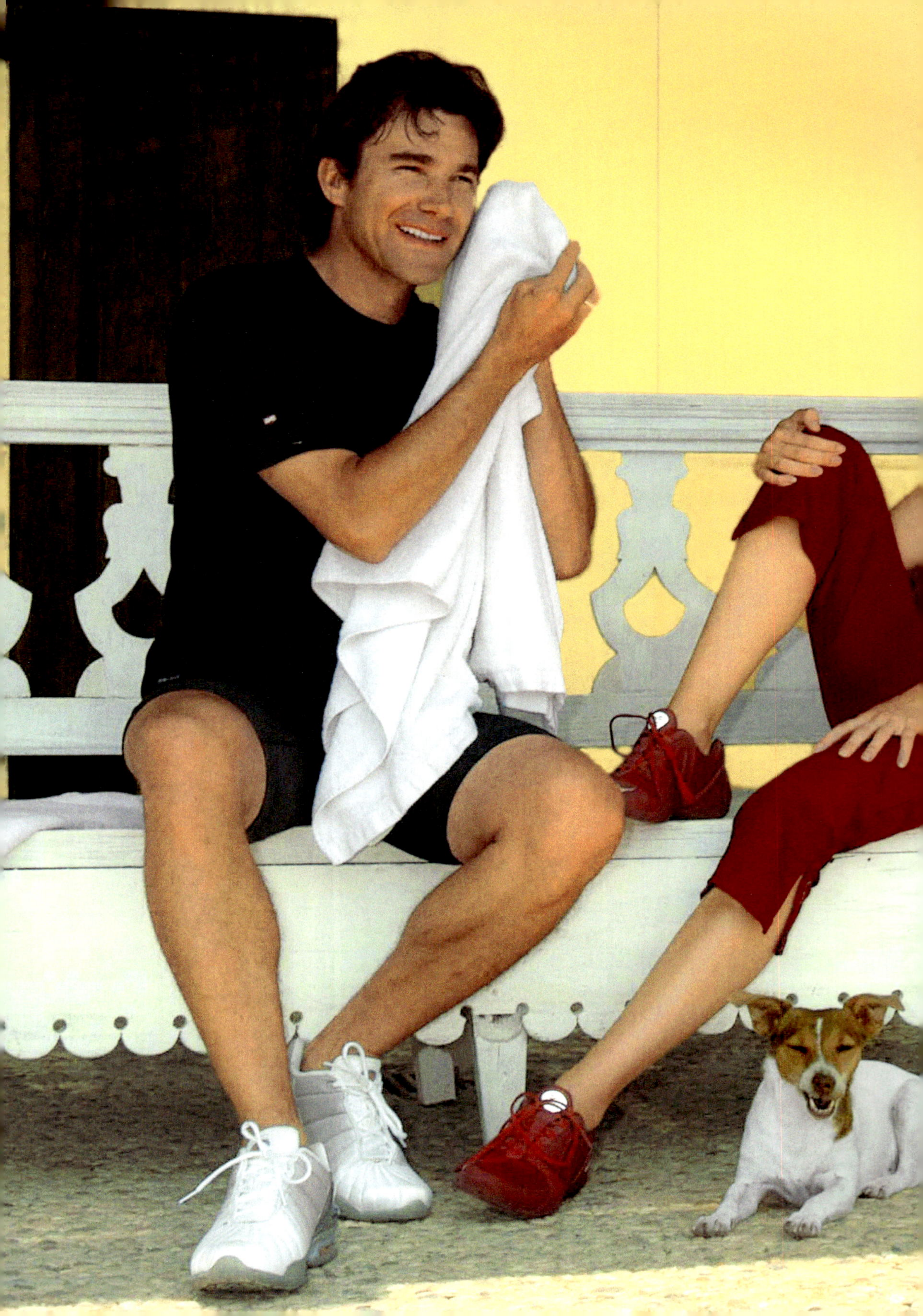

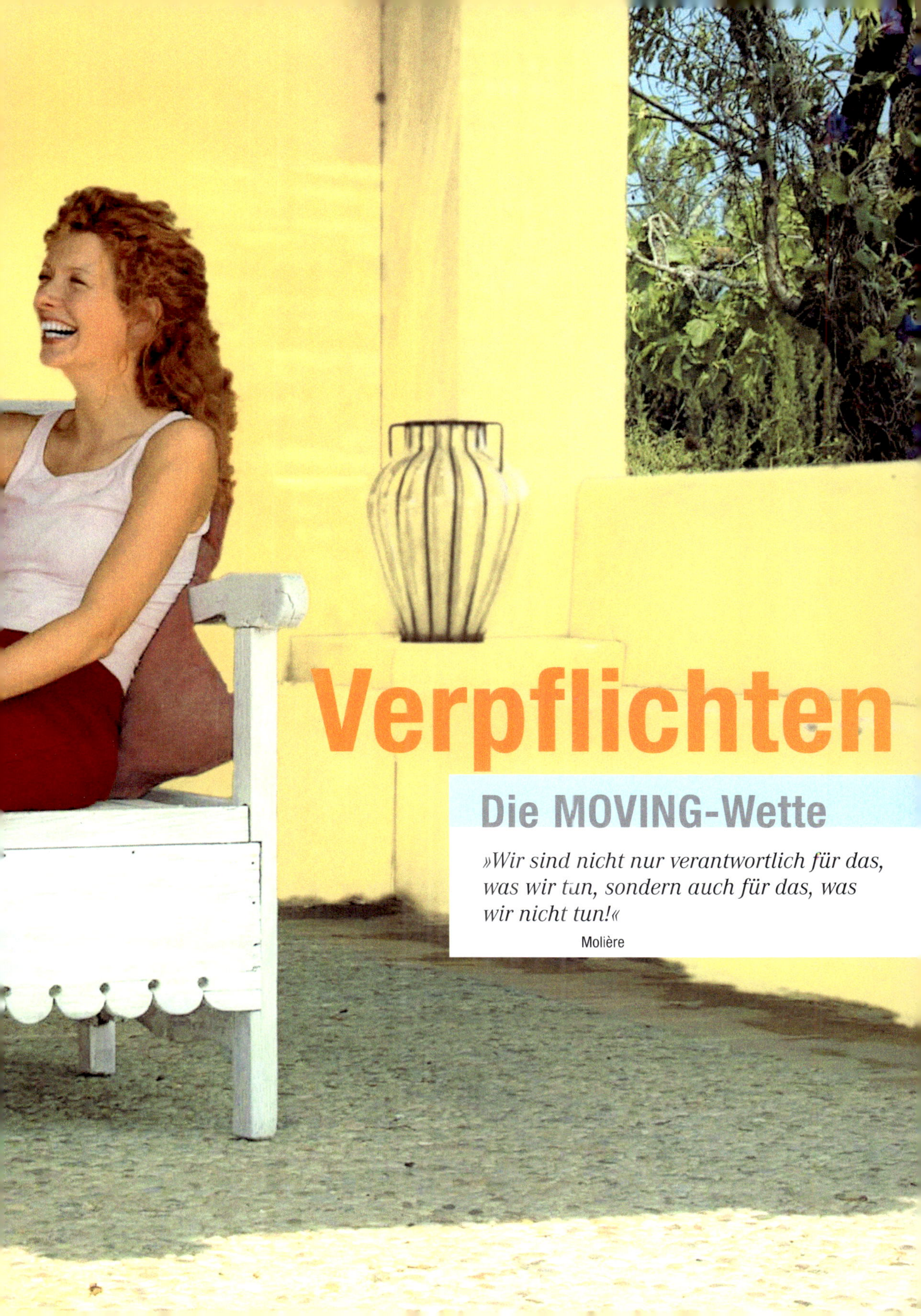

Verpflichten

Die MOVING-Wette

»Wir sind nicht nur verantwortlich für das, was wir tun, sondern auch für das, was wir nicht tun!«

Molière

So überwinden Sie sich selbst: die MOVING-Wette

Wenn Sie es bis hierher geschafft haben, so haben Sie mit Sicherheit schon einen großen Gewinn zu verbuchen: Ihr Bewusstsein für Gesundheit ist erwacht, und Sie sind hoch motiviert, Ihre Gesundheit von nun an selbst in die Hand zu nehmen. Gratulation! Damit Sie nicht (mehr) zu denjenigen gehören, die immer wieder an ihren guten Vorsätzen scheitern, hält MOVING für Sie eine wahrhaft Erfolg versprechende Strategie bereit, damit Ihren Absichten auch Taten folgen: die MOVING-Wette.

Dahinter verbirgt sich eine Strategie, die der Erkenntnis Rechnung trägt, dass der Mensch von Natur aus ein eher träges Wesen ist. Wir Menschen benötigen in aller Regel einen gewissen inneren Druck, um uns zu bewegen, denn menschliche Motivation wird maßgeblich immer von 2 äußeren Faktoren gesteuert: dem Anreiz etwas gewinnen oder der Angst etwas verlieren zu können! Die Aussicht auf Belohnung oder die Angst vor Bestrafung sind die Motivationsgaranten schlechthin!

Den zweiten Aspekt, also der Angst vor Bestrafung, macht sich die MOVING-Wette zunutze. Sie liefern sich sozusagen selbst eine Art Umsetzungsgarantie, indem Sie sich freiwillig zu einer Sanktion verpflichten. Falls Sie Ihren Gesundvorsatz also nicht über den Zeitraum von mindestens 6 Wochen durchhalten, installieren Sie bei sich eine Abschreckungsstrategie. Sanktionen sind ja bekanntlich dafür da, dass das drohende Übel nach Möglichkeit nicht über einen hereinbricht: Es muss schon was auf dem Spiel stehen, sonst wird das nichts mit der Motivation! Sie geraten dadurch in einen Wettbewerb mit sich selbst, und Sie werden schnell feststellen: mit ein wenig Durchhaltevermögen und nach den ersten Erfolgserlebnissen fühlen Sie sich schon bald wie neu geboren!

Die MOVING-Card

Durch das Ausfüllen einer MOVING-Card verpflichten Sie sich freiwillig zu einer Sanktion, falls Sie Ihren Gesundvorsatz nicht 6 Wochen lang durchhalten. Den Wetteinsatz bzw. die fällige Sanktion bei Nichterreichung Ihres Ziels legen Sie selbst fest. Sie können in Ihrer Familie (MOVING-Card family), mit Ihrem Freundeskreis (MOVING-Card friends) oder mit Arbeitskollegen (MOVING-Card job) eine MOVING-Wette abschließen. Oder: Sie können sich zu einer Spende für eine wohltätige Organisation verpflichten (MOVING-Card

charity) und tun so noch etwas für einen guten Zweck, falls Sie mit Ihrem Gesundvorsatz scheitern. Edler geht es nicht, oder?!
So treibt es Sie durchaus an die Grenzen Ihrer Motivation, wenn Sie z. B. für den Gesundvorsatz, 6 Wochen lang jeden zweiten Tag zu joggen, als Wetteinsatz anbieten, 1 Woche lang allein den Haushalt zu führen und dem Partner als Butler zur Verfügung zu stehen, 10 Arbeitskollegen das Auto innen und außen zu waschen oder die komplette Verwandtschaft zu einem Wochenendausflug einzuladen.
Finanzielle Einsätze sind ebenfalls sehr gut als Motivation geeignet, vor allem dann, wenn man den Einsatz als Vorkasse treuhänderisch an einen Freund gibt und das Geld erst dann zurückbekommt, wenn der Gesundvorsatz tatsächlich realisiert ist.
Verstärken lässt sich der Motivationseffekt, wenn Sie per E-Mail Ihren gesamten Freundeskreis von der MOVING-Wette in Kenntnis setzen und sich verpflichten, für diese eine Riesenparty zu geben, falls Sie ihren Gesundvorsatz nicht durchhalten. Ihrer Fantasie sind keine Grenzen gesetzt. Vorschläge und Anregungen entnehmen Sie bitte dem hinteren Klappentext.

Sie sehen eine ausgefüllte MOVING-Card-charity. Übrigens: auch wenn Sie ihren Gesundvorsatz erreichen, sollten Sie sich überlegen, trotzdem zu spenden. Warum? Als Dank, dass Sie die Charity-Organisation mit so viel Motivation und Durchhaltevermögen ausgestattet hat. Einen besseren und billigeren Motivationscoach hätten Sie nicht finden können, oder?

Ihre Wette

- wetten, dass ich *in den kommenden 6 Wochen wenigstens 4 kg abnehme.*
- mein Einsatz: *Sollte ich dies nicht schaffen, verpflichte ich mich zu einer Spende von 100 € an das Kinderhilfswerk der UNICEF.*
- Schiedsrichter: *Mein Nachbar, bei dem ich am ersten und letzten Tag dieser 6 Wochen auf die Waage muss.*

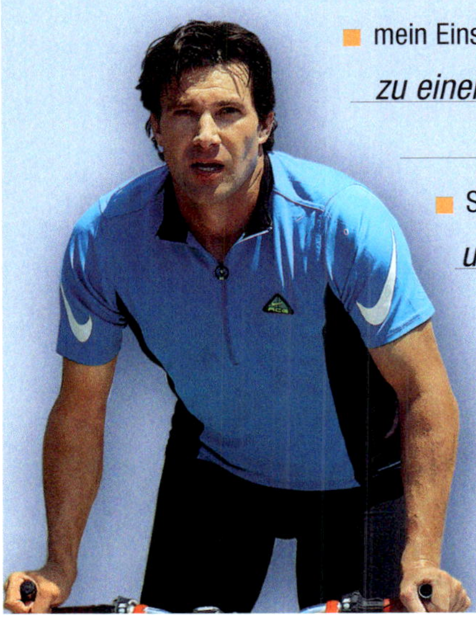

Ort Datum Unterschrift

moving

Zum Nachschlagen

Bücher zum Thema körperliche Gesundheit

Albrecht, Karin; Meyer, Stephan; Zahner, Lukas: **Stretching – Das Expertenhandbuch.** Haug Verlag, Heidelberg (1997)

Dahlke, Rüdiger; Mühlbauer, Franz; Preiml, Baldur: **Die Säulen der Gesundheit**. Goldmann Verlag, München (2001)

Despeghel-Schöne, Dr. Michael: **Fitness für faule Säcke**. VGS Verlag, Köln (2003)

Engels, Dr. Tanja; Neumann, Bernd: **Optimal trainieren**. Südwest Verlag, München (2000)

Gasser, Prof. Dr. Dr. Robert: **Balance für Herz und Kreislauf**. Falken Verlag, Niedernhausen (2001)

McDermott, Ian; O'Connor, Joseph: **NLP und Gesundheit. Die offenen Geheimnisse der Gesunden**. VAG Verlag, Freiburg (1999)

Missalek, Beate; Amthor, Silke: **Starker Rücken. Die besten Workouts**. Südwest Verlag, München (2002)

Pape, Dr. Detlef; Gillessen, Helmut; Schwarz, Dr. Rudolf: **Gesund, vital, schlank. Ihr Praxisleitfaden**. Deutscher Ärzte-Verlag, Köln (2001)

Phillips, Bill; D' Orso, Michael: **Body for life**. Südwest Verlag, München (2001)

Reuter, Heinz-Eckard: **Der große Gesundheitscheck**. Tosa Verlag, Wien (2002)

Schäffler, Arne; Schmidt, Sabine: **Mensch, Körper, Krankheit. Anatomie, Physiologie, Krankheitsbilder**. Jungjohann Verlag, Neckarsulm (1994)

Speckmann, Prof. Dr. Hildegard; Wittkowski, Prof. Dr. Klaus: **Bau und Funktion des menschlichen Körpers**. Urban und Schwarzenberg Verlag, München (1994)

Spitzbart, Dr. Michael: **Fit Forever. 3 Säulen für Ihre Leistungsfähigkeit**. Heyne Verlag, München (2002)

Bücher zum Thema geistige Gesundheit

Freitag, Erhard: **Kraftzentrale Unterbewusstsein**. Goldmann Verlag, München (1998)

Hay, L. Luise: **Gesundheit für Körper, Geist und Seele**. Heyne Verlag, München (2001)

Hellmann, Alfred: **Disziplin für Faule**. MVG Verlag, Landsberg am Lech (2001)

Huhn, Gerhard; Backerra, Hendrick: **Selbstmotivation. Sich selbst gewinnen lassen**. Hanser Verlag, München/Wien (2002)

Münchhausen, Marco von: **So zähmen Sie Ihren inneren Schweinehund!** Campus Verlag, Frankfurt/New York (2002)

Murphy, Dr. Joseph: **Die Praxis des positiven Denkens**. Goldmann Verlag, München (1989)

Murphy, Dr. Joseph: **Die Macht Ihres Unterbewusstseins**. Hugendubel Verlag (Ariston), München (2001)

Sprenger, K. Reinhard: **30 Minuten für mehr Motivation**. Gabal Verlag, Offenbach (1999)

Tepperwein, Kurt: **Die geistigen Gesetze**. Goldmann Verlag, München (1992)

Tepperwein, Kurt: **Kraftquelle Mentaltraining**. Goldmann Verlag, München (1993)

Wieke, Thomas: **Fit ohne Stress**. **Aktiv Tipps für Faule**. Falken Verlag, Niedernhausen/Ts. (2000)

Zeitschriften zum Thema Gesundheit

STERN spezial: GESUND LEBEN (2003)

Stiftung Warentest (2001): Gesund leben. Werden sie aktiv.

Stiftung Warentest spezial: Ernährung. Essen Sie sich jung. Anti-Aging mit Genuss. (2003)

FOCUS: Serie Fitness & Bewegung (2003)

Register

Spendenlisten

Organisation	Engagement	Spenden-konto	Bankver-bindung	BLZ	Kennwort
ADVENIAT Am Porscheplatz 7 45127 Essen	Hilfe für die Menschen in Lateinamerika	345	Bank im Bistum Essen	360 602 95	–
missio Goethestraße 43 52064 Aachen	Hilfe für Kinder, Frauen, Männer in Asien, Afrika und Ozeanien. Damit die Zukunft menschlich ist.	539	Sparkasse Aachen	390 500 00	Moving
Deutsche Hospiz Stiftung Im Defdahl 5–10 44141 Dortmund	Patientenschutzorganisation für Schwerstkranke und Sterbende	111 111 111	Stadtsparkas-se Dortmund	440 501 99	Moving
Bundesverband für Körper- und Mehrfach-behinderte Brehmstraße 5–7 40239 Düsseldorf	Selbsthilfeorganisation für Menschen mit Bewegungsstörungen, Interessenvertretung, Beratung, Weiterbildung	703 420 0	Bank für So-zialwirtschaft	370 205 00	BVKM
Ärzte für die Dritte Welt e.V. Elsheimerstraße 9 60322 Frankfurt am Main	med. Hilfe für Notleidende in Dritte-Welt-Slums	488 888 0	Evang. Kredit-genossen-schaft	500 605 00	Moving
BICE Deutschland e.V. Internationale Kinder-rechtsorganisation Schillerstraße 16 77933 Lahr	Durchsetzung elementarer Grundrechte für Kinder in besonderen Notsituationen in Afrika (Kinder in Gefängnissen u. Polizeigewahrsam, Kindersoldaten, Flüchtlingskinder, Straßenkinder, Kinderarbeit, sog. Hexenkinder, behind. Kinder, Opfer v. physischer u. sexueller Gewalt)	760 040 44	Stadtspar-kasse Offen-burg/Ortenau	664 500 50	Recht auf Zukunft
AKTION - Junge Menschen in Not e.V. Verein zur Inte-gration sozial benachteilig-ter Menschen Schanzenstraße 18 35390 Gießen	Beratung und Betreuung für Jugendliche und junge Erwachsene, betreutes Wohnen, ambulante Erziehungshilfe, Beratungsstellen für Mädchen und Frauen, Kinder und Jugendliche, Straffällige/Straf-gefährdete	222 012 919	Sparkasse Gießen	513 500 25	Hilfe zur Selbsthilfe
MISEREOR Mozartstraße 9 52064 Aachen	Das katholische Hilfswerk leistet seit über 45 Jah-ren Hilfe zur Selbsthilfe für die Ärmsten der Armen in Afrika, Asien und Lateinamerika.	52 100	Stadtspar-kasse Aachen	390 500 00	Moving
SOS-Kinderdorf e.V. Deutschland Renatastraße 77 80639 München	Der SOS-Kinderdorf Verein ist eine private, politisch und konfessionell unabhängige Organisation. In 52 verschiedene Einrichtungen in Deutschland finden Kinder, Jugendliche und Familien dauerhafte oder zeitweilige Betreuung, Unterstützung oder Beratung. Der deutsche SOS-Kinderdorf Verein unterstützt darüber hinaus rund 125 internationale SOS-Einrichtungen.	122 577 7	Reuschel Bank München	700 303 00	SOS-Kinderdorf
Volksbund Deutsche Kriegsgräberfürsorge e.V. Werner-Hilpert-Straße 2 34112 Kassel	Wir kümmern uns um Kriegsgräber, klären Kriegs-schicksale, betreuen Angehörige und arbeiten mit jungen Leuten für Verständigung, Versöhnung und Frieden.	430 060 3	Postbank Frankfurt	500 100 60	Arbeit für den Frieden

Organisation	Engagement	Spenden-konto	Bankver-bindung	BLZ	Kennwort
Deutsche Krebshilfe e. V. Thomas-Mann-Straße 40 53111 Bonn	Die Deutsche Krebshilfe fördert Projekte zur Verbesserung der Diagnose, Therapie, Nachsorge und Selbsthilfe. Sie hilft, die personelle und sachliche Ausstattung z. B. in Kliniken zu verbessern und Notstände in Therapie-, Forschungs- und Rehabilitationseinrichtungen zu beheben.	909 093	Sparkasse Bonn	380 500 00	45028153 AK
DGzRS Deutsche Gesellschaft zur Rettung Schiffbrüchiger Werderstraße 2 28199 Bremen	Suche und Rettung im Seenotfall in den deutschen Gebieten von Nord- und Ostsee	107 201 6	Sparkasse Bremen	290 501 01	Seenotretter
Malteser Hilfsdienst e.V. Kalker Hauptstraße 22-24 51103 Köln	Not- u. Katastrophenhilfe im In- und Ausland, Hospizarbeit, Rettungsdienst, Jugendarbeit	120 120 120	Deutsche Bank	370 700 24	Moving-Hilfe
KURATORIUM ZNS e.V. Rochusstraße 24 53123 Bonn	Hilfe für Unfallopfer mit Kopfverletzungen und Schäden des zentralen Nervensystems, Information, Beratung, Vermittlung von Rehabilitationsplätzen	300 038 00	Sparkasse Bonn	380 500 00	Moving-ZNS
World Vision Deutschland e. V. Am Houiller Platz 4 61381 Friedrichsdorf	Förderung von Kindern und Familien in Afrika, Asien u. Lateinamerika. (Patenschaften), Nothilfe, Schwerpunktprojekte	888 800	Frankfurter Volksbank	501 900 00	Kinder- u. Jugend-Projekte »201078«
Katachel e.V. Hauptstraße 1a 38467 Bergfeld	Verein für humanitäre Hilfe in Afghanistan - Witwenhilfe, Schulbauten, Brunnenbau, Ausbildung, Sport	014 160 006	Sparkasse Gif-horn, Wolfs-burg	269 513 11	Hilfe durch Moving
Bundesvereinigung Lebenshilfe e.V. Raiffeisenstraße 18 35043 Marburg	Förderung, Begleitung und Vertretung der Interessen von Menschen mit geistiger Behinderung sowie Information, Beratung und Entlastung ihrer Familien	400	Marburger Bank	533 900 00	Lebenshilfe moving
VIER PFOTEN e.V. Altonaer Straße 57 20357 Hamburg	Vier Pfoten ist eine international tätige gemeinnützige Tierschutzorganisation. Wir engagieren uns vorwiegend für Nutz- und Wildtiere durch Hilfsprojekte (z.B. Tanzbären). Aktionsgestützt, gewaltfreie, politische Kampagnenarbeit und Bildungsarbeit.	745 919 202	Postbank Hamburg	200 100 20	Tierschutz/ Moving
Stiftung Kinder in Afrika Holsteiner Straße 12 c 21465 Reinbek	Aktion »Kampf gegen AIDS« in Südafrika, Unterstützung von Gesundheitseinrichtungen in Afrika, Förderung und Bau von Schulen und Vermittlung von Ausbildungspatenschaften	942 902 01	Postbank Hamburg	200 100 20	Moving
EURO DIAL DEUTSCHLAND e.V. Postfach 1414 58584 Iserlohn	Hilfen für Dialysepatienten: Kindern, Jugendlichen, bedürftigen Erwachsenen mit Zuschüssen zu »Ferien von der Heimatdialyse«	262 60	Sparkasse Iserlohn	445 500 45	Euro Dial
Deutscher Kinderschutzbund (DKSB) Bundesverband e.V. Hinüberstraße 8 30175 Hannover	Gemeinsam für die Zukunft aller Kinder. Der Deutsche Kinderschutzbund will Kinder stark machen, ihre Fähigkeiten fördern, sie ernst nehmen und ihre Stimme hören.	195 3	SEB AG Hannover	250 101 11	Moving
CARE Deutschland e.V. Dreizehnmorgenweg 6 53175 Bonn	Not- und Entwicklungshilfe	440 40	Sparkasse Bonn	380 500 00	Moving on

Impressum

Bibliografische Information Der Deutschen Bibliothek

Die Deutsche Bibliothek verzeichnet diese Publikation in der Deutschen Nationalbibliografie; detaillierte bibliografische Daten sind im Internet über http://dnb.ddb.de abrufbar

Wichtiger Hinweis:

Die im Buch veröffentlichen Ratschläge wurden von Verfassern und Verlag sorgfältig erarbeitet und geprüft. Eine Garantie kann dennoch nicht übernommen werden. Ebenso ist die Haftung der Verfasser bzw. des Verlages und seiner Beauftragen für Personen-, Sach- und Vermögensschäden ausgeschlossen.

Bildnachweis:

Umschlagfoto: Helmut Henkensiefken/FinePic
Fotos: Bongarts/Sandra-Behne S. 179;
dpa S. 96/dpa-Fotoreport S. 39, 106, 125, 138, 162/
dpa/Klaus Franke S. 112/KPA/CHRIS S. 153;
Norbert Hellinger S. 141;
IFA-Bilderteam/IRP/IRP S. 25, 74,/Diaf/SDP S. 36;
IMAGO/HJS S. 181/
Camera 4 S. 22;
Mauritius//Phototake S. 46/Hubatka S. 52-53,
S. 56, 60; Picture
Alliance/AFP Daniel Lippitt S. 93;
PWE/Feldmann/Enge S. 119;
Rolf Schultes/Drumlin S. 20;
Superbild/B.S.I.P. S. 67.
Alle anderen: H.Henkensiefken

Projektleitung: Bettina Huber
Redaktion: Cornelia Klaeger, Caroline Colsman
Bildredaktion: Sylvie Busche (Ltg.), Lena Wendte
Umschlagkonzeption: ZERO, München
Layout und Satz: ZERO, München
Reproduktion: Premedia, Wels
Druck und Bindung: Offizin Andersen Nexö, Leipzig
Printed in Germany

Gedruckt auf umweltfreundlich chlorfrei gebleichtem Papier.

ISBN 3-426-92995-3

Dank

Die Autoren bedanken sich herzlich bei Regine Schiller-Horatsch, die mit ihrer über 35-jährigen Erfahrung als Ärztin und praktizierende Heilpraktikerin mit wertvollen Tipps und Hinweisen zur Entstehung von MOVING beigetragen hat. Weiterer Dank gilt Andrea Benasseni, Sportlehrerin, Fitnessfachwirtin und Aerobic-Toptrainerin, die maßgeblich am Praxisteil im Bereich Kräftigungstraining mitgewirkt hat.

Wichtiger Hinweis

Die im Buch genannten Inhalte, Methoden und Anleitungen stellen die Meinung und Erfahrung der Autoren dar und wurden nach bestem Wissen und Gewissen zusammengetragen. Sie sind jedoch in keinster Weise ein Ersatz für eine kompetente und professionelle Beratung eines Arztes. MOVING möchte nur an die Eigenverantwortung bezüglich Gesundheit appellieren. Es besteht keinerlei Garantie oder Gewähr seitens der Autoren oder des Verlages.

Ihre Wette

■ wetten, dass ich

■ mein Einsatz:

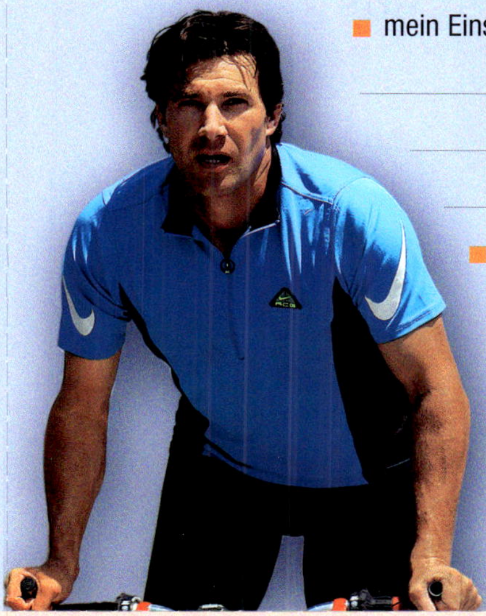

■ Schiedsrichter:

Ort Datum Unterschrift

moving

Ihre Wette

■ wetten, dass ich

■ mein Einsatz:

■ Schiedsrichter:

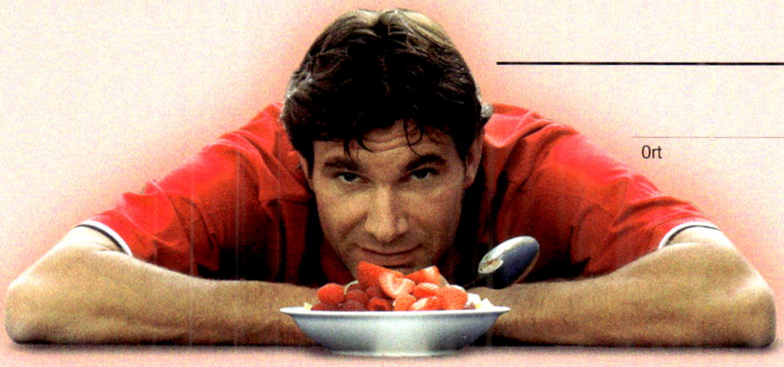

Ort Datum Unterschrift

moving

Absender:

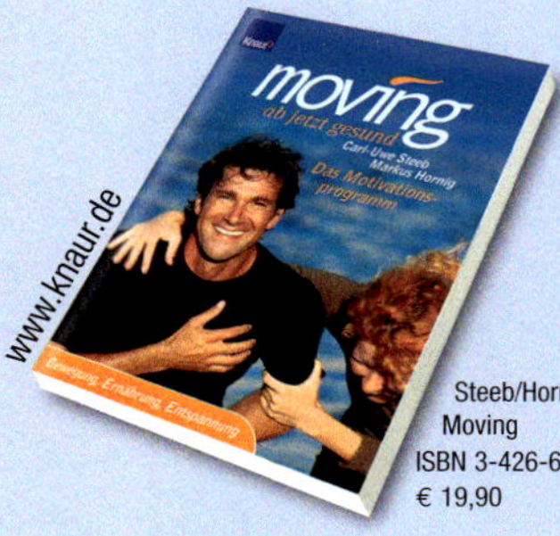

Steeb/Hornig
Moving
ISBN 3-426-66916-1
€ 19,90

Bitte freimachen!

Absender:

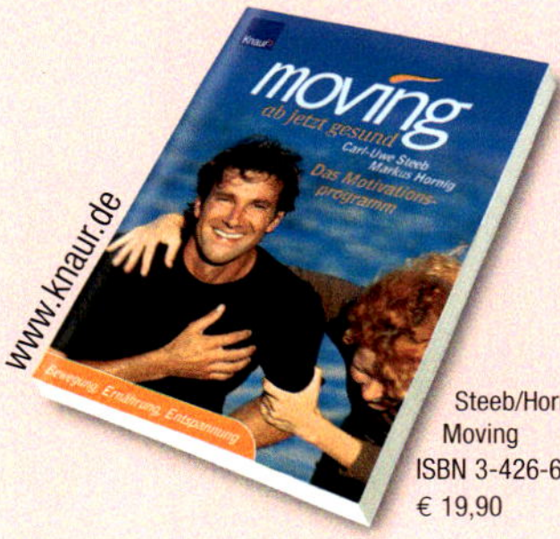

Steeb/Hornig
Moving
ISBN 3-426-66916-1
€ 19,90

Bitte freimachen!

Ihre Wette

■ wetten, dass ich ______________________

____

____

■ mein Einsatz: ______________________

____

____

____

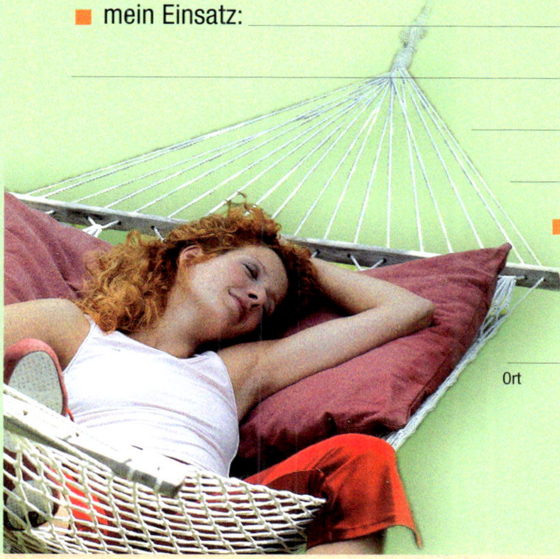

■ Schiedsrichter: ______________________

____

Ort Datum Unterschrift

moving

Ihre Wette

■ wetten, dass ich ______________________

____

____

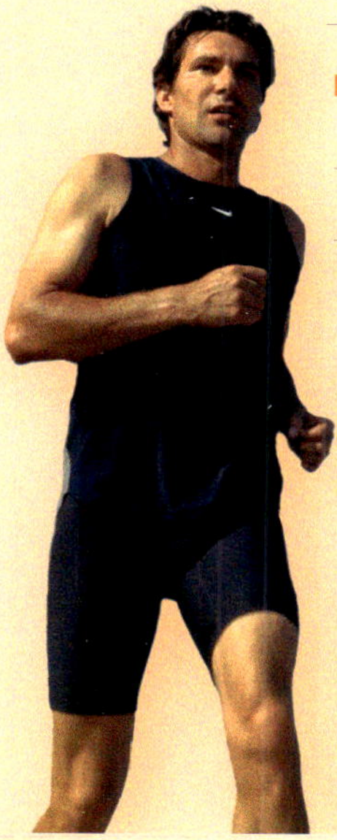

■ mein Einsatz: ______________________

____

____

____

■ Schiedsrichter: ______________________

____

Ort Datum Unterschrift

moving

Absender:

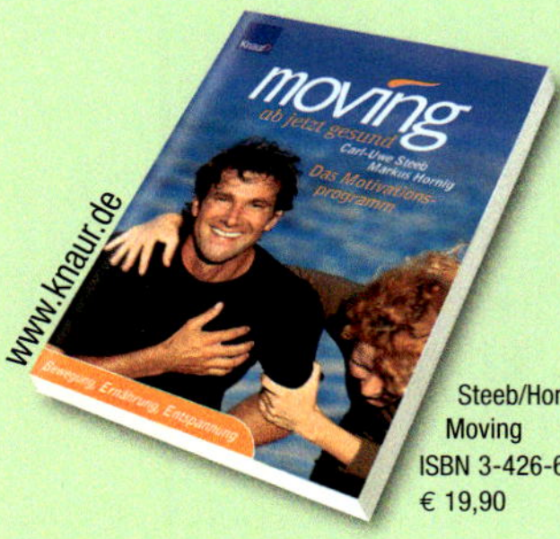

Steeb/Hornig
Moving
ISBN 3-426-66916-1
€ 19,90

Bitte freimachen!

Absender:

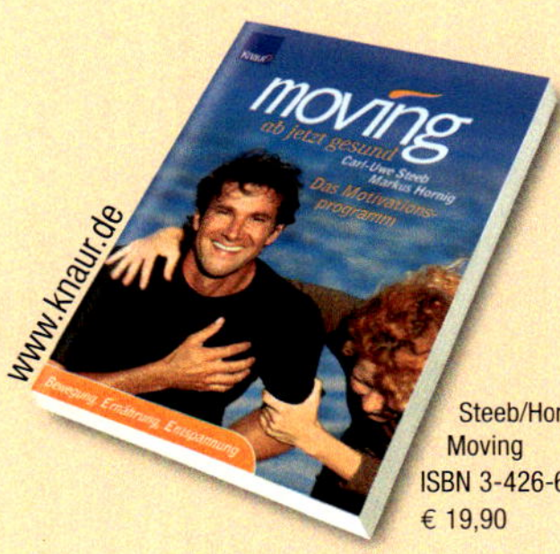

Steeb/Hornig
Moving
ISBN 3-426-66916-1
€ 19,90

Bitte freimachen!